JN194471

イラスト、写真で徹底解説

これならわかる シーティング!

「快適坐位」こそ介護の決め手

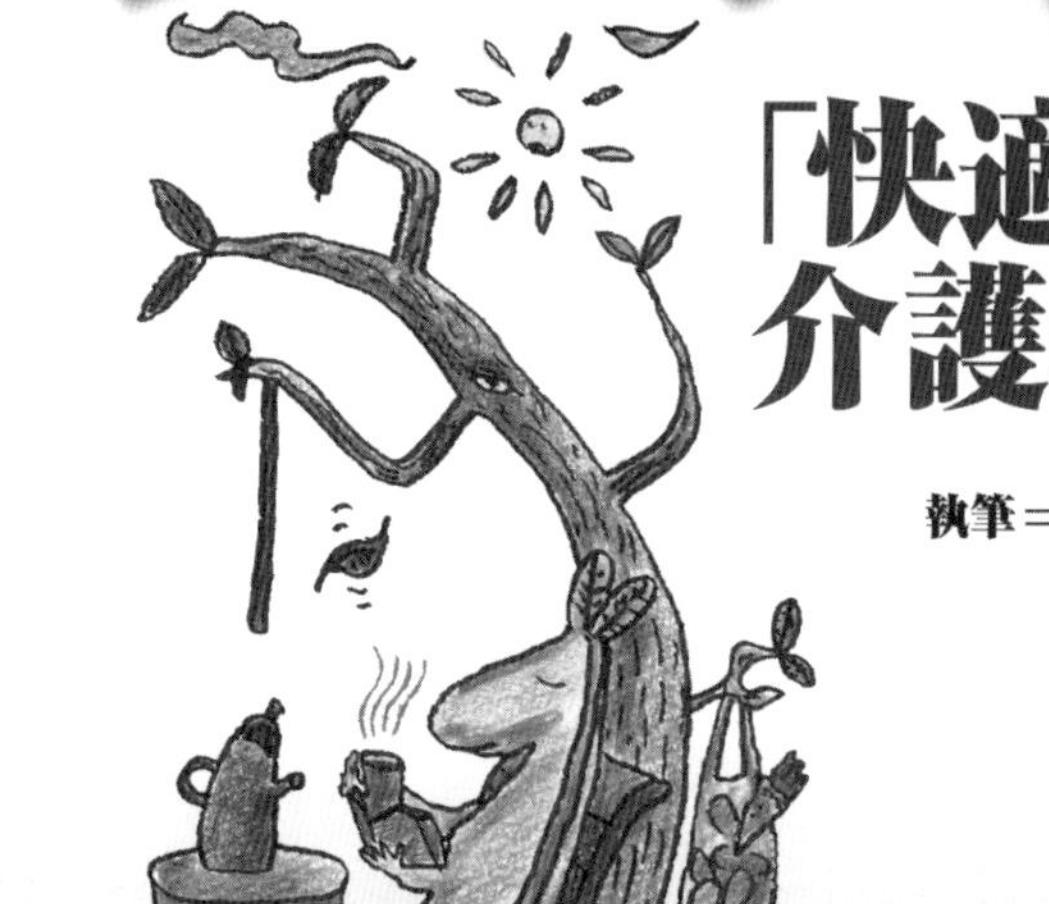

執筆＝光野有次 シーティングエンジニア
串田英之 作業療法士

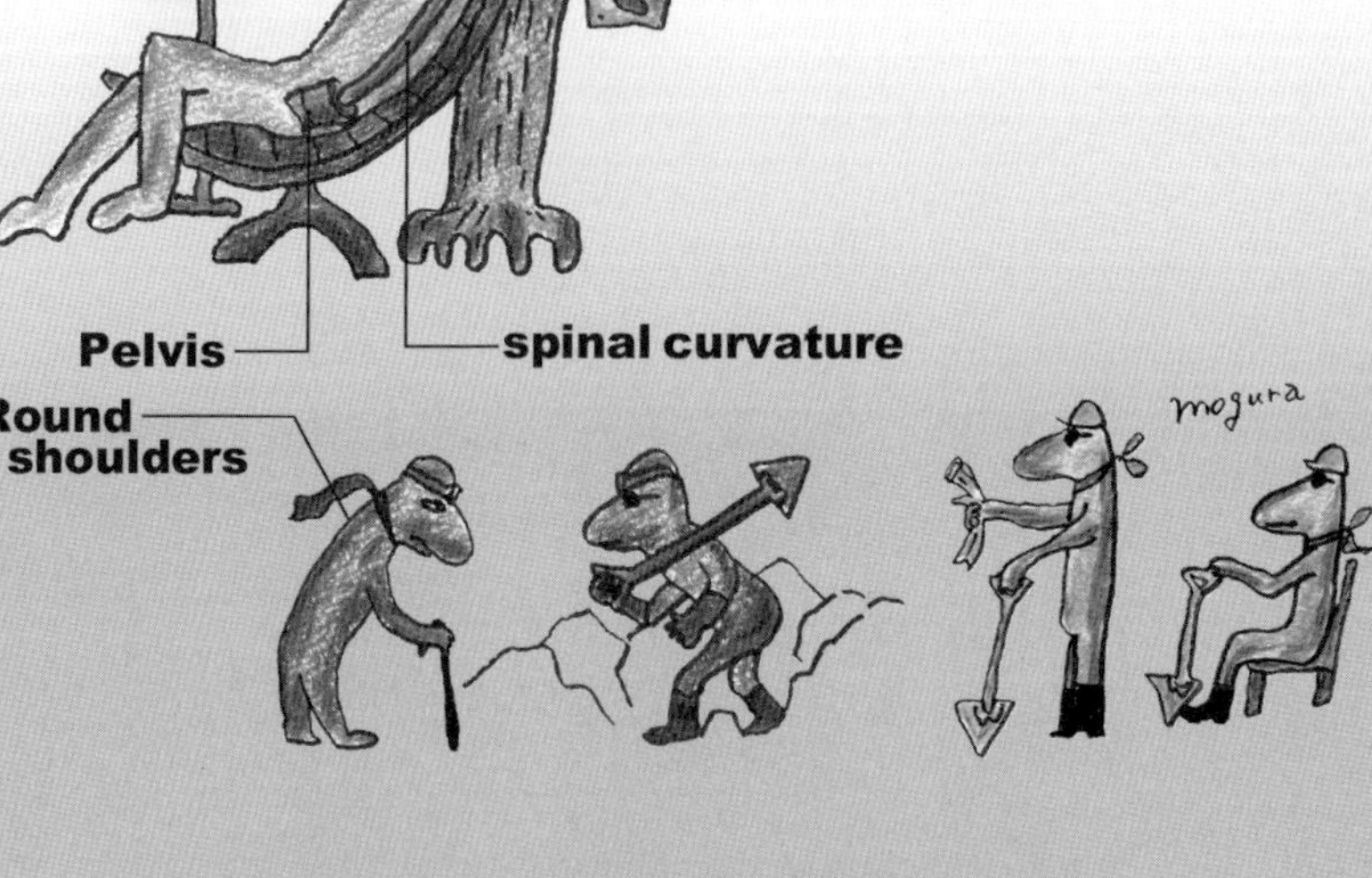

ヒポ・サイエンス出版

はじめに

シーティングは難しくない

「シーティング」とは、病的・不健康な「坐り」を修正して、快適な坐りをつくることです。

いま日本の介護現場では、欧米では常識である「シーティング」という言葉が市民権を得ているとはいえません。しかし「寝かせきりでいい」と思っている介護職はいませんし、寝かせきりにしていると、お年寄りがみるみる弱っていくことをよくご存じだと思います。

「私たちは寝かせきりにはしていません。車椅子に坐っていただいています」という人も多いのですが、「では、坐らせきりにしていませんか」と尋ねると、うつむいてしまう人がいます。

どんなによい坐位でも、坐りの限界はせいぜい2時間です。映画も長くて2時間程度につくられています。そのあたりで休憩が必要だからです。

実は「正しい姿勢」というものはありません。食事をするときやリラックスしてお茶を飲んだり、テレビを見るのに「適した姿勢」があるだけです。

食べこぼしや、むせの少ない姿勢、深い呼吸ができる姿勢は、健康な人なら聞かなくてもわかっていますし、本能的に行っています。私たちは無意識に姿勢を変えて重心をずらし、「坐り直し」をしています。しかし、虚弱な高齢者にはそれが難しくなります。ですから、最大限によい坐りをつくることはケアの技術の一つであると考えます。ちょっとしたコツを修得すれば誰でもできるし、一度、覚えたら、もう手放すことができない技術です。なにしろ、ぱっと顔の筋肉がゆるんで、笑顔を引き出すことができるのですから。

日本人は椅子を知らない

ただし、シーティングは一人ではできません。

ご本人の体の状態や生活をよく知っている人と、坐るための用具のことを知っている人の協働作業になります。お互いが協力して、今よりもよい状態にすることをめざします。最低限の身体の仕組みと、椅子や車椅子の理解が必要です。

実は、日本人は、ほとんどの人が椅子についてよく知らないのです。「まさか」と思われるかもしれませんが、今、これを読みながら、バックレスト（背面）から背中を離していませんか。バックレストのことなんかあまり考えたことがないのではないでしょうか。「バックレストはないよりあったほうがいい」という程度の認識では椅子を知っているとはいえません。

バックレストのことを「背もたれ」と呼んでいませんか？「もたれかかるもの」とい

うより、もっと積極的にバック（背）をレスト（休息）させるものなのです。「坐面（シート）よりバックレストのほうが重要」という欧米の研究があるくらいです。といっても坐面がないと困るのですが。

シーティングについて専門用語を駆使して、いかにも難しい技術のように語る人がいます。しかし、シーティングはきわめて簡単なロジック（論理）です。算数でいうと足し算・引き算です。

たとえば、こんな感じです。「体の右側の筋肉の緊張が低いので、右側に崩れる」→「崩れに対してどう対処するか」→「サポート（クッション）をいれよう」→「どっち側にどれだけ？」、「足で支えていないようだ」→「足台が高すぎるから低くしよう」などと足し算・引き算をするうちに、「快適坐位」ができあがります。

重力のこともしっかり意識してほしいと思います。私たちは、この地球で生活する限り、重力の影響下にあります。身体の崩れなど、ほとんどの不良坐位が、重力によってつくられますが、重力を味方にすることもできます。またどんなに虚弱な方でも、重力に抵抗する力をもっています。

この本は、２０１０年から作業療法士の串田とシーティングエンジニアの光野が、定期的に開催してきた事例検討会と勉強会で得られた知見を基にしています。本文でも紹介しますが、串田は「姿勢」から人をみる専門家（いわば「姿勢屋」）、光野は用具から人をみる専門家（いわば「用具屋」）です。

坐位姿勢を整えると、まず笑顔が見られます。心身状態の変化とともに生活の質の改善がすぐに確認できることも多くの介護職の共感を得られるはずです。

シーティングは一度身につけたら一生モノです。シーティングによってさまざまな疾病が予防できることも実感するはずです。ＯＴ、ＰＴだけではなく、看護師にとっても介護職にとっても、もちろん「用具屋」にとってもやりがいのある楽しい作業になること受け合いです。

Enjoy seating!

２０１９年2月

光野　有次
串田　英之

目次——CONTENTS

「座」と「坐」の区別について

「坐」は、人が土の上に坐る様子をあらわしています。坐に、「まだれ」の屋根をかぶせることで、人が坐る場をあらわすと考えられています。すなわち、坐は、坐るという「行為」を表現し、座は、「場」を意味するとされます。たとえば、「上座に坐る」「座布団に坐る」というように使います。

現在、「坐」は当用漢字・常用漢字にはないのですが、古来、慣用的に使われる表現のほか、医学用語、法律用語、商品名などで使われるため、例外が多くみられます。本書では、坐と座の使い分けを以上のような原則および例外に則って行っています。

第1章 なぜ長く坐ると疲れるのか？

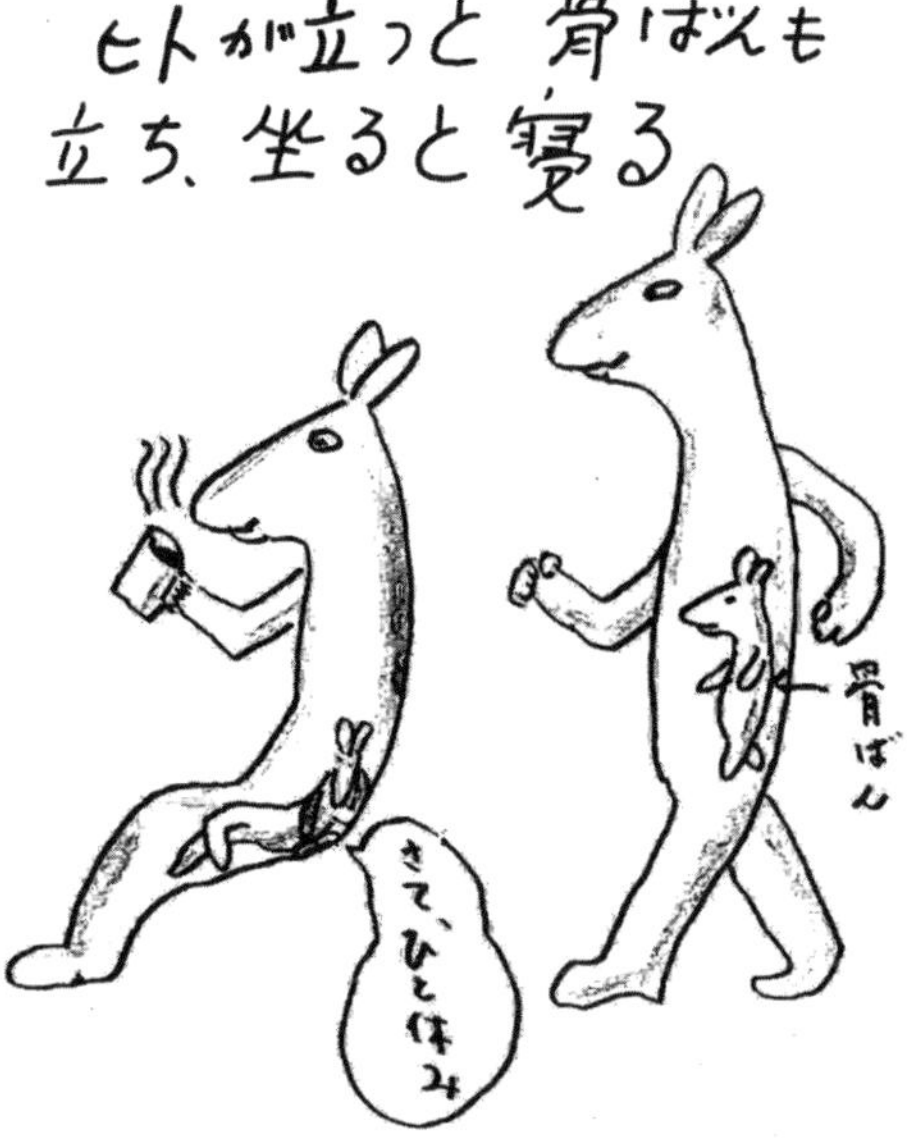
ヒトが立つと骨ばんも立ち、坐ると寝る
骨ばん
さて、ひと休み

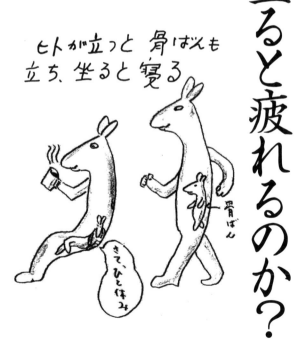

どんな椅子であれ、椅子に腰を降ろすとほっとして疲れが取れるように感じます。しかし、長時間坐り続けることは全身に負担をかけ、血行を阻害し、病気をまねく行為なのです。ヒトは、立って歩くために合理的に進化しました。

1 立って歩くために進化した人体構造

ヒトは立って歩くことにした

いわゆる「ヒト」は、猿人から、原人、旧人、新人へと枝分かれしていきます。北京原人、ネアンデルタール人（旧人）、クロマニョン人（新人）などが有名です。その中で最後まで残ったのは、新人であるわれわれホモ・サピエンスのみです。ホモ・サピエンスは「賢いヒト」の意です。

猿人は、アフリカで６００万年以前に木から降り、草原をめざします。簡単な石器を使っていたといわれます。

猿人から枝分かれした原人は完全に直立するようになり、手が自由になったことで、さまざまな道具、火を使うようになります。脳の重さも二倍になります。そして世界中に散らばっていきます。われわれの直接の祖先である新人はようやく20～30万年前にあらわれました。

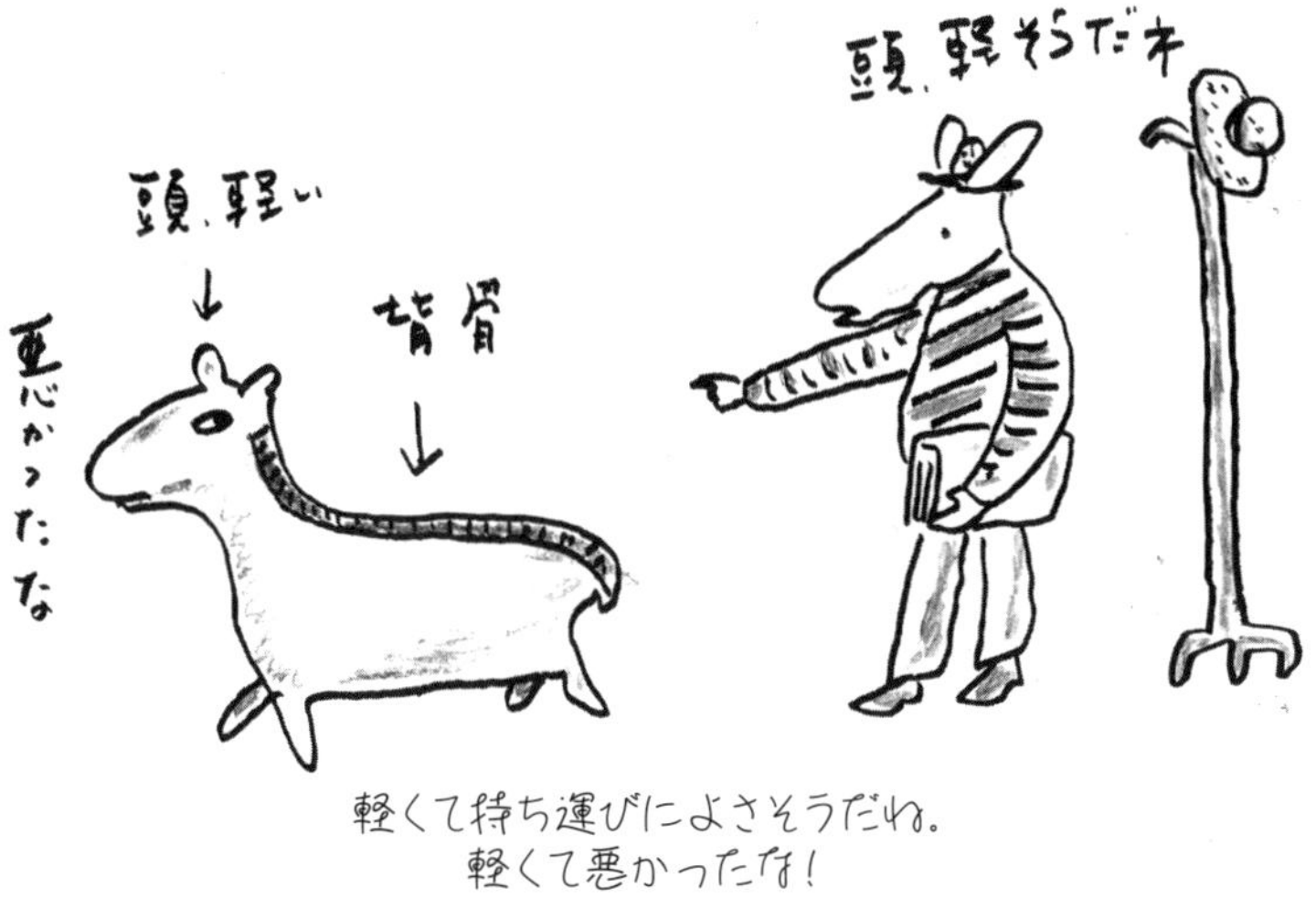
頭、軽そうだネ
頭、軽い
背骨
重心かったな
軽くて持ち運びによさそうだね。
軽くて悪かったな!

ヒトは猛獣のような牙や爪、スピードを持たない代わりに、立って歩くことで、自由な手を使って武器を工夫しました。脳の働きを複雑にし、言葉を使うようになります。

歩くことは「力」だ

類人猿は1日に数㎞も移動しないのに、ヒトは1日に10㎞以上も歩き続けます。「歩く」ということは、ウサギの聴覚、犬の嗅覚などと同じように、ヒトが進化の過程で手に入れた並外れた能力です。他の身体能力を犠牲にしてヒトは歩くことにしたのです。

アフリカで進化したホモ・サピエンスはアフリカを旅立ち、すでに世界中に広がっていた兄や姉である「化石人類」を追いかけるようにして生息域を広げていきました。

ヒトはどのくらいのスピードで、どのく

らいの距離を歩くのかを示す事例として、イギリスの冒険家のジョージ・ミーガンの冒険は参考になります。彼は、１９８０年代、徒歩で南米南端からアラスカの北端まで南北のアメリカ大陸3万kmを、７年で踏破しています。このことから、アフリカを出発したヒトの祖先は、１００万年以上の人類史の「一瞬」で世界中に生息域を広げたことがわかります。

ヒトは食べ物を求めてどこまでも歩き、どのような環境にも適応して、繁栄の礎を築いたのです。ヒトは歩く動物なのです。

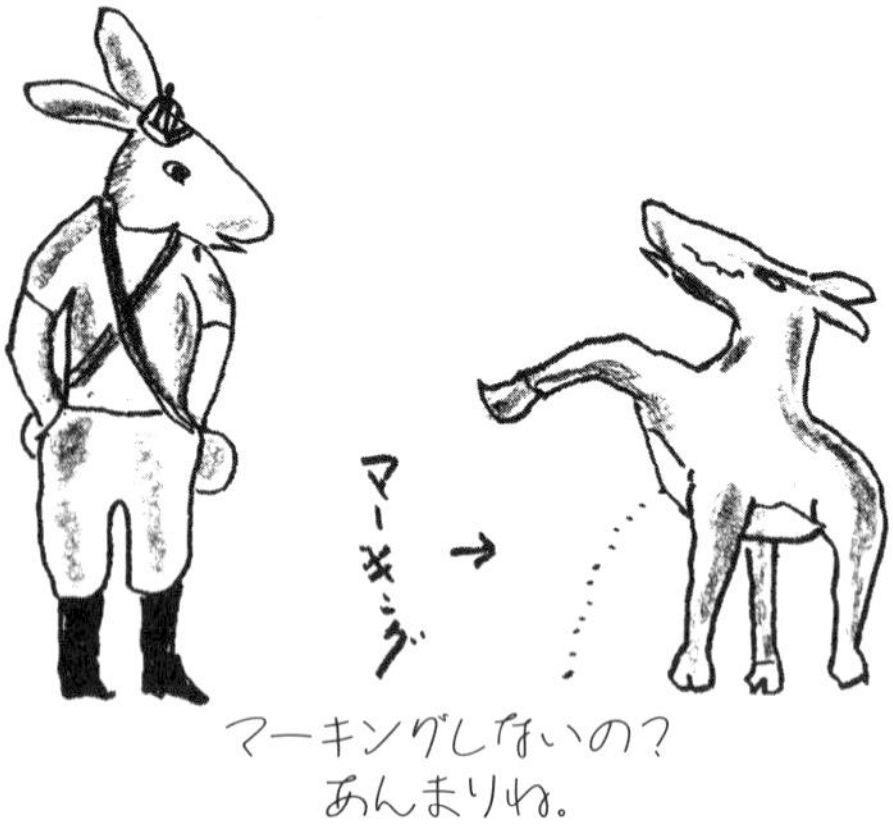

ヒトは長距離ランナー

四足動物は、ヒトより走るのが得意です。短距離走では、ヒトは、オリンピックの金メダリストといえども、カバや象よりも遅いし、ワニに追いかけられても結果は最悪です（図表1-1）。

ところが四足動物はヒトのように長時間走り続けることがで

図表1-1　動物の瞬間最高速度

動物名	速度	100m 記録
チーター	113 km / h	3.2 秒
サラブレッド	72 km / h	5.0 秒
犬（グレイハウンド）	70 km / h	5.1 秒
ワニ	40 km / h	9.0 秒
象	39 km / h	9.2 秒
人間（ボルト）	37.5 km / h	9.53 秒

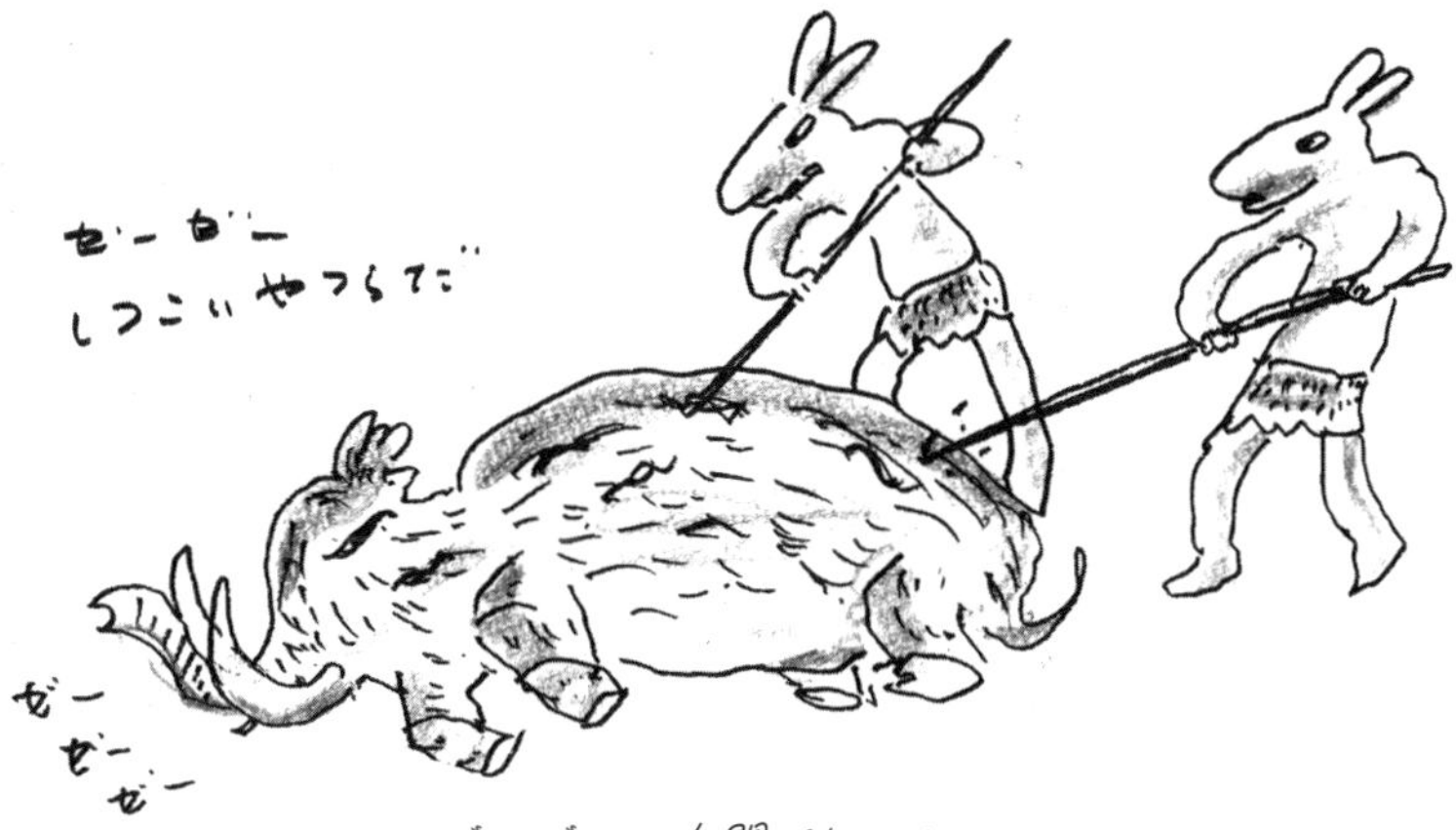

ゼーゼー、人間はしつこい

図表 1-2　ヒトの重心は骨盤の中の中央部にある

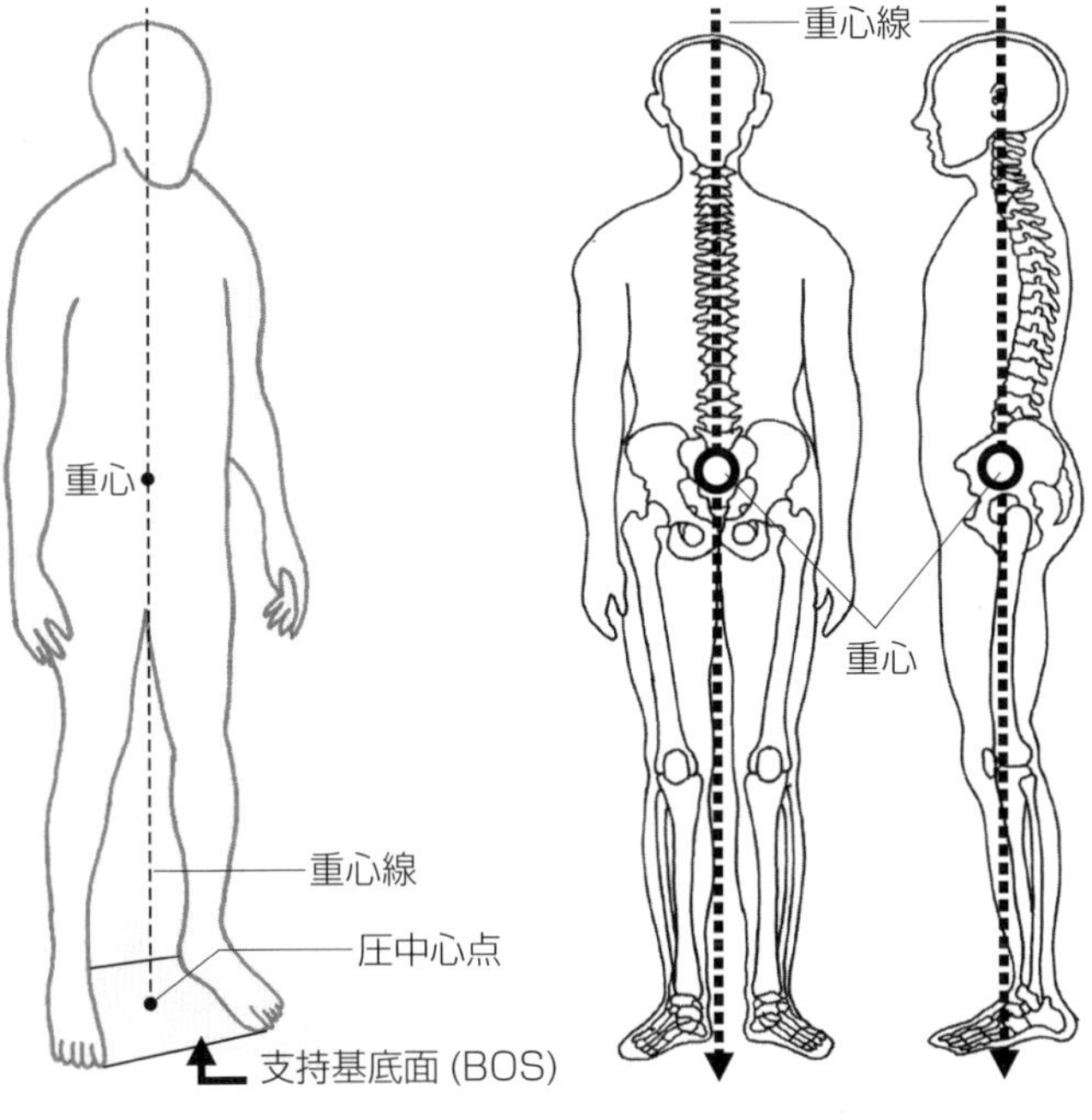

きません。紀元前5世紀にギリシャではじまるマラソン競技で、選手は42・195㎞を走りますが、これだけの距離を走り続けられる動物はヒト、イヌ以外にいません（というより、マラソンでもないかぎり、そんなに走る必要がないのです）。

ヒトは、スピードで負けても、持久力と知恵でネチネチと獲物を追いかけ回しました。古来、ヒトがイヌを友にしてきたのも、長距離走が得意だったからかもしれません。

2 重心と支持基底面

ヒトの重心は、おへその少し下の奥あたりに

「重心」とは、重力に対して、物体がつりあう場所のことです。

シーソーの支点にあたり、人体の重心は骨盤の中の中央部付近にあります。

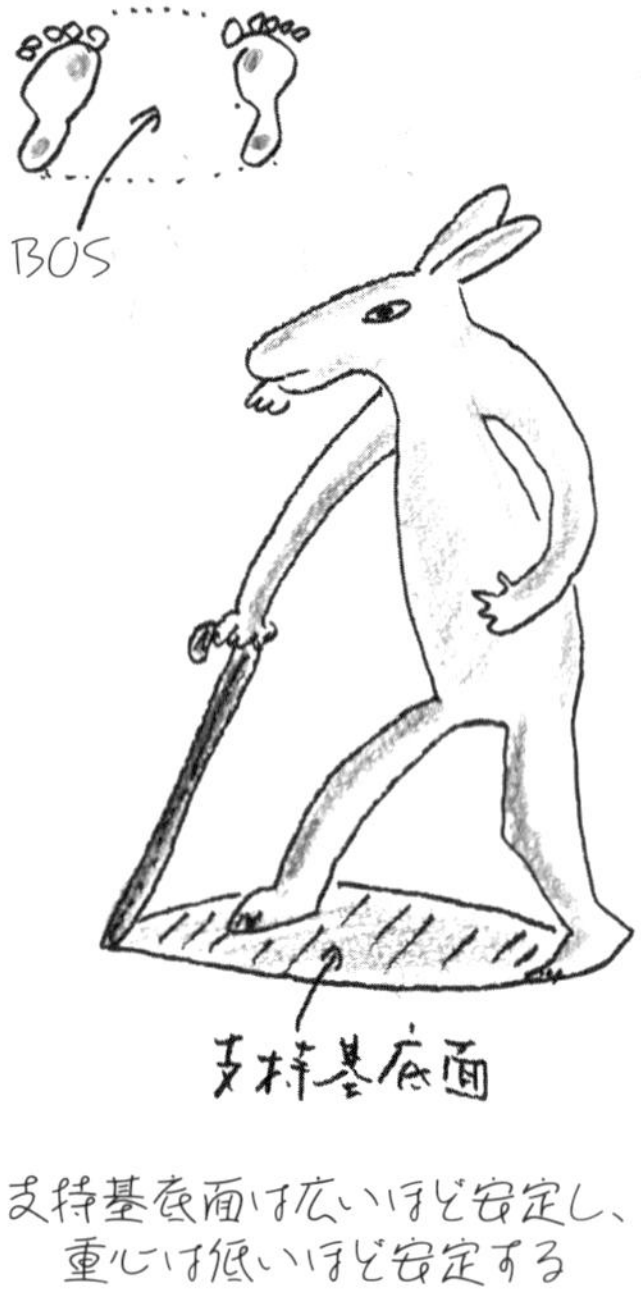
BOS
支持基底面
支持基底面は広いほど安定し、
重心は低いほど安定する

支持基底面（base of support：BOS）

ＢＯＳとは身体を支えるために必要な床面をいい、立っているときは、両足で囲まれ

た床面であり、杖をついている人では、杖と両足の3点で囲まれた床面です。身体の重心が支持基底面の外に出ると身体は倒れます。

つまり、支持基底面が広いほど身体は安定します。杖を使うのは、支持基底面を広くすることです。また重心は低いほど安定します。

ソファにどっかり腰を下ろすと、支持基底面は広くなり、重心は低くなって安定します。しかし、身体が安定すれば、それだけ次の行動に出るのにエネルギーが必要になります。

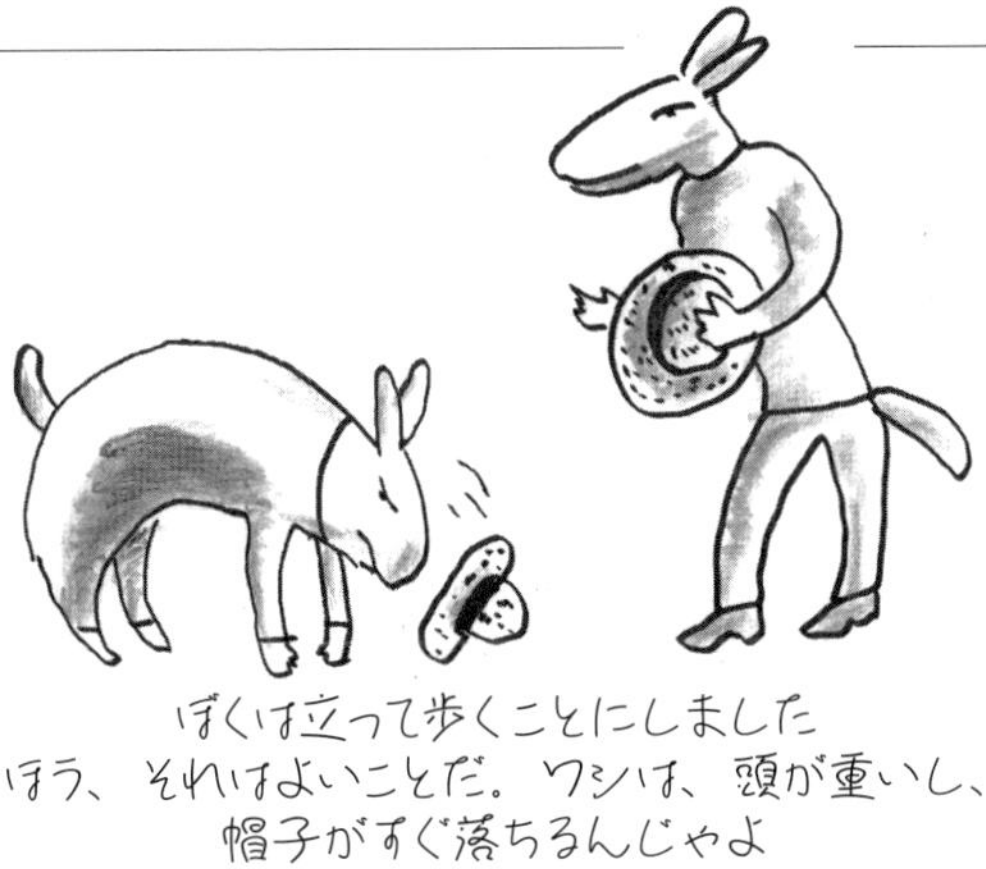
ぼくは立って歩くことにしました
ほう、それはよいことだ。ワシは、頭が重いし、帽子がすぐ落ちるんじゃよ

3 二足歩行は省エネモード

不安定さこそが省エネ

四足動物の脊柱《せきちゅう》（背骨）はアーチ形をしていて、内臓はそのアーチに洗濯物のようにぶら下がっています。四足動物の支持基底面は広く、重心は低いので、身体は安定していますが、動かすにはそれだけエネルギーが必要になります。ムカデは究極の安定タイプですが、動きは鈍重です。

二足歩行の場合、支持基底面は小さく、重心が高いので不安定ではありますが、そのかわり敏捷《びんしょう》に動くことができます。

二足歩行のほうが四足歩行よりもエネルギー効率が高いことも実験で確かめられています。ヒトは二足歩行によって省エネモードで長距離移動し、食糧獲得をいっそう容易にしたと考えられています。

コラム 二足歩行は四足歩行よりずっと省エネ

なぜ人類がほかの大半の霊長類と違って二足歩行になったのか。

その理由を説明する研究報告が米国アリゾナ大学で2007年にありました。

人間が二足歩行時に必要とするエネルギーは、チンパンジーが四足歩行時に必要とするエネルギーのなんと4分の1で済むというのです。チンパンジーの場合は二足歩行でも四足歩行でも必要なエネルギー量はほぼ同じですが、歩幅の広い種・個体の方が直立二足歩行を効率的に行えるそうです。

同研究では、二足歩行は、人類とほかの霊長類との進化上の決定的な違いとされ、二足歩行はヒトの進化に大きく貢献したと結論付けています。つまり、ヒトの進化は、直立することで両手が使えるようになったり、重い頭を支えることができたということにとどまらず、二足歩行そのものが進化の推進力になったのです。

4 重力との折り合い

背骨にはサスペンション機能がある

立つことによって、ヒトは、両手が自由になり、省エネモードを獲得しただけではなく、重い頭部を支えられるようになりました。

脊柱（背骨）はいわば体幹を支える柱です。椎体《ついたい》という複雑な形をした骨がいくつも重なり、椎体と椎体の間は椎間板《ついかんばん》という軟骨でつながっています。

脊柱は前から見ると真っ直ぐですが、横から見るとダブルS字状のカーブを描いています。「生理的弯曲《わんきょく》」ともいいます。このダブルS字カーブによって、ヒトは重い頭部（5～6 kg）を支え、重力と折り合いをつけ、さらに走ったり、歩いたりするときに全身に受けるショックをサスペンションのように吸収・分散すると考えられています。

ヒトは歩くために進化した

図表1-3を見てください。

首の骨（頸椎《けいつい》）では前方に向かってカーブを描き（前弯《ぜんわん》）、胸椎《きょうつい》は後方に向かってカーブします（後弯《こうわん》）。そして腰椎《ようつい》はふたたび前方に向かってカーブ（前弯）を描きます。胸椎と腰椎の境目は背骨の真ん中あたりで、みぞおちの奥です。

このようにカーブを描く理由は明確ではありませんが、少なくとも腰椎の前弯はヒトが直立二足歩行することと関連していると推測されています。二足歩行しない類人猿には腰椎の前弯はありませんし、二足歩行する前の赤ん坊にもありません。二足歩行するようになって腰椎の前弯が出現します。

いずれにしても、ヒトの身体の構造は、立って歩くことに焦点を合わせて合理的に進

図表 1-3　ヒトの脊柱

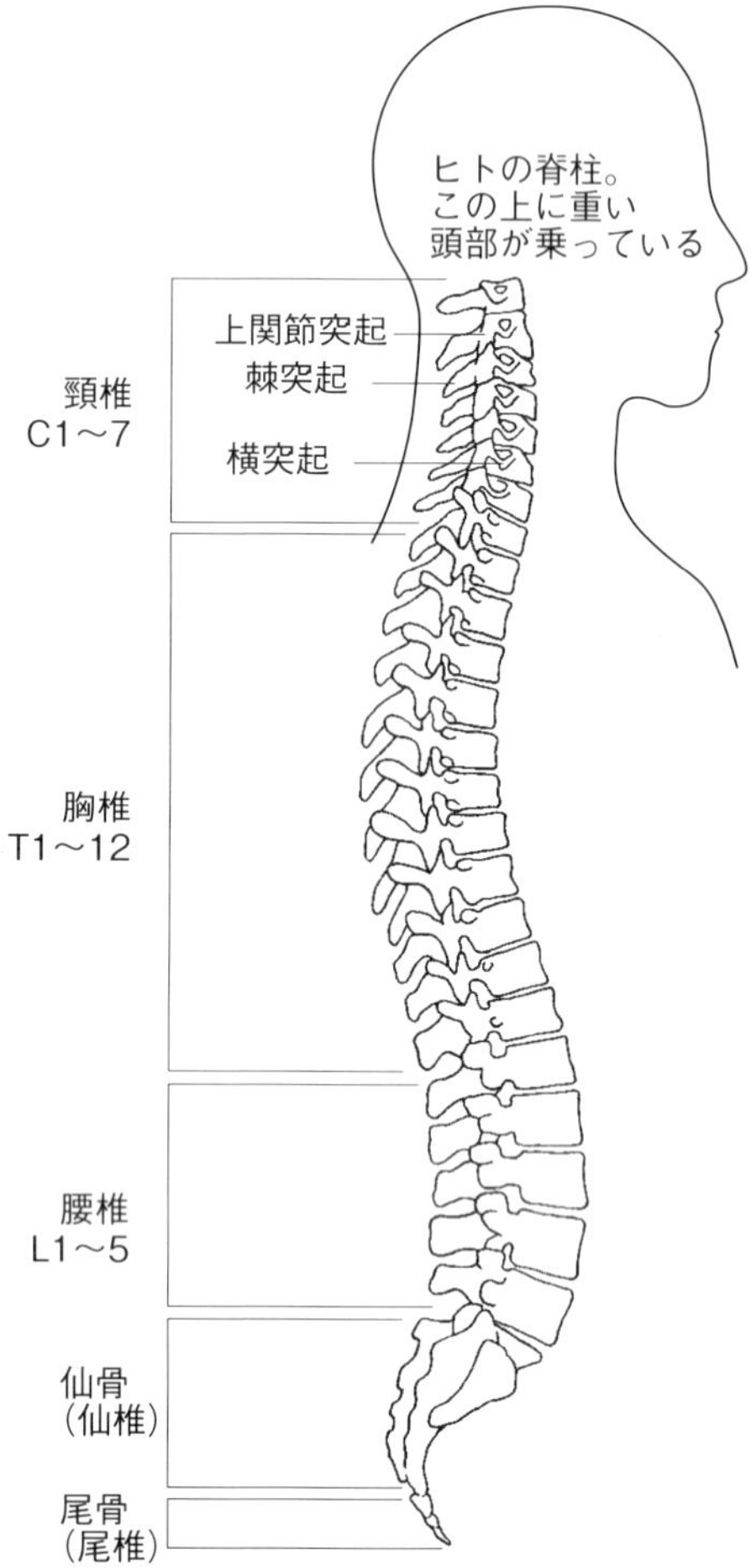

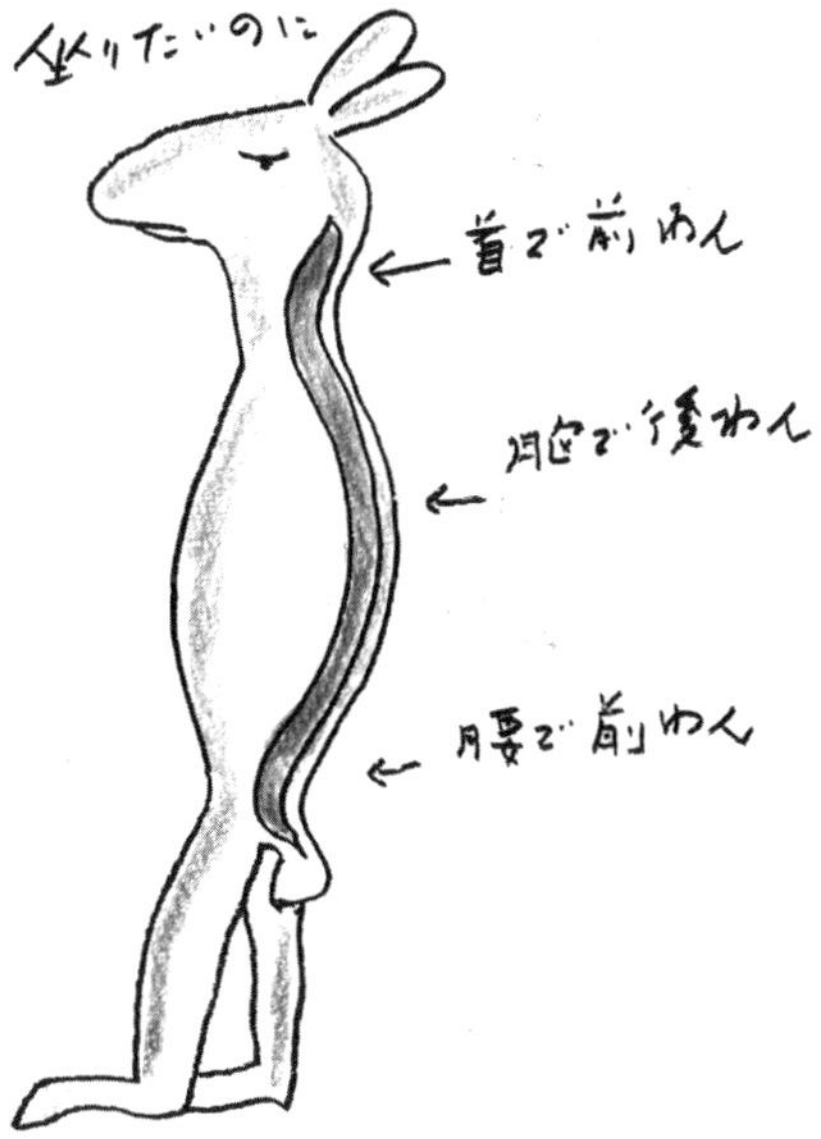
坐りたいのに
首で前わん
胸で後わん
腰で前わん

坐りたいけど、歩きたい

脊柱のゆがみ

なんらかの原因で、この生理的カーブ（ダブルS字カーブ）がくずれると、着地のショックをうまく吸収できず、首、腰などの筋肉に強い衝撃がかかります。生理的カーブのくずれには、弯曲が強すぎる場合と、弱すぎる場合があります。

化しているようです。つまり、人は坐りたいのだけれど、身体は歩いていたいのです。マグロは、泳いでいないと呼吸できないので死んでしまいますが、ほんとうは人も歩いていないと構造的には都合が悪いのです。

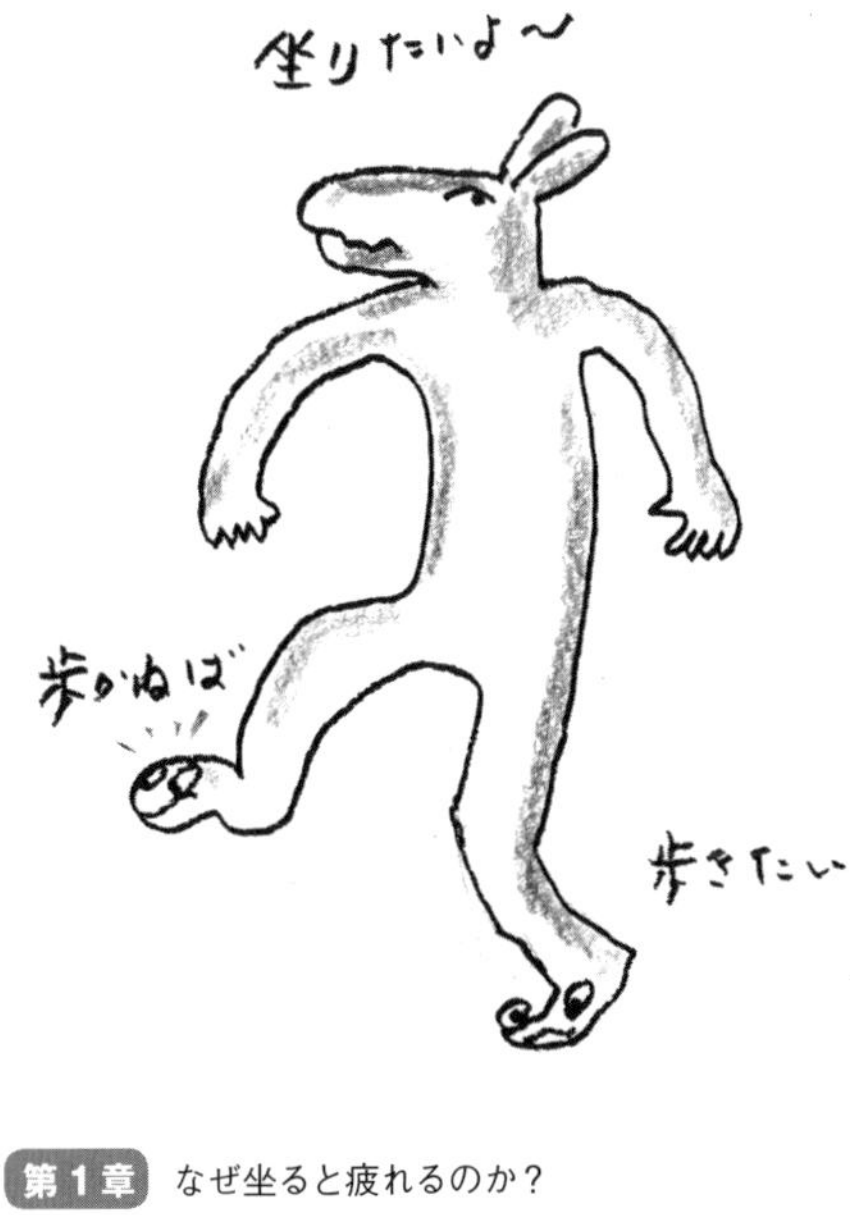
坐りたいよ〜
歩かねば
歩きたい

ヒトの脊椎の構造は歩くことに特化した

弯曲が強すぎると、猫背や、立ったときお腹が前に出るような姿勢になります。仰向けに寝たとき、腰と床の間に隙間ができます。

弯曲が弱すぎると、背中が真っ直ぐになり、「反《そ》り腰」といわれるような一見よい姿勢に見えますが、これも正常からははずれた姿です。

首の骨（頸椎）の弯曲が異常に少ない場合を「ストレートネック」といいます。すると首の筋肉に過剰な負荷がかかり、肩こりだけではなく、頭痛、めまい、冷えなどさまざまな自律神経失調症状を起こすことがわかっています。

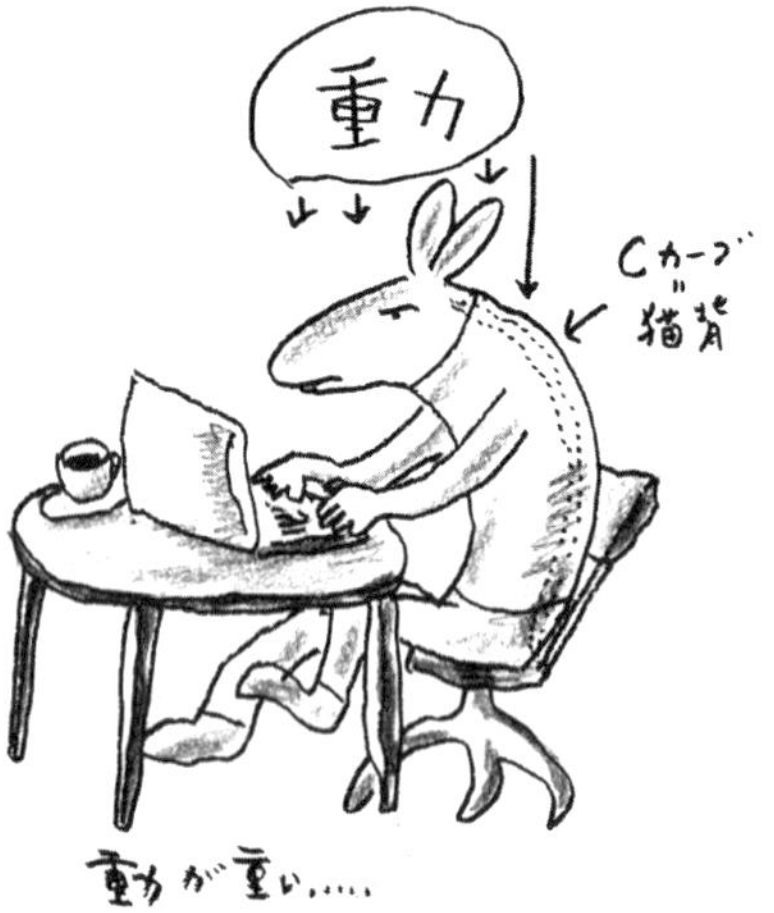

背骨がゆがむと首の骨がゆがむ。骨のゆがみは筋肉のがんばりで補われる

弯曲が強い場合も弱い場合も、周囲の筋肉がそれを補《おぎな》うように働き、長期にわたると筋肉の炎症、骨の変形などから、さまざまな症状が生じます。

弯曲が少ないストレートネックと、弯曲が大きすぎる円背（猫背）は、まったく異なるゆがみのように思われますが、この二つは関わりあっています。円背の人はストレートネックになりやすいなど、ダブルS字カーブのどこかがゆがむと、身体はバランスをとるために、脊柱全体にゆがみが生じます。

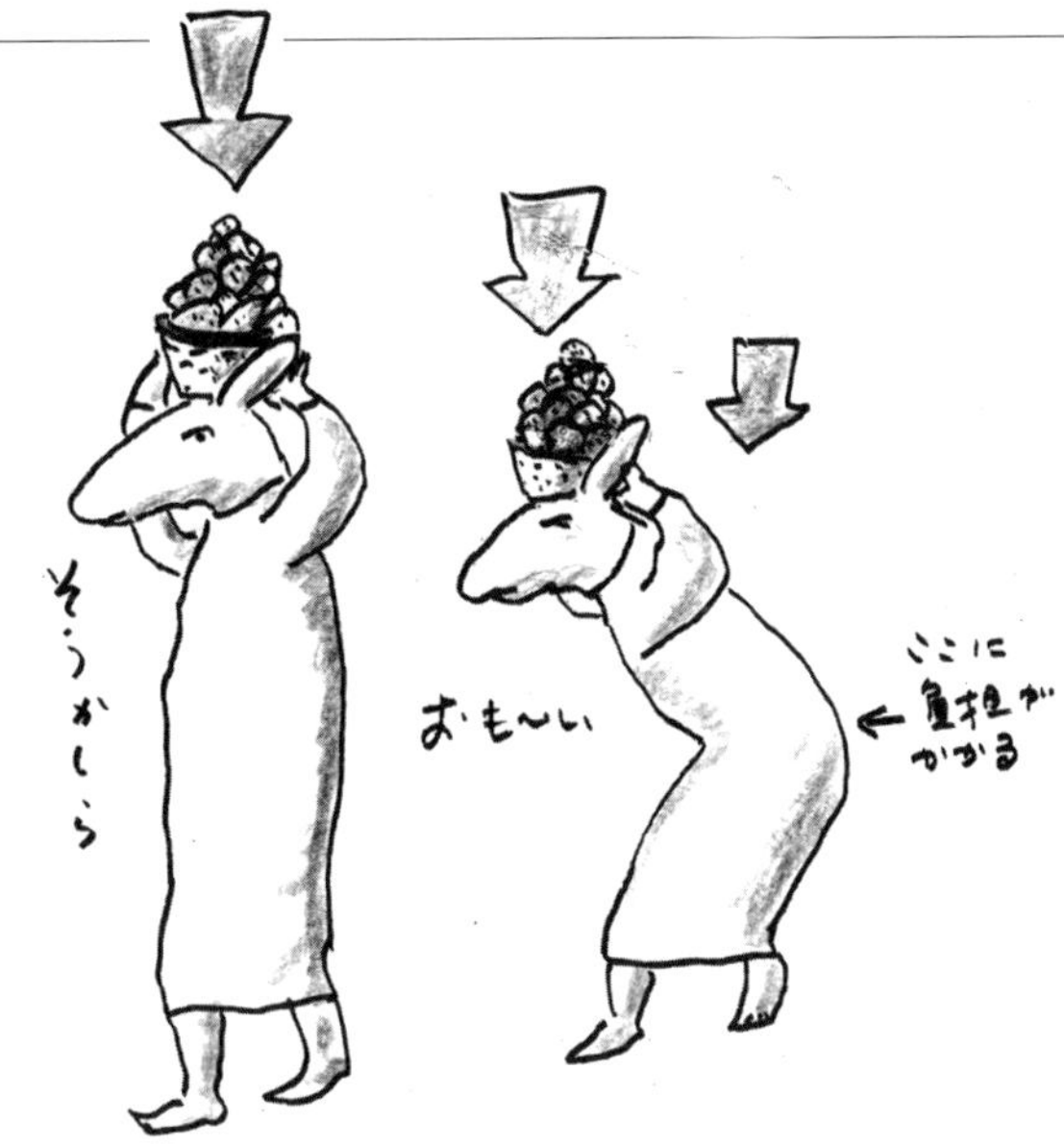

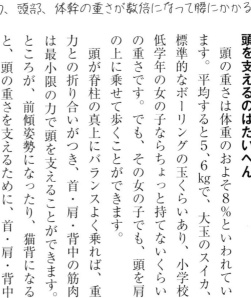

重力、頭部、体幹の重さが数倍になって腰にかかる

頭を支えるのはたいへん

頭の重さは体重のおよそ8％といわれています。平均すると5、6kgで、大玉のスイカ、標準的なボーリングの玉くらいあり、小学校低学年の女の子ならちょっと持てないくらいの重さです。でも、その女の子でも、頭を肩の上に乗せて歩くことができます。

頭が脊柱の真上にバランスよく乗れば、重力との折り合いがつき、首・肩・背中の筋肉は最小限の力で頭を支えることができます。ところが、前傾姿勢になったり、猫背になると、頭の重さを支えるために、首・肩・背中の筋肉を過度に働かせることになり、肩こりや腰痛などの原因になります。

仙骨は体幹の根

脊柱の一番下で、脊柱を支えている骨が仙骨です（仙骨の先に尾骨がありますが、ヒトの場合、退化しています）。仙骨には、椎骨《ついこつ》が5つあり、あまり目立たない骨ですが、とても重要です。

脊柱を体幹（胴体）の柱とすると、ずっしりと重い頭と体幹を支えているのが仙骨です。この仙骨が、人間の中でもっとも大きい骨のかたまりである骨盤と連結しています。

仙骨は、脊柱の根元にある骨ですが、骨盤の一部とされます。仙骨と骨盤は「仙腸関節」という関節で結合していますが、この関節は4㎜くらいしか動きません。歩いたり走ったり、高いところから飛び降りたりしたときの衝撃を吸収するためのクッションと考えられています。この仙腸関節が、出産や加齢でねじれを起こすと（捻挫《ねんざ》すると）、腰痛の原因になります。

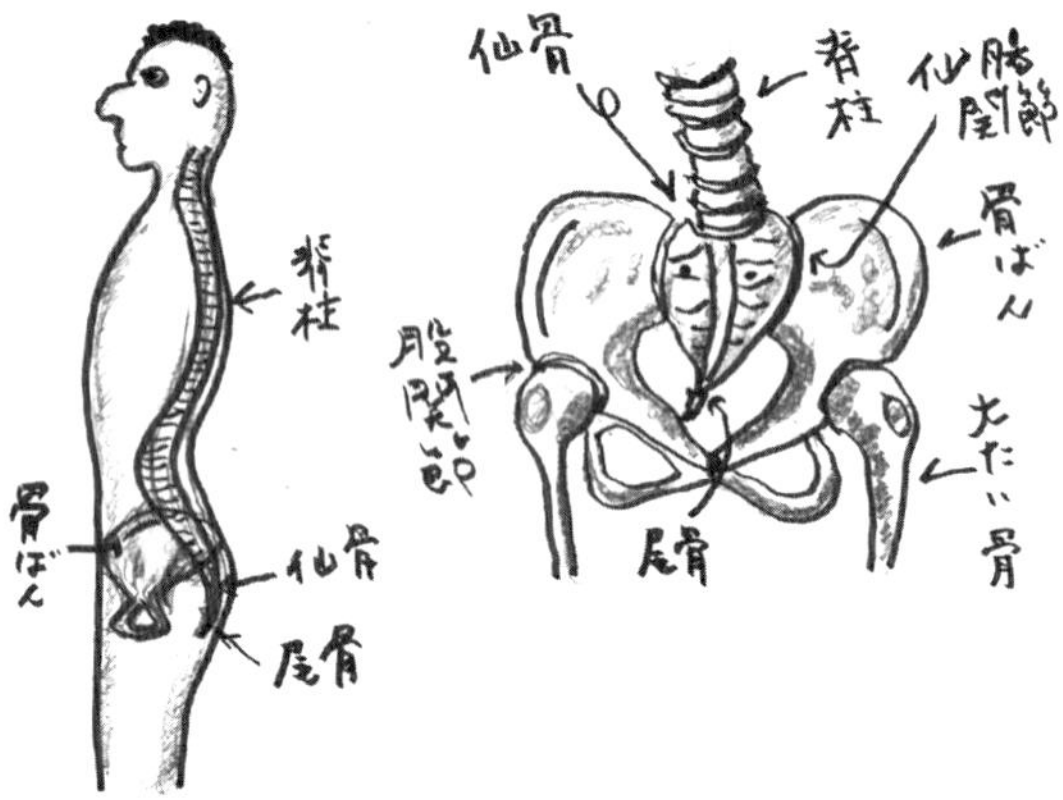

あんまりぱっとしない姿ではあるけれど、
仙骨は脊柱の土台

⑤ 骨盤の傾きが脊柱のカーブを決める

体を支える骨盤

「安定した立位」とは、横から見ると、一般的に、重心線が、耳の穴、肩、仙骨、足関節（くるぶしを結ぶ関節）を通って、かかとの前方に落ちる姿勢です。

体幹を支える「骨盤」は、左右の大きな腸骨に囲まれ、脊柱の土台である仙骨・尾骨、恥骨などが強固に結びあわされた大きな骨のまとまりです。すごく複雑な形状で、ざっくり印象派風に説明すると、バケツを半分にして、底に穴をあけたようなかたちをしています（正確な描写ではありません）。

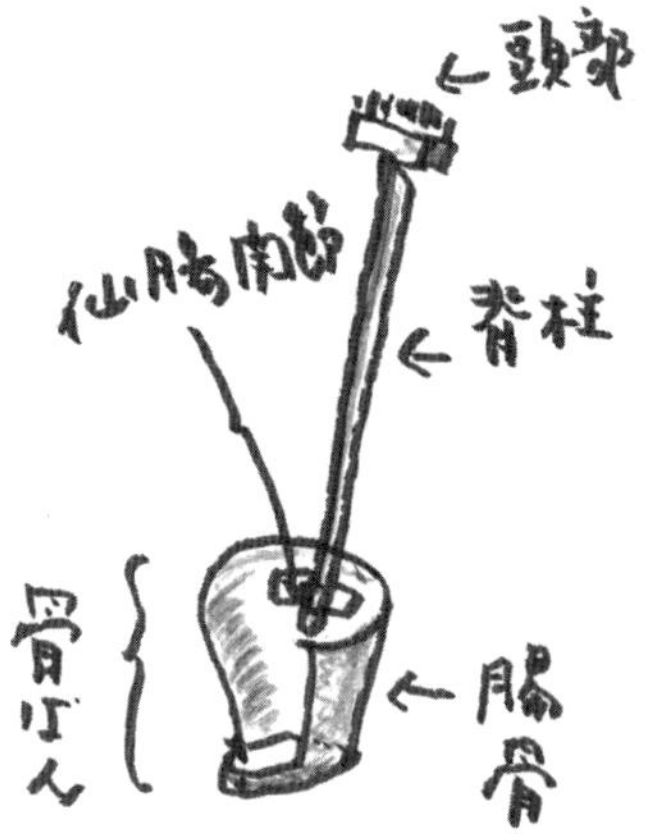

この穴のあいたバケツの後ろ側に、脊柱のモップをはり付けた感じです（ガムテープが仙腸関節）。バケツの下部分に大腿《だいたい》部が股《こ》関節で結合しています。

仙骨は骨盤にほぼ固定されていますから（ガムテープではなく仙腸関節でつながっています）、骨盤が傾くと脊柱も傾きます。

骨盤を前に傾ける

立位では、骨盤がまっすぐ立っていることが理想です。それによって、骨盤と結合している脊柱のカーブも自然なダブルS字を保つことができます。

脊柱をモップにたとえると、この場合、モップはバケツにテープで固定されています（ほんとうは仙腸関節があるのでぴったりくっついてはいません）。バケツを前に傾けると、モップも前に傾きます。

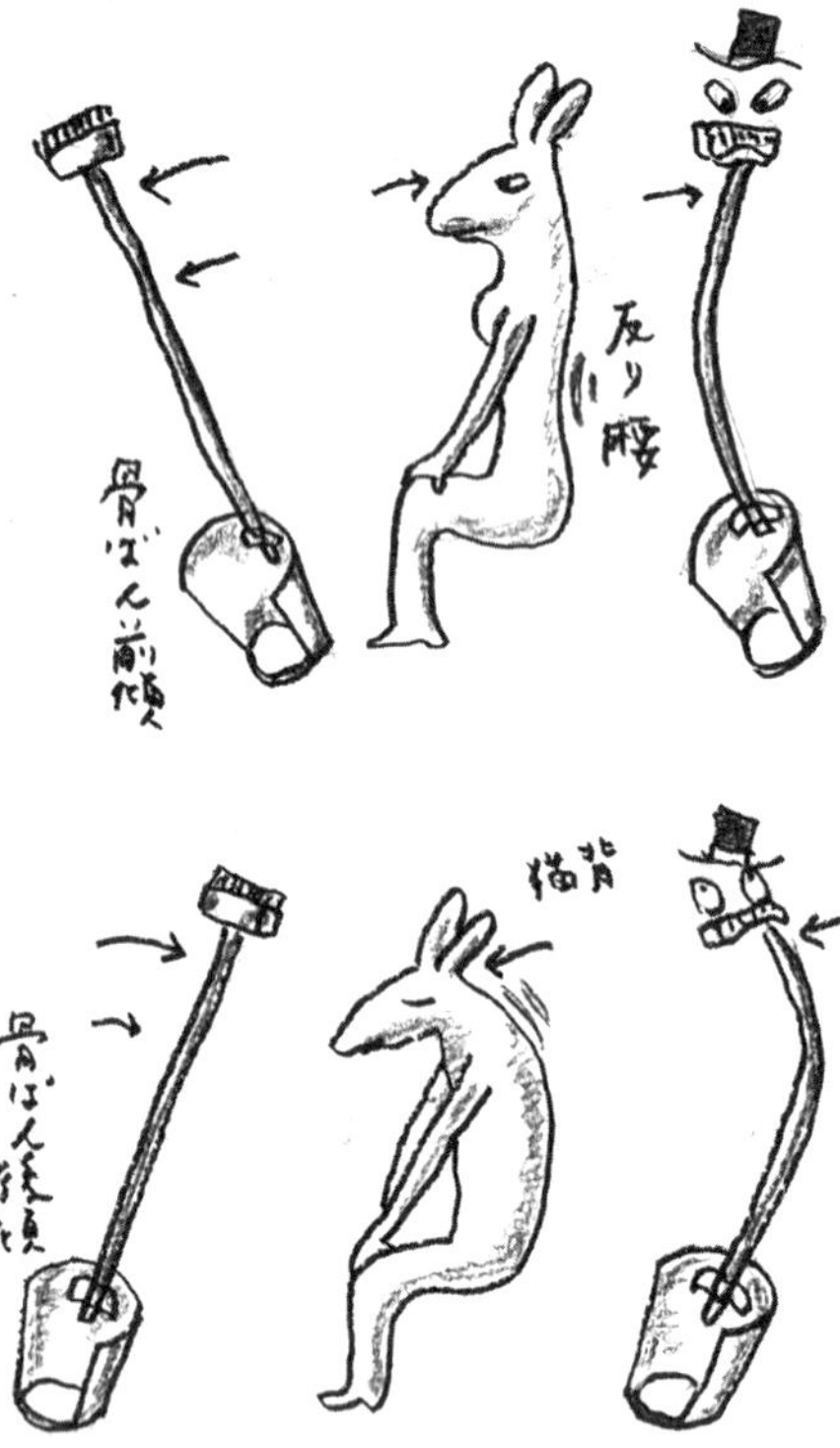

骨盤前傾。骨盤が前に倒れると、頭を起こすために反り腰の姿勢になる

人間でいうと、お辞儀をして尻が後ろに出た姿勢です。

骨盤を少し前傾させたまま、体幹をうんと反らせると、いわゆる「出《で》っ尻《ちり》」「反り腰」の姿勢になります。テレビの女性アナウンサーや、就職試験の「面接坐り」

でよくみかける姿勢です。見た目はきれいなのですが、この姿勢は背中の筋肉を過剰に働かせることになり、筋肉を痛め、やがて脊椎のS字カーブにゆがみを生じさせます。

骨盤を後ろに傾ける（骨盤後傾）

骨盤を「後傾」させると、体幹もろとも後ろに傾きます。「ふんぞりかえる」姿勢ですが、これではバランスが悪いので、体幹を前に傾けて背骨をまるめ、首を突き出します。猫背の姿勢です。

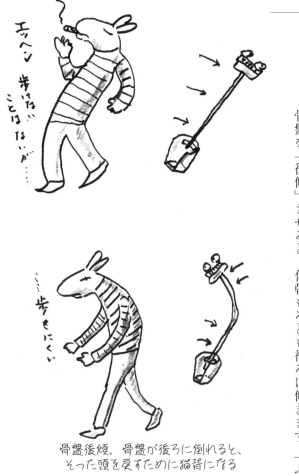

骨盤後傾。骨盤が後ろに倒れると、そった頭を戻すために猫背になる

骨盤の傾きをはかる

骨盤を横から見たとき、骨盤の前傾、後傾を厳密に計測するには、骨盤の

上前腸骨棘《じょうぜんちょうこつきょく》（ASIS）と上後腸骨棘《じょうこうちょうこつきょく》（PSIS）を結ぶ線の傾きで計測します（図表1-3）。

しかし、もっと簡単にわかる方法があります。壁に軽く背とかかとをつけてまっすぐ立ったとき、背中と壁の隙間《すきま》に手のひらが入るくらいが標準です（太っている人はわかりにくい）。この隙間が大きく、手首や握りこぶしが入る人は骨盤が前傾し、いわゆる「反り腰」になっています。逆に、背中が壁にピッタリついて手のひらが入りにくければ骨盤は後傾しています。

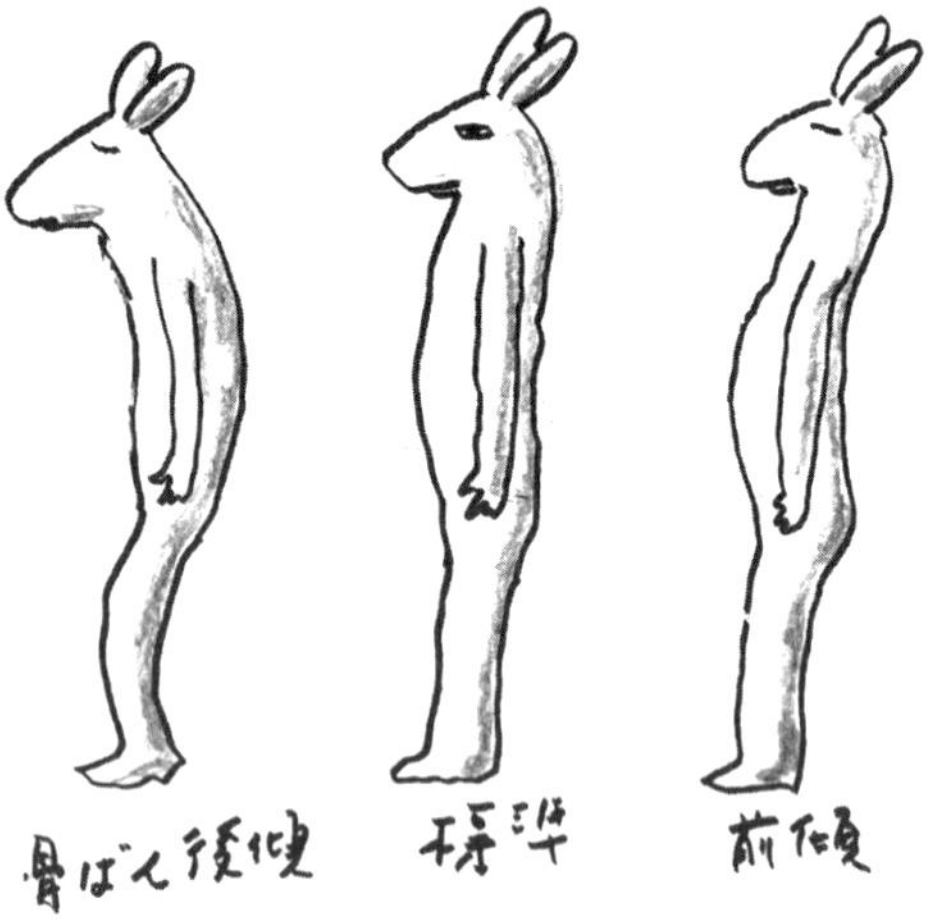

骨盤の傾きが立位の姿勢を変える

図表 1-3　骨盤の傾斜角によって立位が異なる

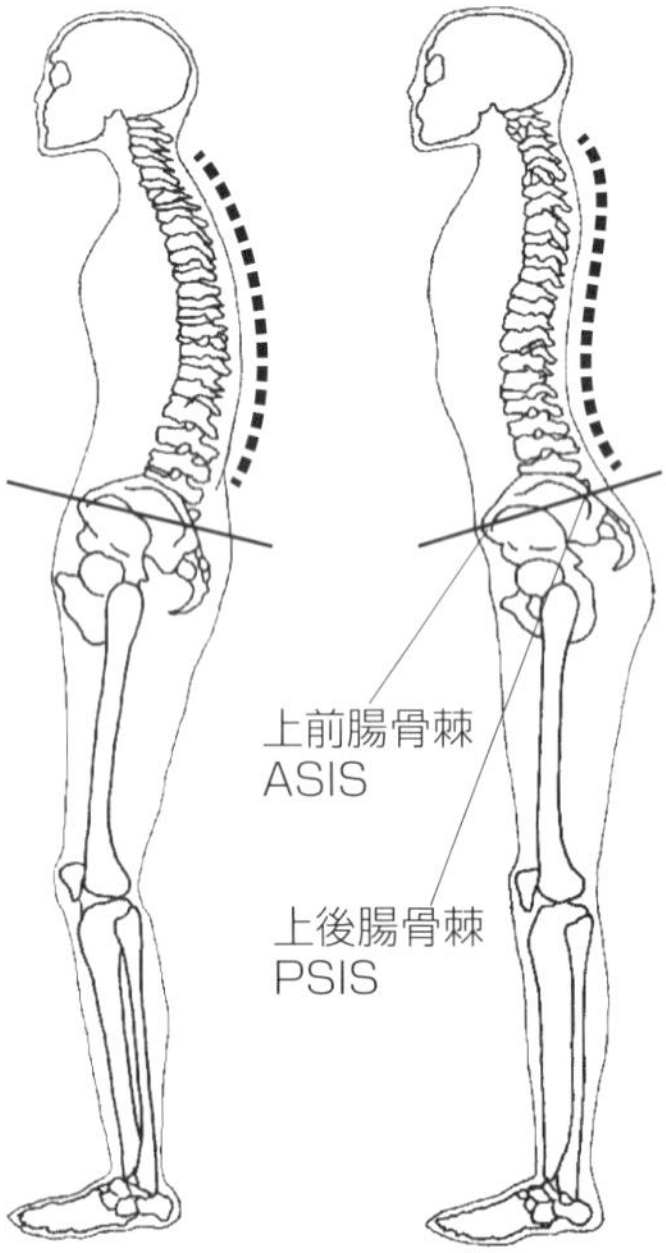

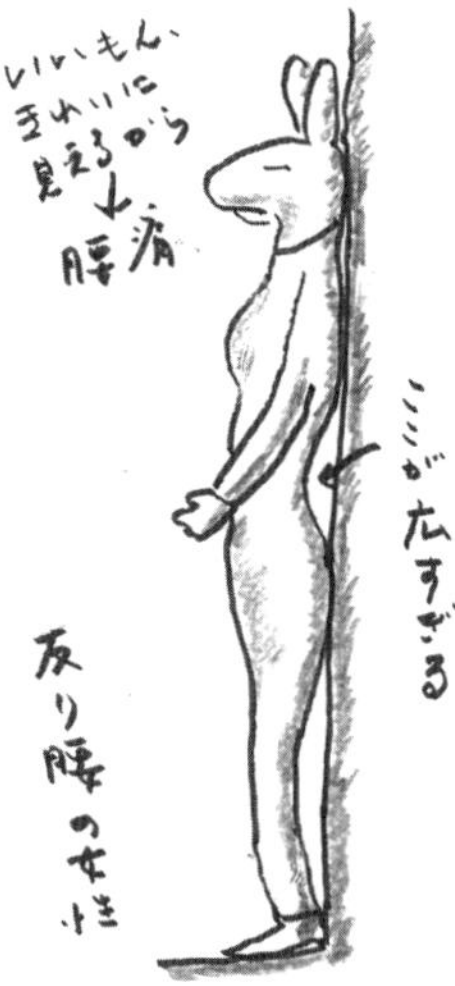

反り腰の女性

6 ヒトは坐るのが苦手？

床に坐ると骨盤は後傾する

体育の時間などに、床の上にひざをかかえて坐ると、骨盤は後傾し、脊柱も後ろに倒れます。このままでは、体幹の重さと重力を支えられませんから、脊柱を曲げて（後弯させ）、C字カーブを描くようにたわませます。しかし、この状態では、内臓が圧迫され、腰、背中が疲労しますから長時間坐れません（**図表1-4**）。

ですから、人は、椅子がなければ、ちょっとした高さの石などを探して坐ろうとします。少しでも骨盤の後傾を防止するためです。ヒトは歩く動物ですから、坐るのが苦手なのです。

あるいは正坐して、骨盤の傾きをなくすようにします。正坐の文化のない地域ではバックレストのある椅子が進化します。

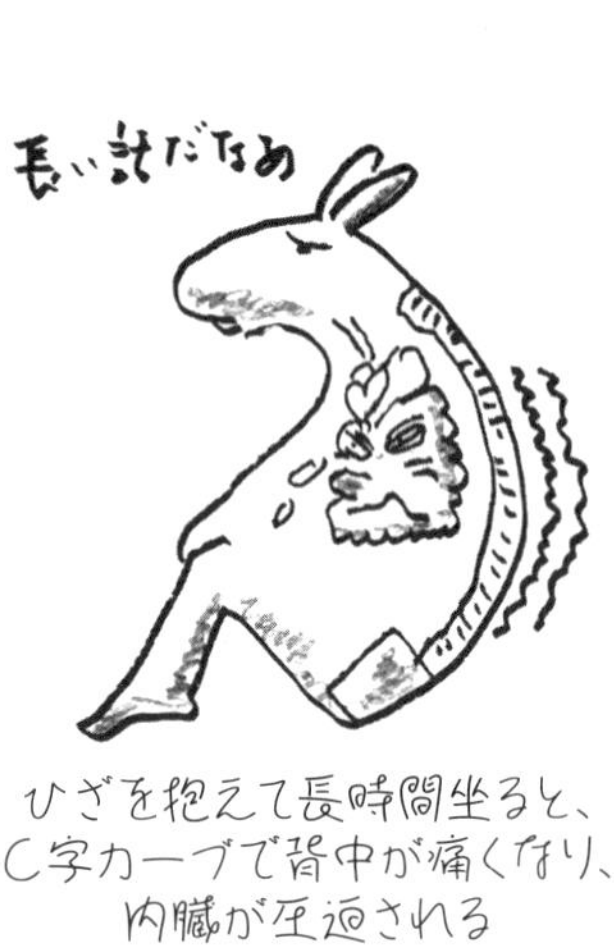
長い話だなあ
ひざを抱えて長時間坐ると、
C字カーブで背中が痛くなり、
内臓が圧迫される

図表 1-4
ヒトは、坐ると骨盤は後傾し、バランスをとるために背骨を前に弯曲させようとする（たとえば、あぐらのとき）

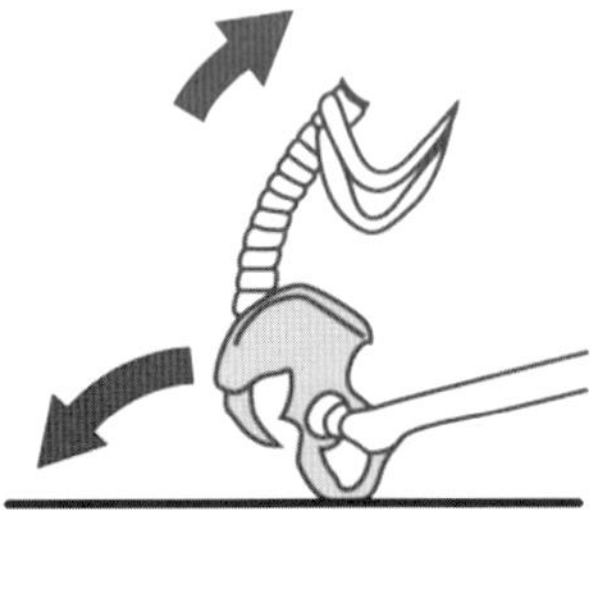

禅僧がいちばん立位に近い

坐ると骨盤が傾斜しますが、坐り方で傾斜角は異なります。まっすぐ立ったときの傾斜角を15度としたとき、禅僧の坐り方（結跏趺坐《けっかふざ》）がもっとも立位に近く、骨盤は平均10度ほどの傾きです。この姿勢は疲れが少なく長時間坐れる姿勢です。正坐も立位に近いのですが、骨盤の傾斜角は禅僧の2倍以上あります。禅僧の坐りは人類が工夫したものです。それでも15度にはならないのですから、やはりヒトは立って歩くことに特化した動物といえます。

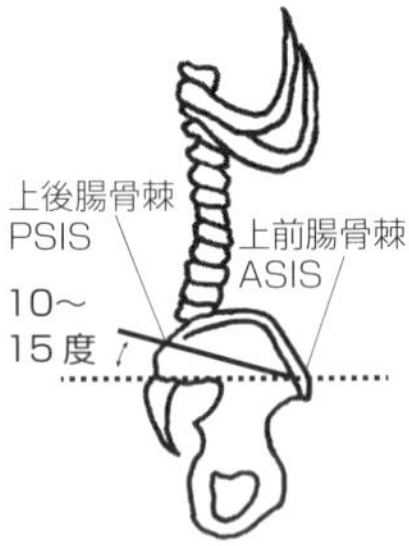

図表 1-5
立位のときの骨盤の傾斜角度

あぐらは、背筋や腹筋などを使わないでダラリと坐る方法ですが、この場合、骨盤の傾斜角がもっとも大きくなります。ひざを抱えて坐るのと同じで、骨、筋肉だけではなく、内臓など全身にストレスをかけますので、無意識に体幹や脚をモジモジ動かすことで血流を回復させます。

椅子の場合、バックレストにぴったり背をつけて坐ると-5度くらいでしょう。

骨盤の傾斜角が大きければ大きいほど、疲れが早く、全身に悪影響を及ぼします。

わかりやすいように、ここでは立った時の骨盤の傾きを基準として述べましたが、ISOでも、上前腸骨棘（骨盤の前方で棘のように突起した部分）と上後腸骨棘（骨盤の

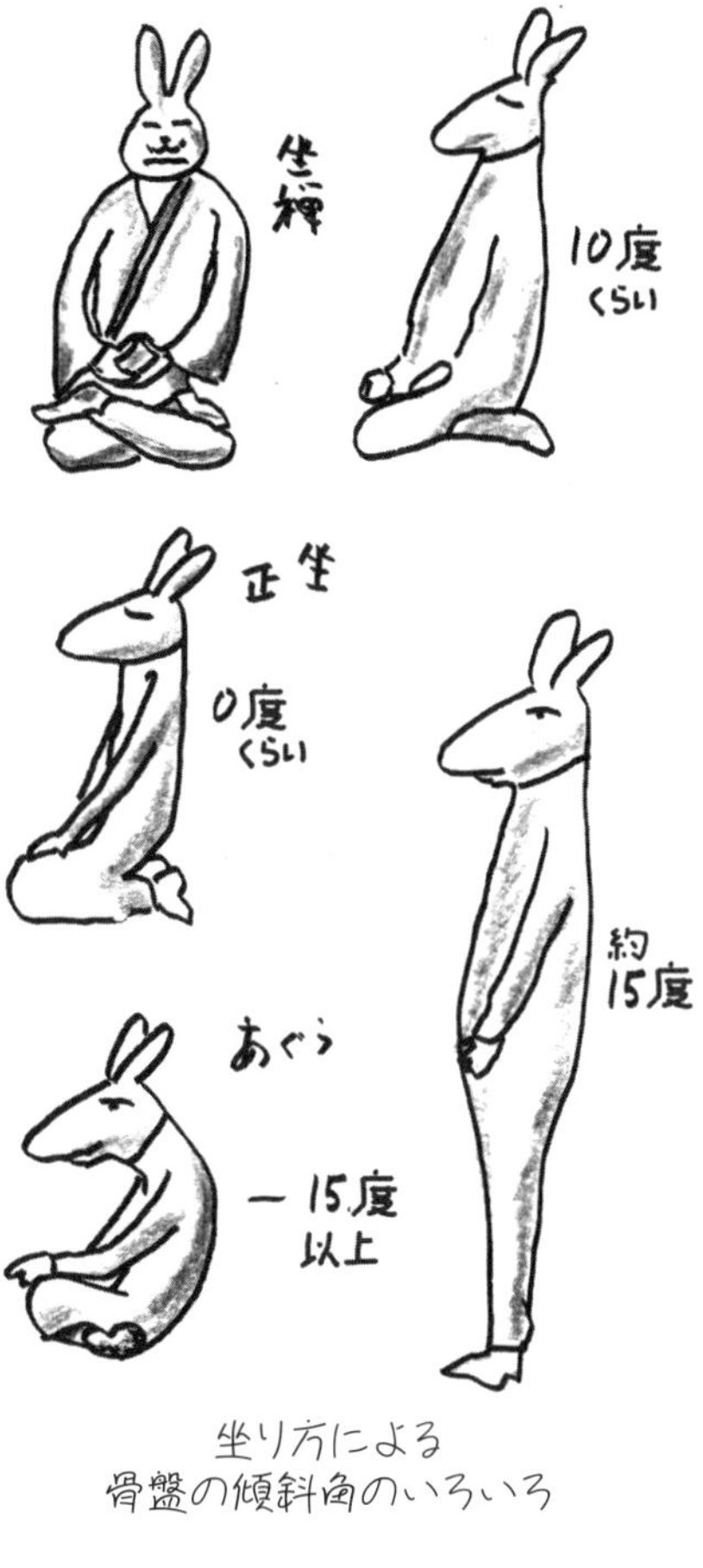

坐り方による
骨盤の傾斜角のいろいろ

背中側で少し中央に近いところにある突起部）を結ぶ線の傾きを骨盤の傾斜角度としています。健康な日本人だと10～15度位です（**図表1-5**）。

立っているより歩く方が疲れない

「歩くと疲れるから、立っていればいいじゃないか」と思うかもしれませんが、歩くより立ちっぱなしのほうが疲れます。ずっと立ちっぱなしだと、同じ筋肉ばかりに負荷がかかり、筋肉は圧迫され、血液、リンパが足に滞留し、血液を全身に回すために心臓の負荷が大きくなります。

歩いていると、足の筋肉の伸縮によって、足腰の筋肉のポンプ運動によって血流が活性化します。

長時間の坐りが動脈硬化へ

健康な人は、じっと坐っていません。スウェーデンの研究では、椅子に坐っている人でも7秒に一度の割合で姿勢を変えているそうです。

長時間の坐りが健康を損なうことは最近日本でも話題になっています。長く坐り続けると、血流などに影響を及ぼし、さまざまな疾患の原因になります。

立ったり歩いたりすることで、脚の筋肉が働き、全身の血流が盛んになり、細胞の活動が促進されます。しかし、坐り続けると、身体の中で、もっとも大きな筋肉である脚の筋肉細胞の活動が低下し、血液中の糖が取り込まれにくくなるなど、脚だけではなく全身のエネルギー代謝（生命活動）が衰えます。その結果、血管を傷つけ、動脈硬化を

コラム 筋ジストロフィーに多い骨盤前傾

進行性に筋肉が衰える筋ジストロフィーの人に骨盤前傾がよく見られます。脊柱の左右にある脊柱起立《せきちゅうきりつ》筋などの筋力の低下を補うために体幹装具を装着して「骨性支持」を行います。しかし、脊柱の変形（腰椎前弯や脊柱側弯）を生じることが多くあります。

男性のみのドゥシュンヌ型筋ジストロフィーでは、筋力低下・筋萎縮《いしゅく》が早期より認められ、骨盤・股関節周囲筋から、次第に全身に進行します。

歩行が難しくなり、車椅子などの坐位時間が長くなり、可動性が低下すると、脊柱の側弯が見られるようになります。側弯とともに、胸椎、腰椎の前弯が強くなり、骨盤が前傾します。脊柱が変形すると、胸郭《きょうかく》変形も起こり、やがて体幹の筋力低下により坐位がとれなくなります。

促し、狭心症や心筋梗塞、脳梗塞といった血管の病気だけでなく、糖尿病などのリスクも高まるといわれます。

健康な人が坐ること自体は問題はないのですが、長時間の坐りや、立ち仕事で同じ姿勢を取り続けると、筋肉や血管に炎症を起こしやすくなります。まして姿勢が悪いと、全身へのダメージが大きくなります。

坐業の長い人は、30分から1時間に1回以上は立って歩くことがすすめられています。映画も平均120分で、それ以上の長いものになると休憩が入ります。大学の授業も90分が1コマです。人間の集中力は60分が限界という理由から1コマを60分にする大学が増えているようです。身体だけでなく、脳も60分でリセットが必要です。

第2章 坐位と椅子の基本知識

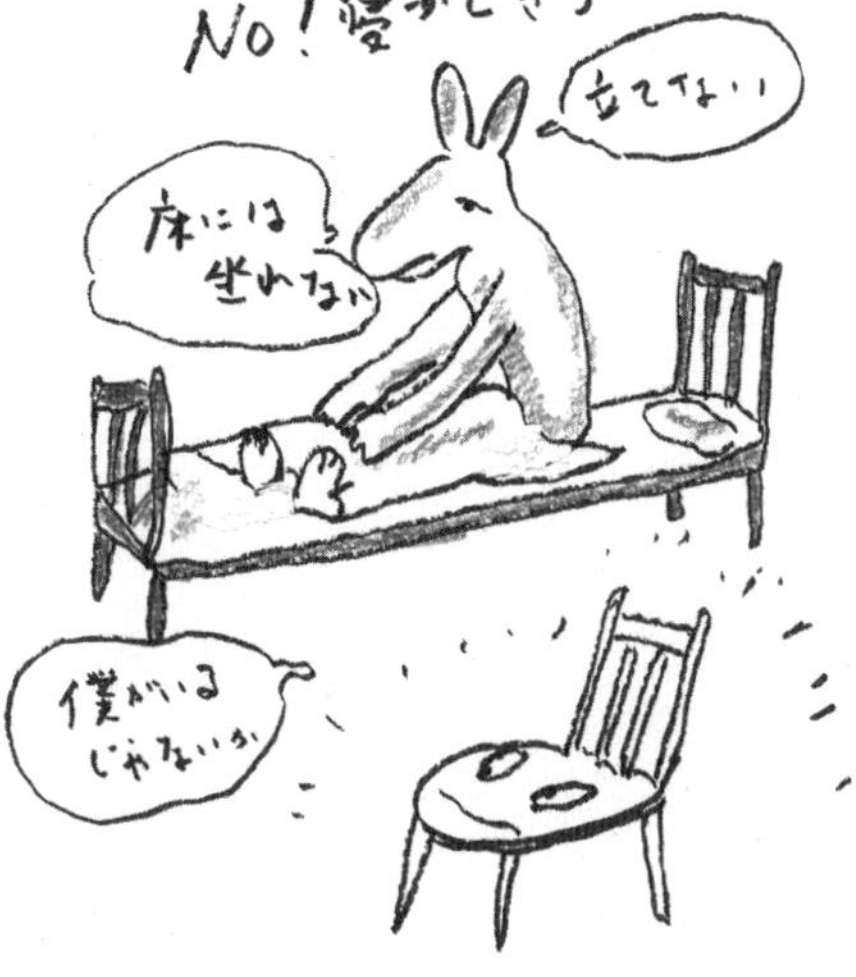

1 ヒトの坐位姿勢

どうしても立って歩きたかった

背骨（脊柱）と脚がつくる角度は、立っている場合、ヒトは180度ですが、四足動物は90度です（**図表2-1**）。ヒトの大腿骨《だいたい》は90度垂直方向にねじられ、大腿骨と骨盤をつなぐ靱帯にはねじられた痕跡《こんせき》が残ります。よほど立って歩きたかったのでしょう。そのほうがエサ取りに有利だったからです。

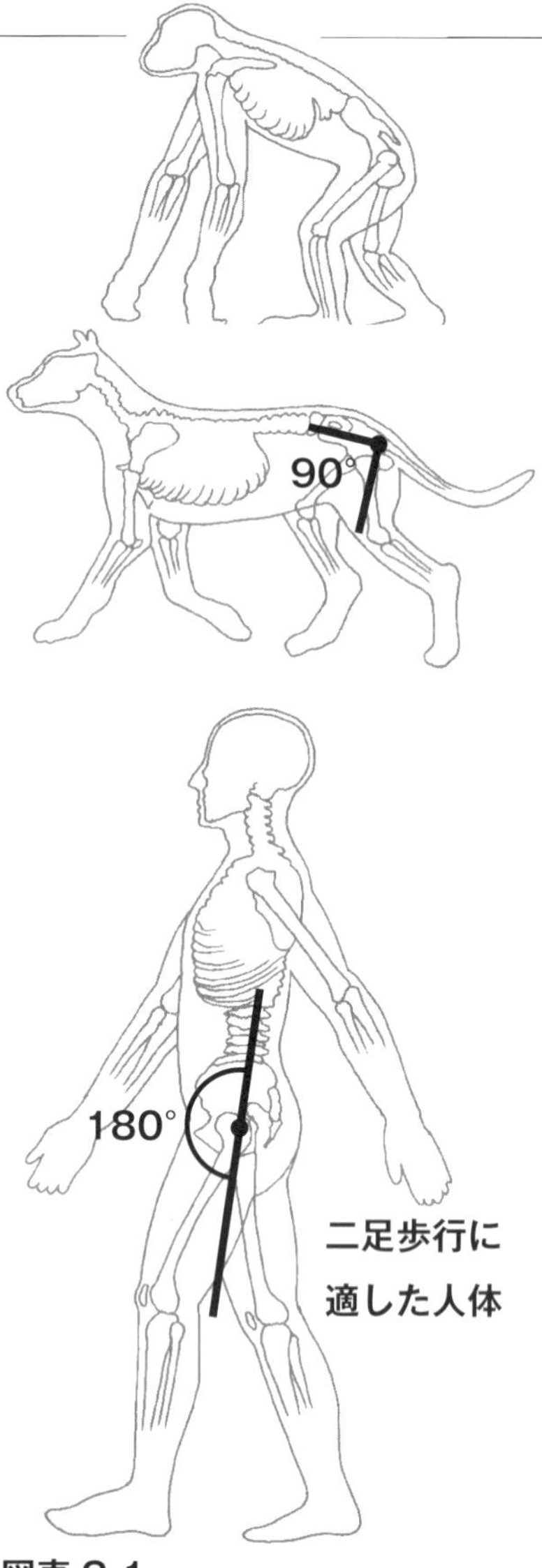

図表 2-1
四足動物は、大腿骨が背骨に対して直角位置についている。ヒトは、そこからさらに 90 度伸ばされている

ヒトがイヌのマネをすると体育坐りに

四足動物は立っているときだけではなく、坐っているときも安定しています。このとき、後脚の大腿部を体幹に引き寄せ、脊柱に対してゼロ度近くまで曲げられています（図表2-2）。

犬は股関節を90度屈曲させると、地面に腰をおろせますが、ヒトは、一定の高さの台が必要です。

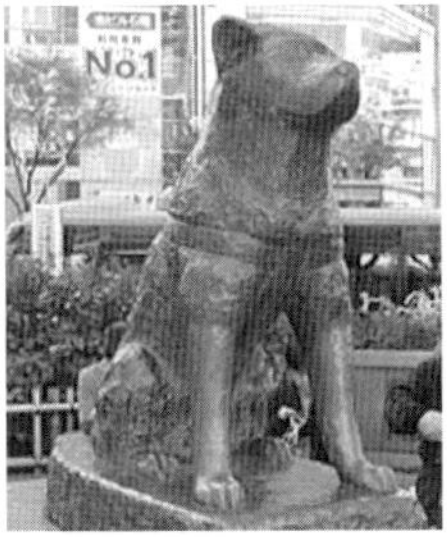

図表 2-2
イヌは大腿部を体幹に引き寄せて坐る

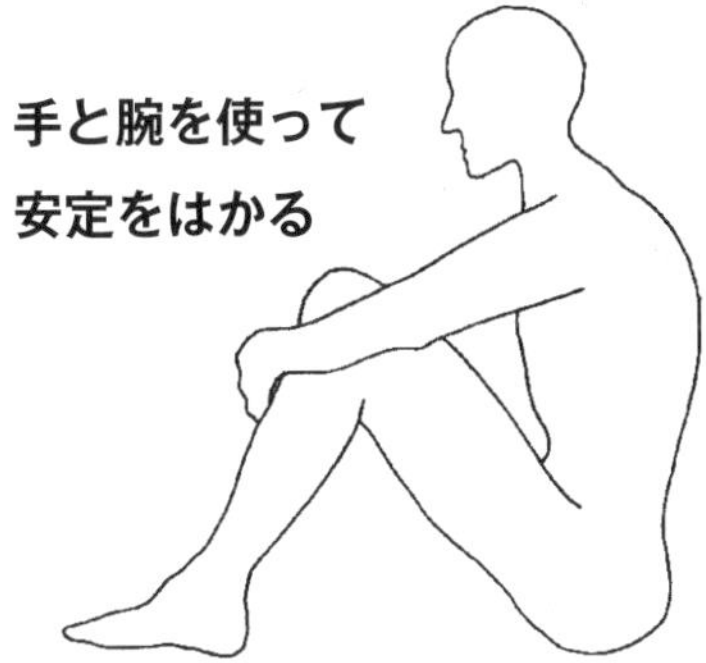
手と腕を使って
安定をはかる

図表 2-3
ヒトは手を使って大腿部をかかえる

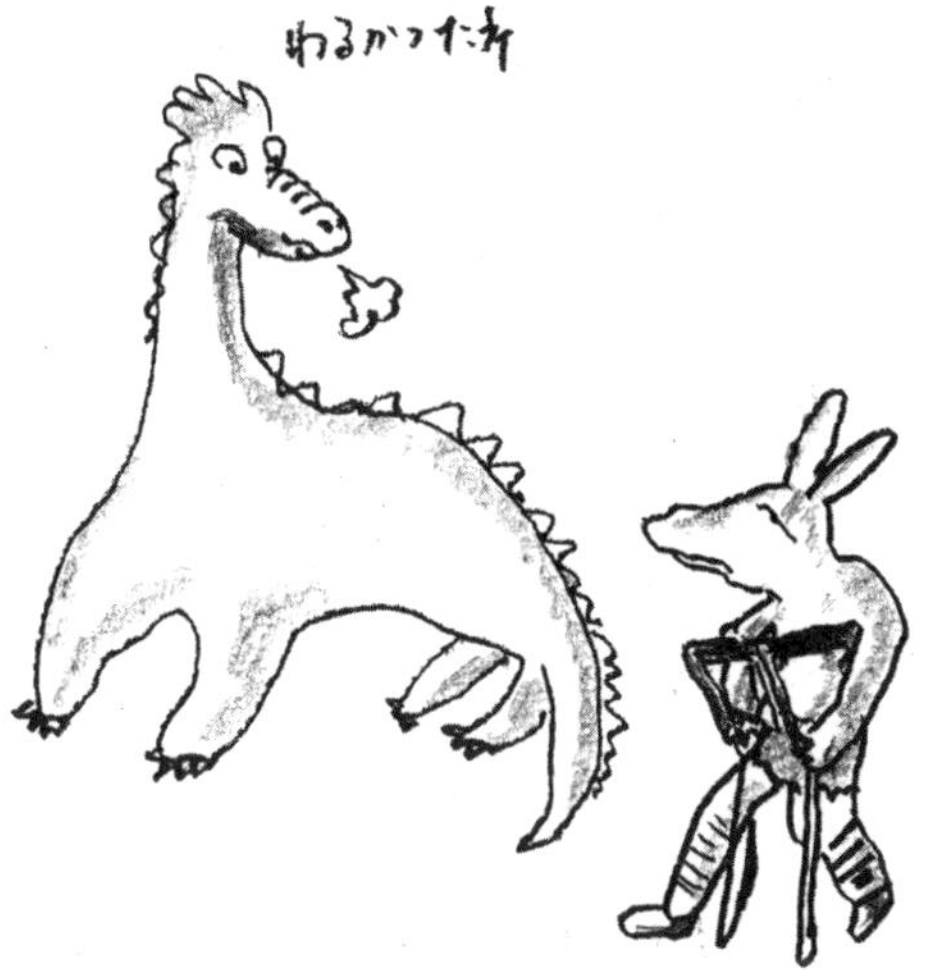
わるかったな
おまえに足を踏まれてから二本脚で歩くようになった
（史実ではありません）

ヒトが犬のように脚を思いきって体幹に引き寄せて坐ると、いわゆる体育坐りになり、手でひざをかかえるか、あぐら、正座、横坐りになります。いずれにしても背骨に対してゼロ度にはなりません（図表2-3）。

2 床坐と椅子坐

椅子はもともと坐りにくいもの

日本では、椅子は、平安時代に遣唐使《けんとうし》によって中国から持ち込まれました。ただ、楽に坐るためのものではなく、天皇が儀式で使う高御座（たかみくら）と呼ばれるものなどで、権力の象徴として使われました。

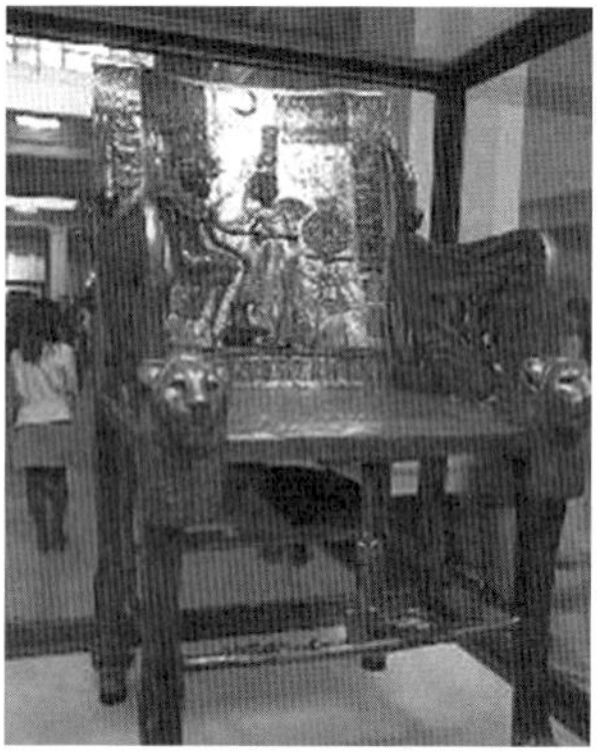

図表 2-4
「黄金の椅子」
古代エジプトの王（ツタンカーメン）の黄金の椅子。3300 年以上前

古代エジプトでも椅子は権力の象徴として使われはじめたことから、むしろ最初は、坐りにくいけど、偉そうにみせるのが目的だったようです（図表2-4）。椅子が広く使われるようになるのは数千年もあとのギリシャ時代に

なってからです。

日本では、明治維新で西洋の生活スタイルが一挙に取り入れられますが、椅子が根付くことはありませんでした。江戸時代に、はじめて椅子に坐った侍や商人はさぞ居心地が悪かったと思います。時代劇で、椅子に腰かけて優雅にワイングラスを傾ける悪徳商人は想像上の産物で、せいぜい椅子の上にあぐらをかきながら悪計をめぐらしていたと思われます。

床の上で暮らす

中国や欧米には「玄関」というものはなく、くつのまま、いきなり生活空間に入ります。土間がないからです。しかし、高温多湿の日本では、玄関でくつを脱ぎ、一段高い床の上で生活します。

その結果、「床坐」の文化が発達します。坐りには、端座（正坐）、あぐら、横坐り、立てひざ坐り、（片）ひざ坐り、体育坐りなど、ＴＰＯに応じた坐り方があります。

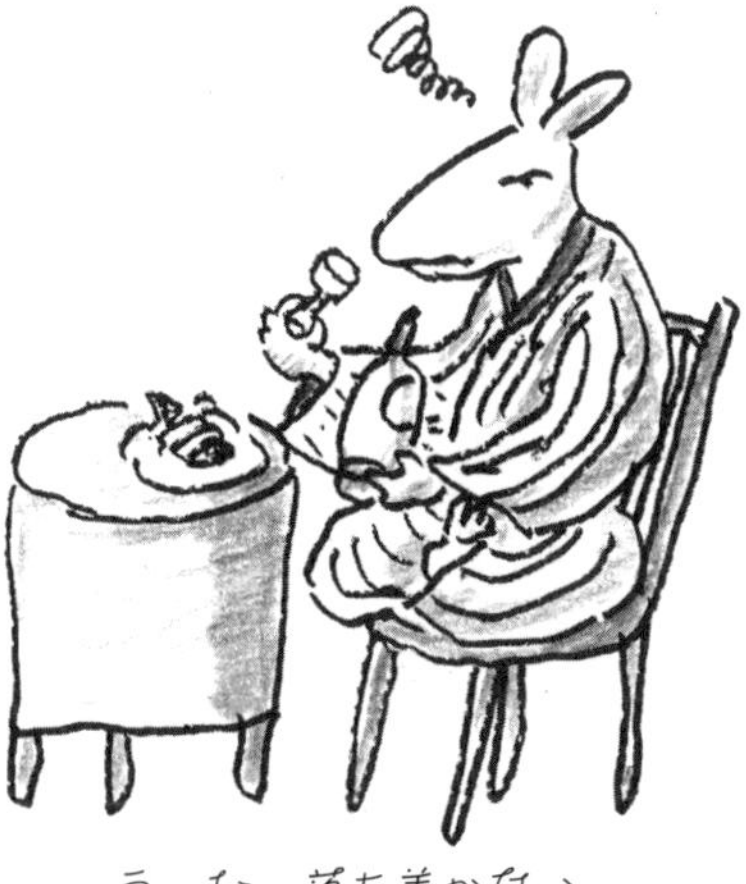
うーむ、落ち着かない。
これじゃあ、悪いことも考えられない

テーブルもありませんから、食事のときは、家族一人ひとりの前に置かれた小さな膳（銘々膳）に向かい、正坐やあぐら、片ひざ坐りなどをして食べました。家族全員で同じテーブルを囲む食事は、大正時代に、ちゃぶ台（座卓）が普及してからです。

日本人の家庭に椅子が本格的に導入されるようになったのは、昭和30年代で、テレビの普及のあとです。住宅公団が２ＤＫという間取りの集合住宅を供給してからの話です。

といっても、正しい椅子の使い方までは広がりませんでした。椅子には取り扱い説明書などはありませんから、椅子の上にあぐらをかくような生活になります。日本人の坐りは、今でも椅子坐と床坐の折衷《せっちゅう》です。床坐は、身体が元気なときは快適ですが、骨折や腰痛、下半身に支障をきたすようになると、椅子がだんぜん便利になります。

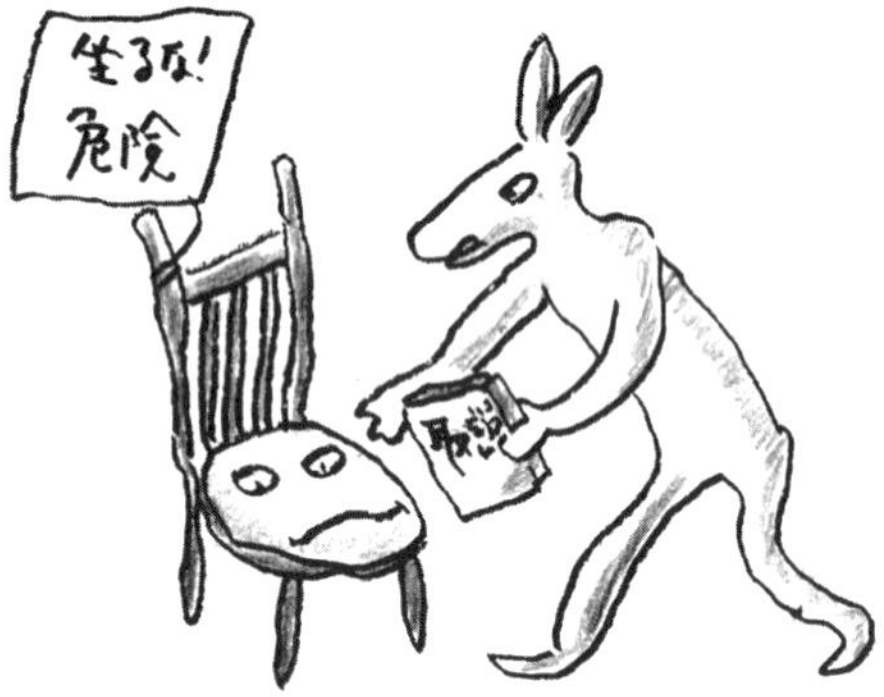

なに、なに、坐る前に説明書を読めだと？

椅子を使う生活

湿度の低い地域では、屋根と壁だけで家をつくり、床下に空間をつくりませんでした。しかし、家の中で地面（土間）に直接腰を下ろす生活は寒いし不衛生ですから、やがて「スツール」のような家具が発明されます。また寝るときも、安全で、暖かいベッドのような家具もつくられるようになります。

日本では、椅子は根付きませんでしたが、早くから床の上に敷くゴザ、畳が発明され、上層階級は畳の上で寝たり坐ったりするようになります。現在では、日本でも椅子なしの生活は考えられませんが、欧米などで発達した椅子と椅子文化は、日本人が考えるほど単純なものではありません。

とくに、日本で「背もたれ」と呼ばれる「バックレスト」が付いた椅子（チェア）は高度な文化のたまものです。「背もたれ」という日本語からして、「あってもなくてもいい」というニュアンスがありますが、欧米人にとって、バックレストは、食事中も仕事中もおしゃべり中も必需品です。

「日本人だって同じだ」とお考えかもしれませんが、実は日本人は、思っているほどバックレストを使っていません。たとえば日本人は食事中、ほとんどの人がバックレストに背中をつけていません。欧米人にとってバックレストは、文字通り「バック（背中）をレスト（休む）する」ためのもので、長い間にくふうされ、発達してきたものです。

日本人には、椅子よりテーブルのほうが高価だし、場所をとるので重要に思えますが、むしろ極端にいえば、テーブルは椅子の歴史の「付け足し」のようなものです。

椅子には目的がある

図表2-5をご覧ください。坐り方一覧です。

前述のように、「坐る」には、床坐、椅子坐があります。床坐にもいろいろありますが、椅子坐を中心に説明します。

「端坐位」は、ベッドの端に坐ることをいいます。「端坐」（正座）とまぎらわしいのですが、病院でベッドが使われるようになってからつくられた言葉です。

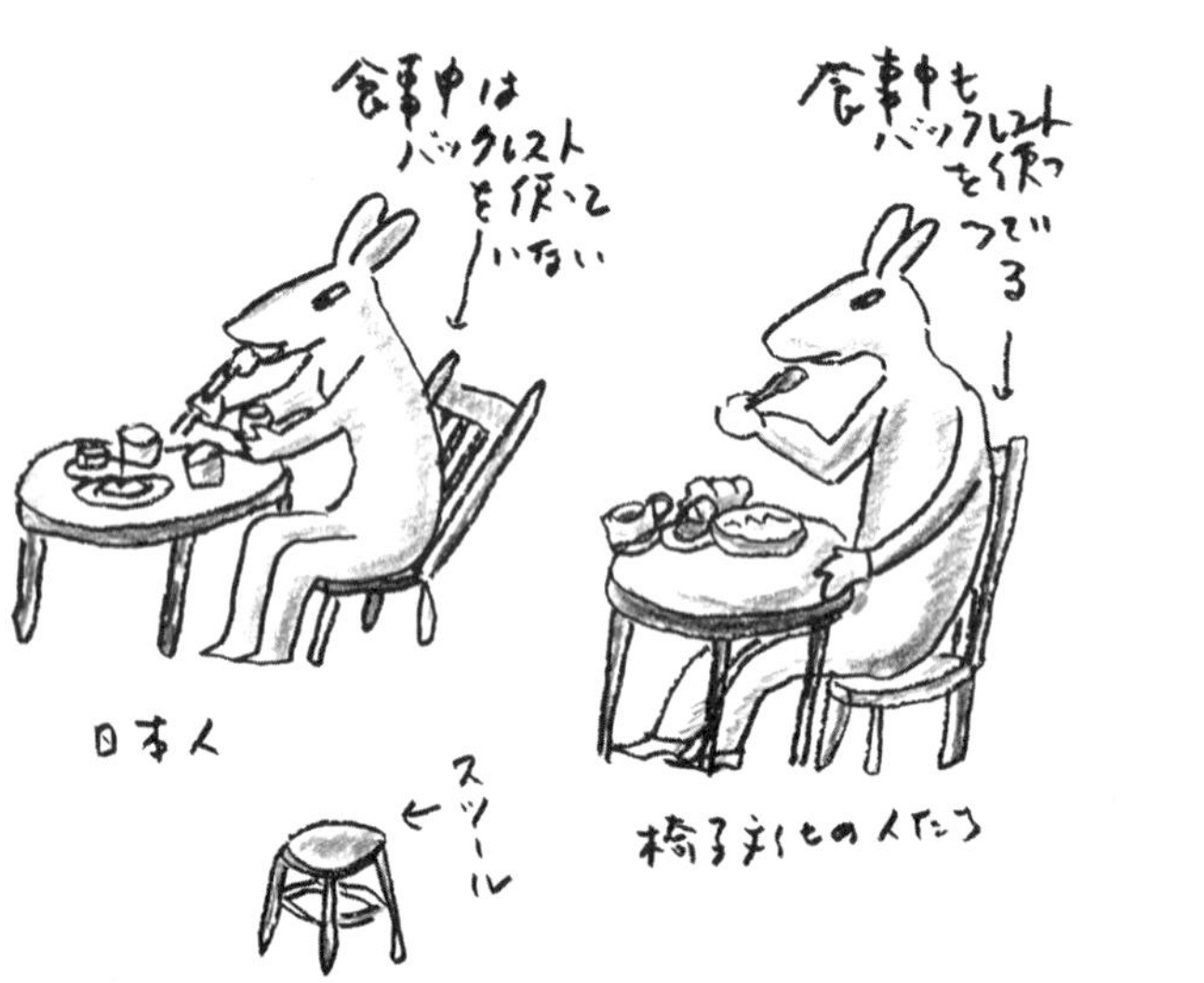

日本人は、食事中、仕事中はバックレストを使わないことが多い

図表5−1 「坐り」を分類する

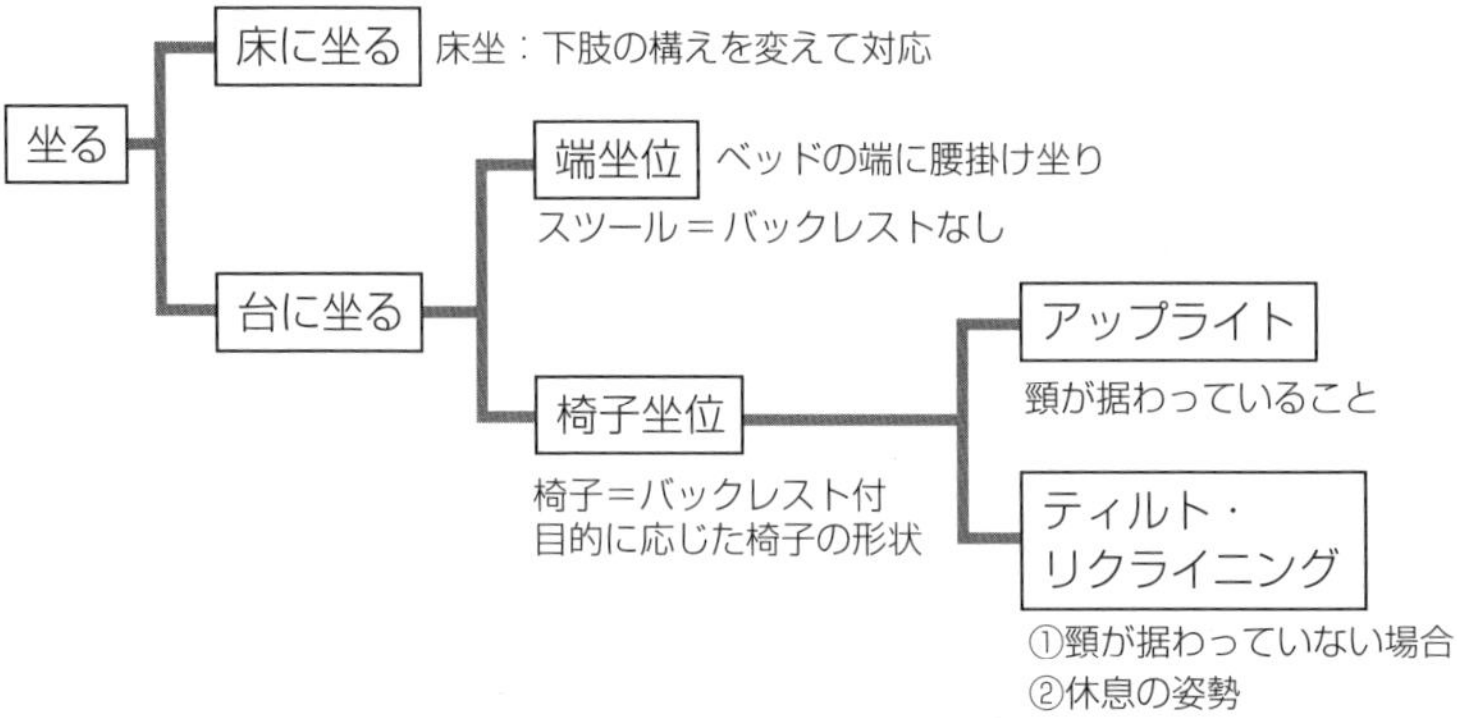

図表2−6 アップライト椅子とティルト・リクライニング椅子

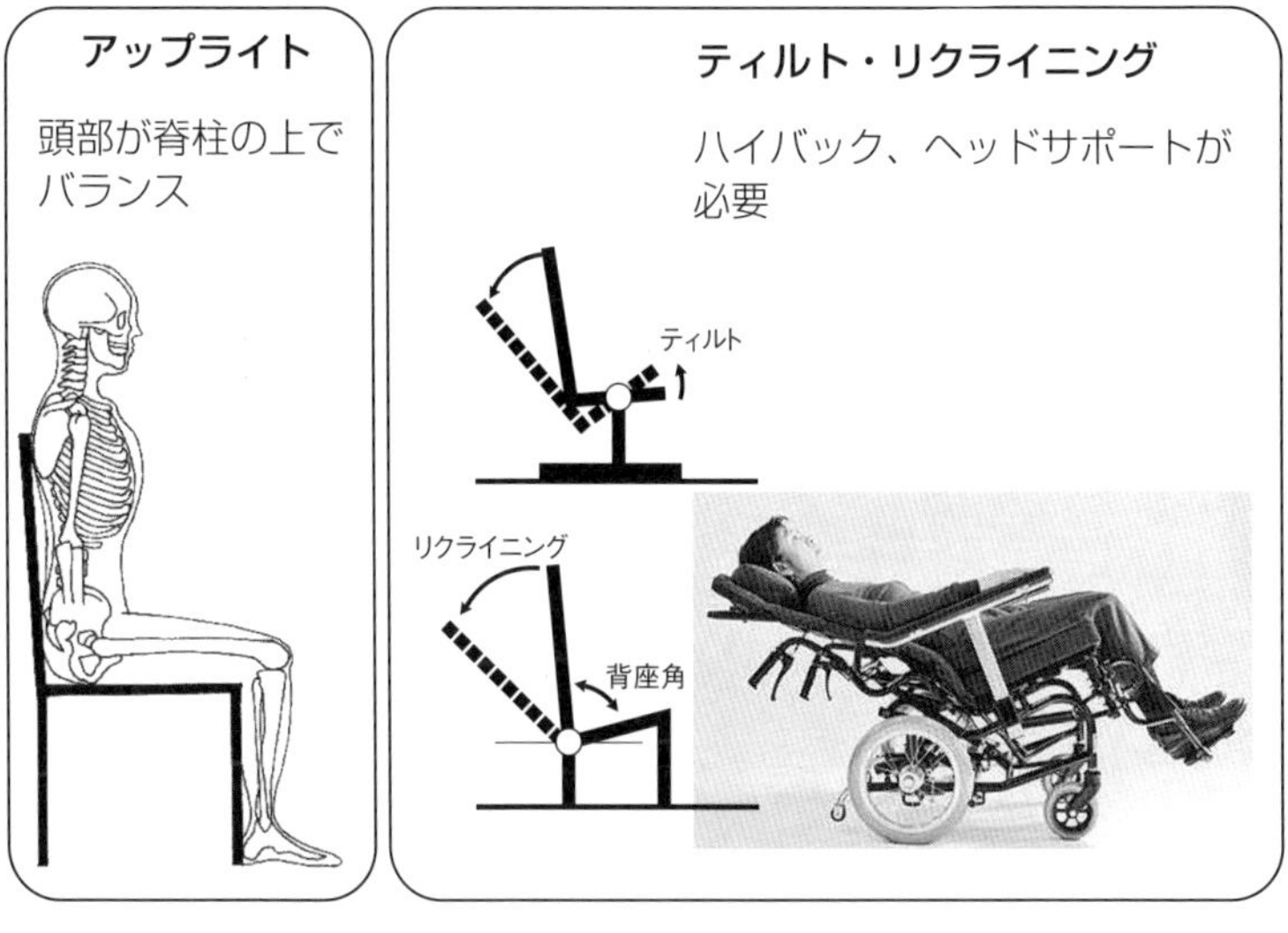

図表2−7　自動車の座席

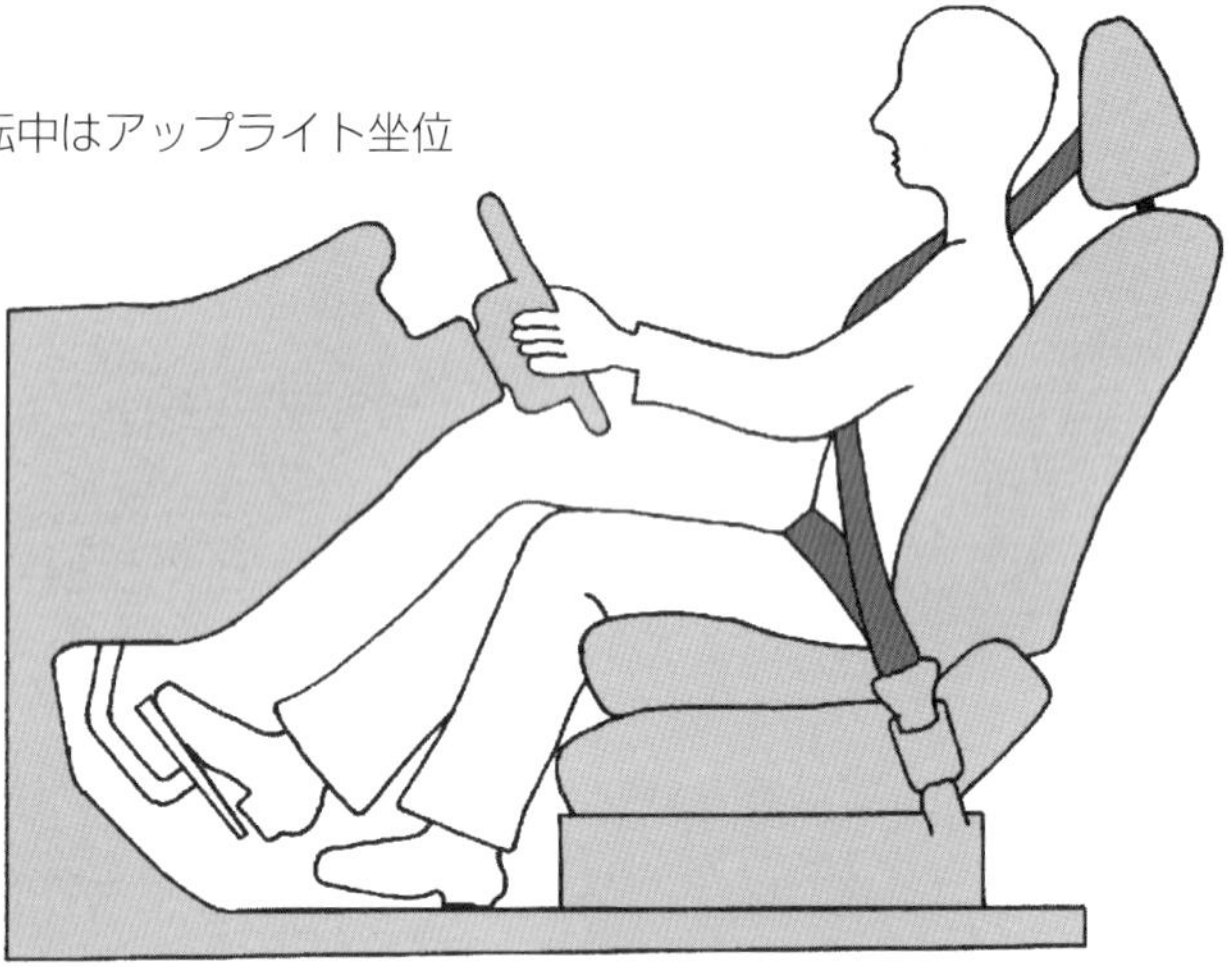
頭を自由に動かすことができる
運転中はアップライト坐位

車の中で休憩するときの姿勢はリクライニング坐位で
バックレストを倒しヘッドレストに頭をのせる

バックレストの付いた椅子には、「アップライト」タイプと「ティルト・リクライニング」タイプがあります（**図表2-6**）。

「アップライト」とは、首（頸）が安定し、食事のときなど、ほぼまっすぐに体幹を起こした状態で坐る椅子がアップライトタイプです。

「ティルト・リクライニング」タイプの椅子は、リラックスするとき、あるいは頸が安定しないときに使います。ティルトとは、座面のひざ側を高くして、座面を傾斜させた状態です。

自動車などの椅子はティルト・リクライニングタイプで、座面は少し傾斜（ティルト）し、バックレストを倒せば眠ることもできます（**図表2-7**）。

3 目的に応じた椅子の角度や形状

バックレストを倒すとすべり台になる

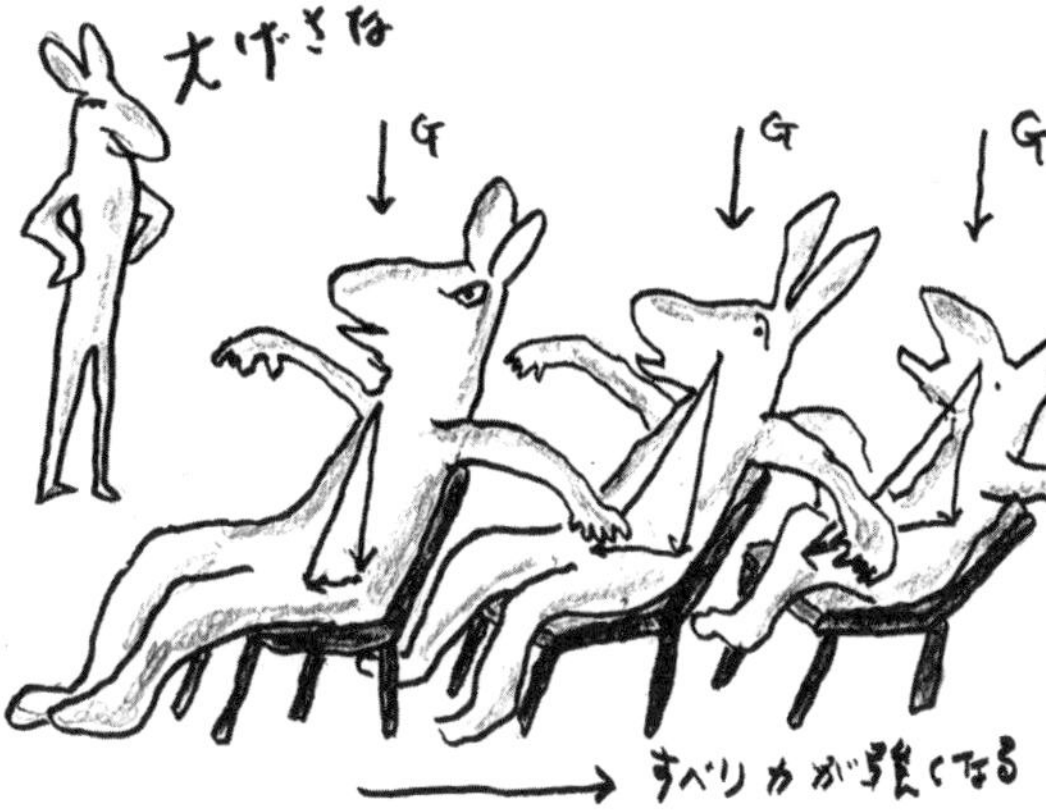

坐面を固定してバックレストだけを倒すと、
体幹の重さが仙骨あたりにかかる

ふつう食事やテーブル上での作業を行うための椅子は、ひざ側が少し高く、座面角《ざめんかく》は水平から3～5度傾いています。バックレストの角度は、座面に対し95～100度くらいに設定されています。

座面の角度をそのままにして、バックレストだけを大きく倒すと（リクライニングすると）、すべり台の原理で、お尻が前に滑り出します。「いや、私のお尻はすべり出さない」と思っているかもしれませんが、それは坐骨や仙骨周囲の筋肉ががんばって体幹のすべり出しを止めているのです。少しリラックスしたいなら座面の角度も傾けなければなりません。

コラム 危ないフルリクライニング

日本で開発された車椅子に「フルリクライニング」（フルリク）と呼ばれるものがあります。座面の角度は、一定の傾き（水平から約7度）のまま、バックレストを水平近くまで倒すことができますから「寝台」やストレッチャーとしても使えます。

坐ったままベッドになり、オムツ交換もできるので介助用には便利ですが、ベッドとしては固くて身動きがとれず、椅子としては「すべり力」を尾骨や仙骨で受け止めることになるので、その周辺の血行阻害、褥瘡の原因になります。

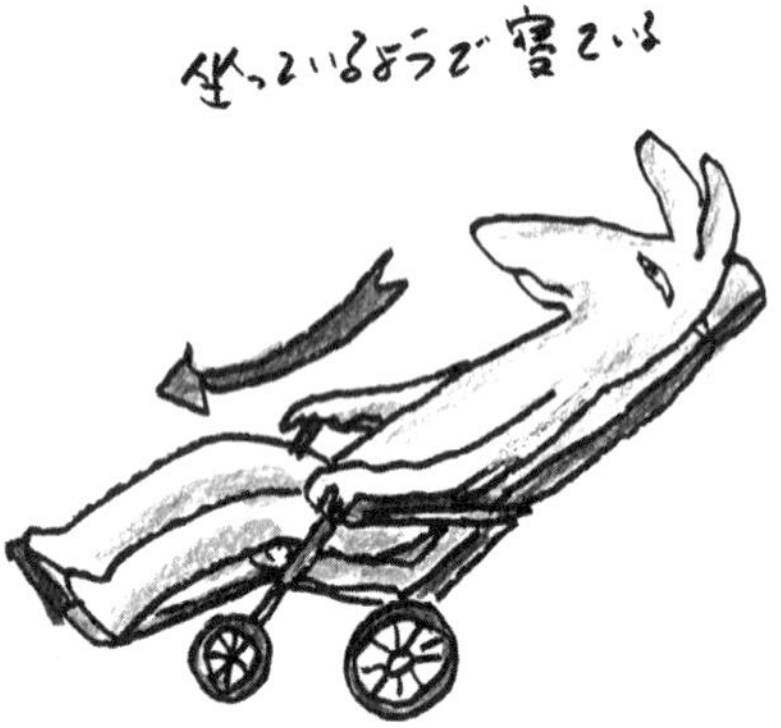

フルリクの「すべり力」を実験すると、元気な人の場合、バックレストを120度ほど倒すと、お尻が前にすべり出し、150度ですべり出しがとまりました。人によって異なりますが、欧米のリクライニング車椅子ではバックレストが130度以上傾かないようになっています。フルリクは高価ですが、腰痛・褥瘡製造装置といえます。

4 椅子の種類

ダ・ビンチの「最後の晩餐」はウソ

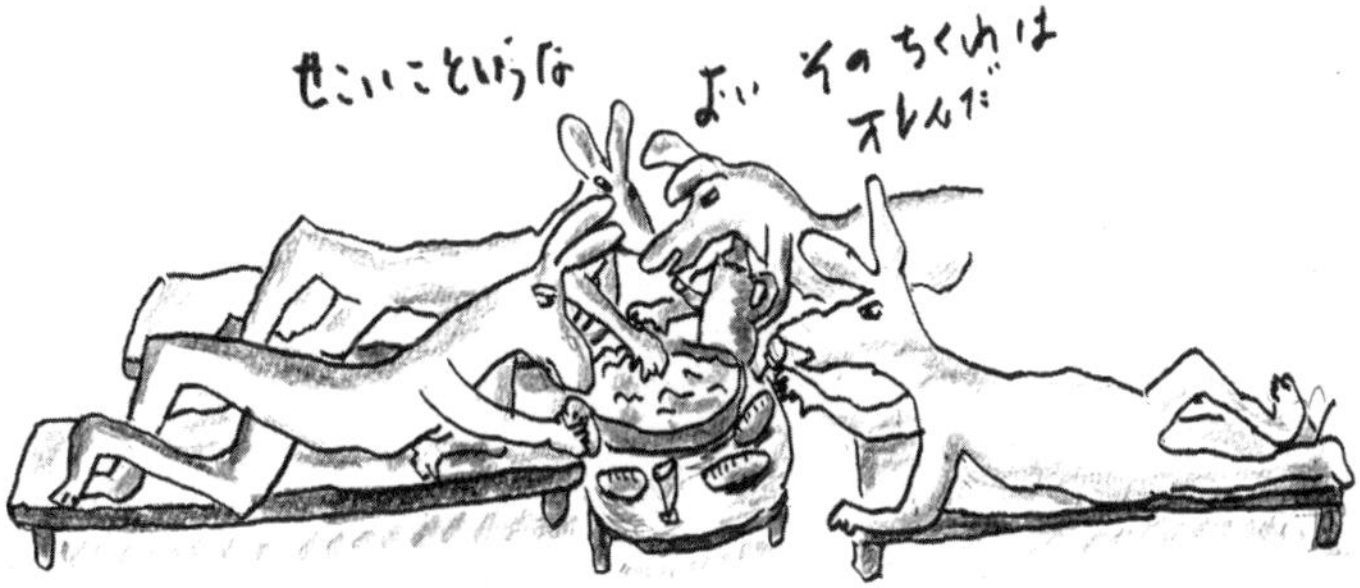
せこいこというな
おい そのちくわは オレんだ

寝そべりながらの最後の晩餐（食べにくそうではある）

椅子にはさまざまな種類があり、歴史とともに発展してきました。

われわれがリラックスするとき使っている寝椅子は、近代のもののように思われるかも知れませんが、歴史は古いのです。むしろ古代ギリシャ、ローマで、とくに富裕層に使われた寝椅子は、われわれが食事などで使う脚の長い椅子より普及が早かったようです。

古代ローマの宴会（シンポジウム）は、きちんと椅子に坐って行うものではなく、寝そべりながら行われていました。

ルネサンス時代にダ・ビンチが描いた「最後の晩餐」は、古代イスラエルのイエスとその弟子たちの食事風景ですが、実際には、この時代のイスラエルには椅子もテーブルもなく、イエスたちは、横になって食事をしていたと考えられています。

ベッドのような寝椅子に横そべって円坐をつくり、

中央にある皿に手を伸ばして食事をしていました。あるいは料理の皿を隣の人に回しながら食事をしていたようです。ダ・ビンチによるイエスの食事風景はルネサンス期の食事風景をそのまま古代にあてはめたものです。

椅子のバックレストは古代からあるのですが、バックレストがバックレストとして今日のように機能し、民衆に普及していくのはずっとあとのことです。中世後期では、騎士階級でも、台のようなものの上に坐って食事をしていたようですから、「椅子文化」といっても民衆が椅子を使うようになるのはヨーロッパでもそう古くはないのです。

宴会用の寝椅子は次第にすたれ、食事や作業がしやすいように高い椅子とテーブルがつくられるようになり、「坐り」と生活スタイルのベストマッチが追求されていきます。

今日、「スツール」といわれるものはバックレストのない一人用の腰掛けのことですが、キャンプ用から、化粧台用、オフィス、ピアノ演奏用、入浴用、装飾用など、さまざまな材質、形状、軽重など目的に合わせてくふうされています。日本でも古代から「床几《しょうぎ》」といわれる持ち運び可能な屋外用の簡易なものや、縁台（濡《ぬ》れ縁）などが活用されていて、日本文化の一角を占めています。

場面に合わせて椅子がある

バックレストが普及するようになると、リラックスや作業などさまざまな用途、場面

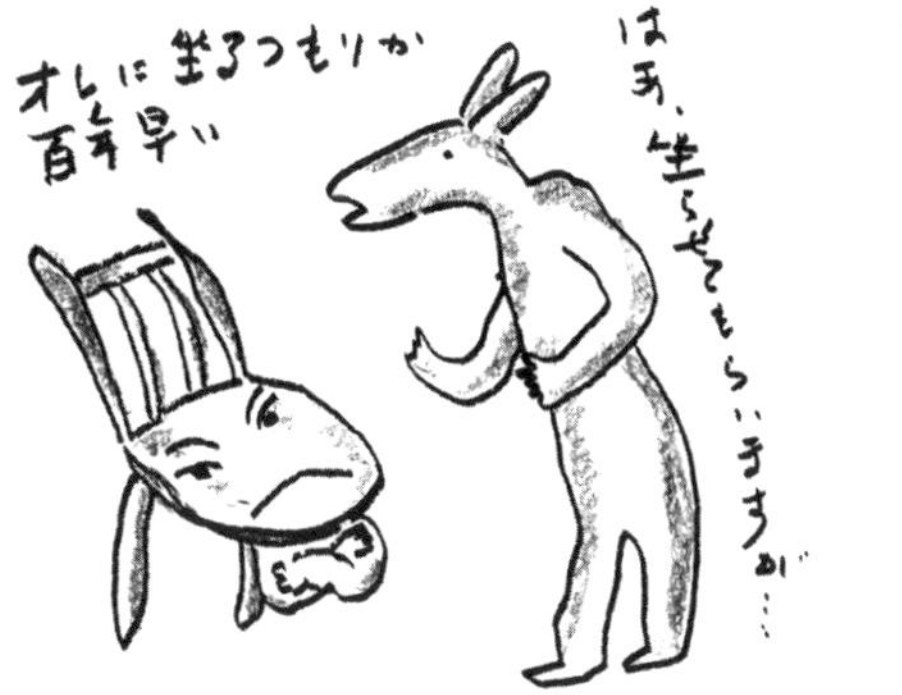
オレに坐ろつもりか
百年早い
はあ、坐らせてもらいますが…

日本人は、椅子に自分を合わせようとする

に合わせた椅子が開発されるようになります。今日、「椅子」といって思い浮かべるのは食事のときに使うものですが、それも個人によって高さ、座面、バックレストの形状などの使いやすさは異なります。

それぞれの使用場面ごとに、高さだけではなく、座面の角度（ティルト）や背面角度（リクライニング）が微妙に変化していることは意識しておく必要があります。

かつて、ある高齢者施設では、世界的に評判の高い椅子を北欧から輸入したのですが、日本人には座面が高すぎるという理由で、椅子の脚を一律に切って使ったという「武勇伝」があります。体格が違えば、椅子の高さだけでなく、座面の広さも、バックレストの形状も異なります。

日本では、椅子（チェア）もスツールも区分されないことが多く、ともに「腰掛け」と呼ばれ、椅子を自分に合わせるというより、椅子に姿勢を合わせるようにして使っています。このことは円背など不良姿勢を生む大きな理由の一つになります。

日本人の靴選びも、下駄などの伝統があり、家の中では脱ぐものなので、デザイン以外に関心は薄いのですが、足のトラブルの原因になっています。まして高齢になり、身体機能が低下していれば椅子や靴に体を合わせるのは危険であることは容易に想像できます。

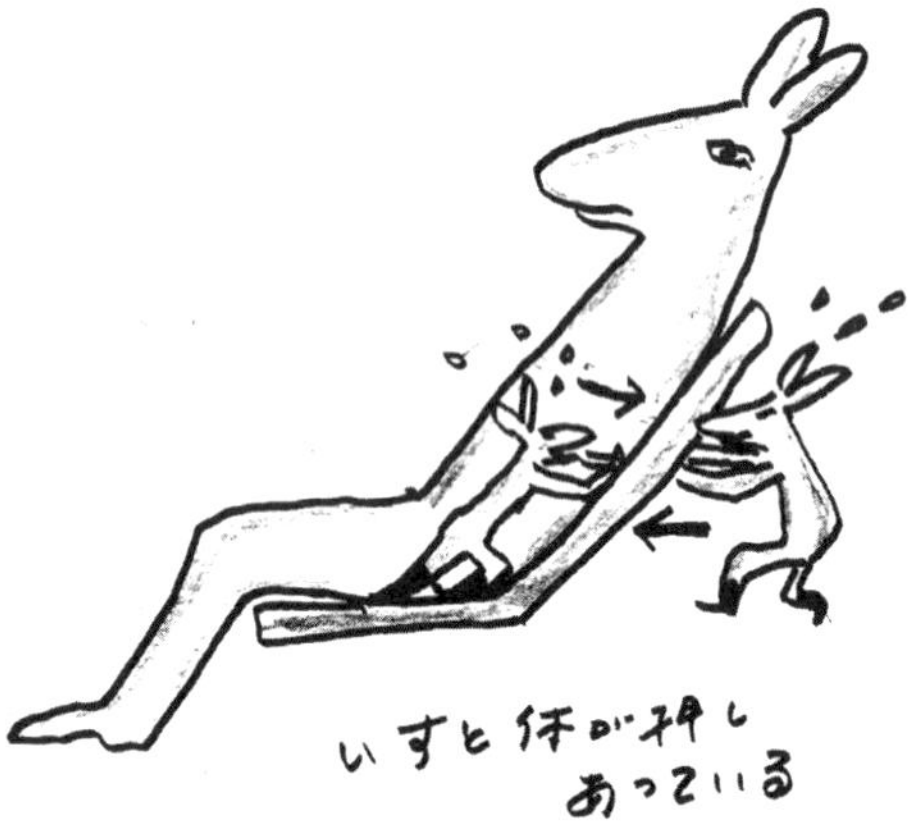

ティルト、リクライニング

椅子は、基本的には、座面、背面、脚部で構成されています。背面は、人間工学では「バックレスト」と呼び、日本リハビリテーション工学協会では「バックサポート」と呼びます。本書ではおもにバックレストを使っています。

バックレストは、日本語で「背もたれ」とも訳されますが、これは意味を間違われやすいので本書では使いません。バックレストは、背中（バック）を休める（レスト）ためのもので、ただ「あったほうが楽ちん」というものではありません。畳文化の日本人が思っている以上に重要な機能があります。これは本書を読めばおいおいご理解していただけると思います。

座面とバックレスト（背面）を合わせて、「シートユニット」（座席）といいます。

ここでどうしても覚えていただきたいのは、ティルトとリクライニングの意味です。リクライニングとは、英語の「recline、リクライン」（もたれる、たよる）の動名詞形で、どなたもご存じの通り、ゆったり坐りたいとき、バックレストを倒すことです。新幹線、飛行機などにある仕掛けで、リクライニング機構ともいいます。

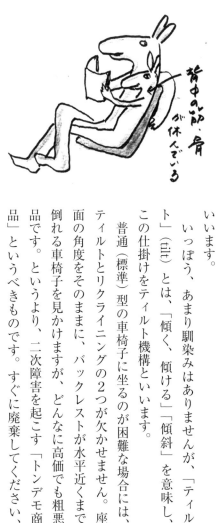

いっぽう、あまり馴染みはありませんが、「ティルト」（tilt）とは、「傾く、傾ける」「傾斜」を意味し、この仕掛けをティルト機構といいます。

普通（標準）型の車椅子に坐るのが困難な場合には、ティルトとリクライニングの2つが欠かせません。座面の角度をそのままに、バックレストが水平近くまで倒れる車椅子を見かけますが、どんなに高価でも粗悪品です。というより、二次障害を起こす「トンデモ商品」というべきものです。すぐに廃棄してください、といえないのが日本の車椅子事情なのです。少なくともなるべく短い時間使うようにしてください。

新幹線や飛行機のバックレストはスペースの関係もありますが、ある一定の角度以上には倒れないようになっています。どうしてもそれ以上に背面を倒したければ、座面もそれに応じて傾くようになっていないと、お尻は滑り出してしまいます。ちょうど滑り台の途中に腰をかけているような状態になってしまうからです。

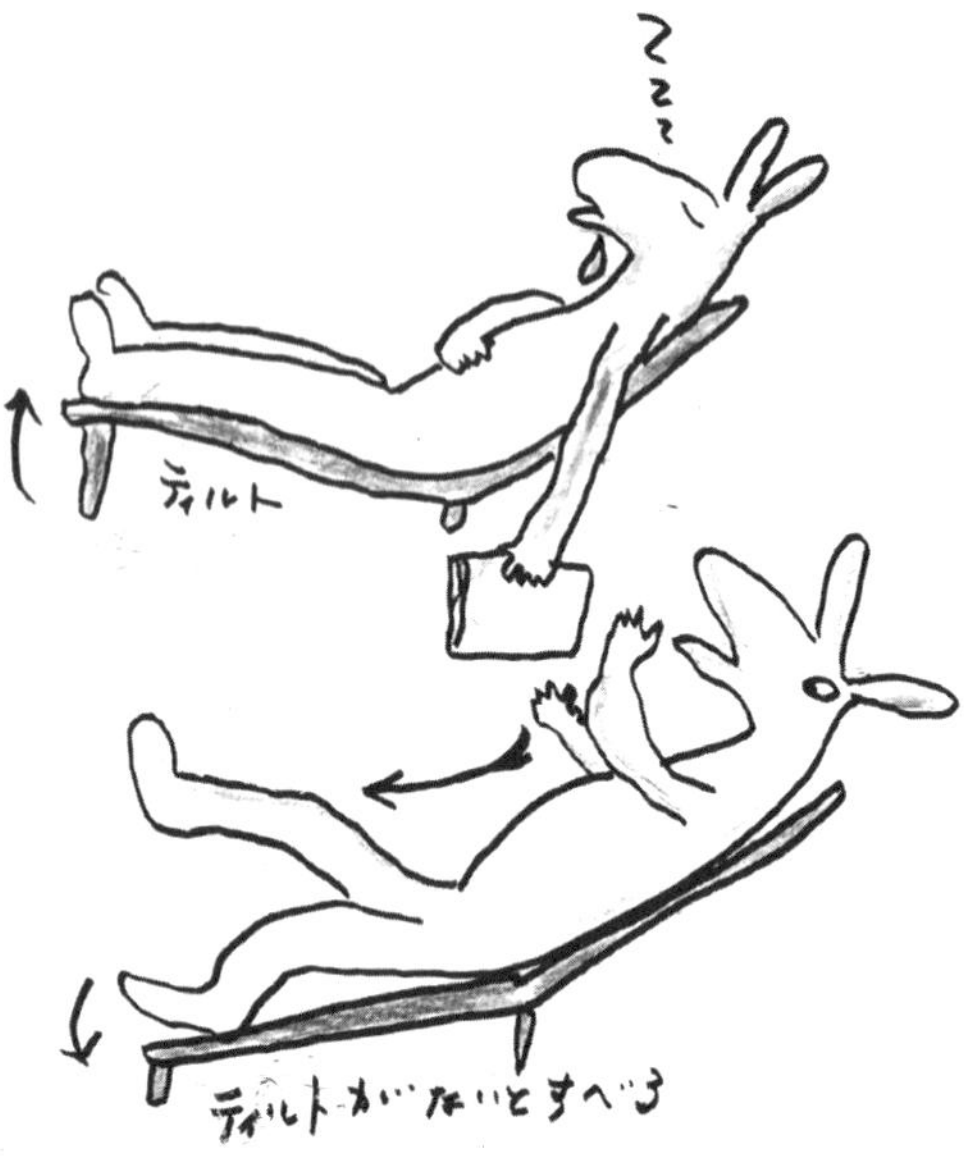

椅子の文化がある欧米では背面だけが無制限に傾く車椅子はありません。必ず一定の角度以上に傾かないようにできています。

なぜティルトが必要か

リクライニングと同じく、座面に傾斜をつけることを「ティルト」「ティルチング」といいますが、複雑になるので、本書ではティルトに統一します。ティルト機構がない車椅子で、バックレストだけを倒していくと、先述のように、すべり台と同じで、体が前にすべり出します。

見た目にはすべり出さなくても、「すべり力」が潜在的に働いて、体を前にぐんぐん押し出します。それをお尻や背中の筋肉が「押し出されまい」としてがんばります。この筋肉にかかるムリが褥瘡というかたちなどであらわれます。

どんなに健康な人でも座面角が一定（水平から7度ほど傾いた程度）であればバック

図表 2-8

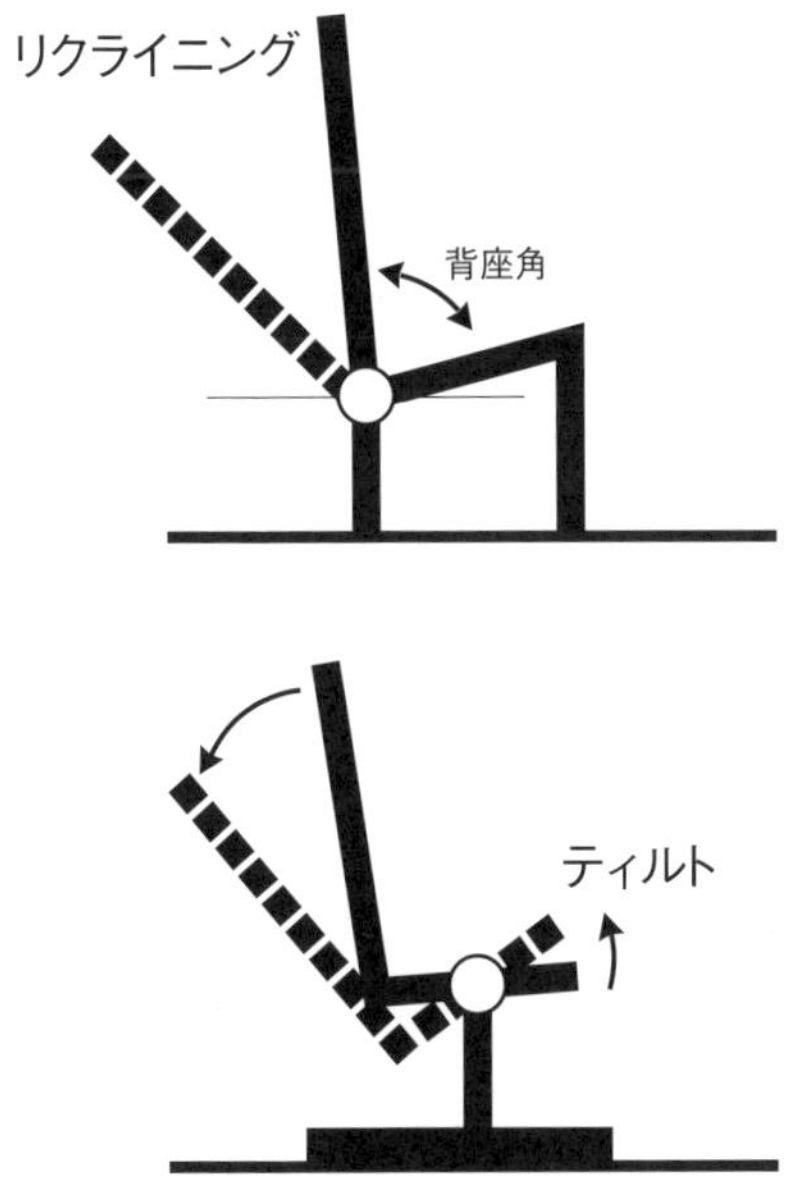

リクライニングとは、背面の角度（背座角）が変えられるもの。ティルトとは、背座角が一定で、座席全体が傾く機構

レストの傾斜角が120度を超えたあたりで体はすべり出します。欧米の車椅子ではバックレストは130度以上に倒れないようになっていますし、バックレストを倒せばお尻が前にすべるのは当然ですから、ティルトさせます（新幹線などでは座面が前にスライドできるものもあります）。ティルトさせないで、リクライニングだけさせるのは、椅子文化の欧米人には理解できないでしょう。

背面（バックレスト）と座面がつくる角度を背座角《せざかく》といいます。

ティルト機構のある椅子は、背座角は変わらずシートユニット（座席）が一体となって傾きます（**図表2-8下**）。坐りの「構え」は変わらないので、たとえば背ベルトや体幹パッドなどを使っている場合も（第3章参照）、例外はありますが、特別な調整をしなくても使えます。

座席が傾くことで、それまでお尻にかかっていた圧力の一部を背中が受け留めてくれるので、坐圧が軽減でき、お尻の筋肉を休ませることができます。

しかし、お腹などの体幹部と大腿部（太もも）がつくる股関節の角度は変わらないので、リラックスしにくい姿勢です。このとき、バックレストを少し倒すとゆったりした姿勢をとれます。それができるものがティルト・リクライニング機構のついた車椅子です。

とくに日本人は、食事のとき、やや前傾姿勢になり、体幹上部（肩甲骨のあたり）がバックレストから離れます。逆に、食後にテレビを見たり、休憩するときはバックレストを後ろに傾けてゆったりします。ですから、ティルト・リクライニング機構があれば、一つの椅子でさまざまな生活場面に対応できます。

ただ、介護者が、そのつどそれぞれの角度調整を行うことになりますから、本書の共著者の光野は、その調整を自動的に行える椅子を開発しました。バックレストを傾けてリクライニングさせると、自動的に座面の角度が変化するものです（200ページ参照）。

第3章 シーティングの実際

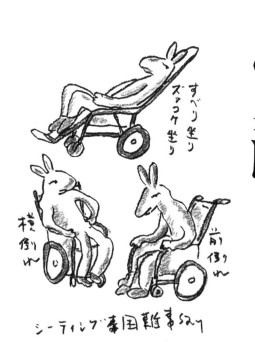

1 寝たきりはなぜ問題なのか?

長時間横になると起き上がれなくなる

第1章で詳しく述べたように、ヒトの体は立って歩くことを基本にしています。横になった姿勢は立っている姿勢に対して、重力を受ける方向が90度異なります。活動時は頭も体幹（内臓を含めて）もアップライト（垂直姿勢）です。体の芯（体軸）は重力軸に沿っています。

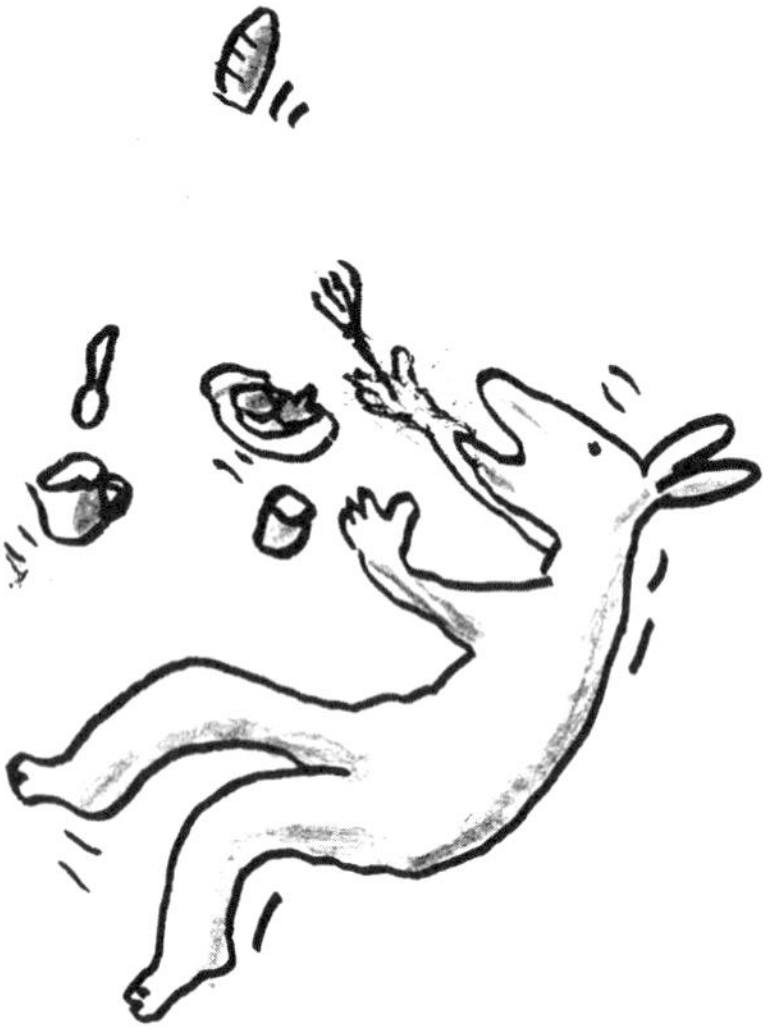

重力がなければ食事もしにくい

現代人は、一日8時間も眠る人は少ないと思いますが、長い間、人は、平均的に16時間起きて活動し、8時間は横になって休むというリズムで暮らしてきました。つまり生活の3分の2以上重力を友として過ごしているわけです。重力はうっとうしくもあるけれど、大切な友です。

無重力状態で長時間過ごす宇宙飛行士は、地球に帰還後、元通りに歩くにはリハビリを必要とします（最近では、宇宙にいる間にリハビリを行うそうです）。

図表3−1　寝たきりにしてはいけない理由

廃用症候群（二次障害）	
①褥瘡（床ずれ） ②筋萎縮 ③関節拘縮 ④肺萎縮 など	疾患レベル
①バランス機能低下 ②血圧機能低下 ③心肺機能低下 ④精神機能低下 など	機能レベル
①食事の自立度低下 ②排泄の自立度低下 ③入浴の自立度低下 ④コミュニケーション力の低下	生活レベル

私たちも、重力の影響をあまり受けないで、寝たままの状態が続くと心身機能は低下し、歩けなくなります。いわゆる「廃用症候群」です。どうしても起きられないという状態でないかぎり、少しでも自力で起きてもらうことが重要です（**図表3-1**）。シーティングをしながら実感するのは、身体機能面より、精神面の影響のほうが大きいように思います。

高いADLは心を開く

高齢者が転倒して大腿骨頸部骨折《だいたいこつけいぶこっせつ》などで長期入院すると、それまでは何とか自力で歩いていた人が寝たきり状態になることがよくあります。しかも、病院で大きな褥瘡《じょくそう》までつくって退院することがあります。

歩けるようになるための治療で、歩けなくなるというのは皮肉です。長期の寝かせきりは、食事や排泄、入浴の自立を難しくし、いわゆる「三大介助」の原因になります。

このとき筋肉は硬くなっています。筋肉が硬くなれば関節も動きが悪くなります。動物は動かなければ、筋肉は短縮し硬くなります。この状態が廃用性の「筋萎縮《きんいしゅく》」といわれる状態です。筋肉は脳によって操作されていますが、筋肉が硬くなれば脳のコントロールがきかなくなります。

ご本人にとって、楽しいはずの食事や入浴が苦痛なものになるだけではありません。筋肉が硬くて動かせない状態は、極端にいえば、手足をしばられている状態です。手足をしばられて入浴することになれば、誰でも恐怖感を覚えます。

「機械浴なら気持ちいいだろう」と思うのは健康な人の発想です。自分で手足を動かしてこその楽しい入浴です。

排泄も手足をしばられ、重力の助けも得られずに、ベッド上で行うのはさぞかし不快であろうと思います。

手足がしばられれば、とうぜんＱＯＬ（生活の質）はいちじるしく低下し、人生のゴールを目前にして、心身ともにストレスの多い生活を強いられます。

体を起こし、車椅子で移動するだけで、筋緊張が緩和されるだけでなく、心が大きく解放されます。もちろん脳の刺激にもなり、生きる意欲につながります。そのことが身体機能を高めます。高いＡＤＬが脳と心を強くし、強い脳と心がＡＤＬを高めます。

歩行の難しい高齢者に歩いてもらうことは転倒の危険がありますが、だからといって、寝かせきりにすれば二次障害をもたらします。この２つの危険をどうバランスさせるかは介護者の知恵の働かせどころです。一つの解法が「よい坐り」です（**図表3-2**）。

ここでいう「よい坐り」は「正しい坐り」ではありません。カタチにはまった姿勢ではなく、目的や状況に適した「快適な坐り」です。

図表３−２　寝たきりにすることはそれだけで苦痛を強いる

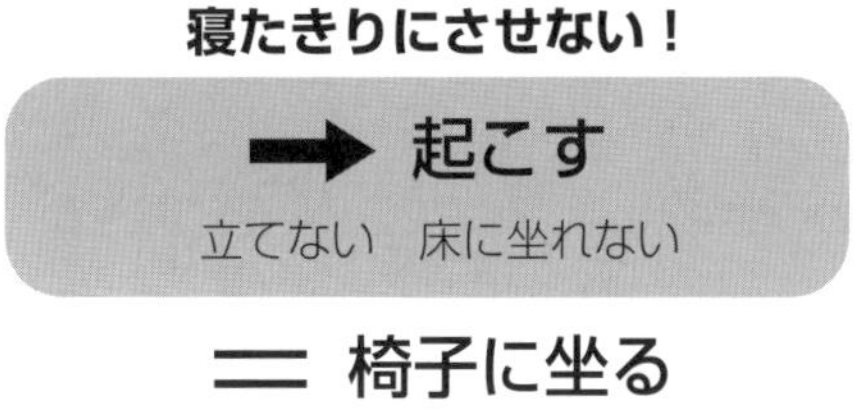

シーティングはやめられない

人は、１日の生活リズムの中で、一定時間、起きている時間を確保しなければなりません。しかし、心身機能が低下すると、椅子や車椅子に坐ることが難しくなります。

シーティングは、「快適な坐り」を提供することで、少しでも長い時間、体を起こしてもらう方法です。一人でも多くの介護者に、シーティングの視点を養い、問題点を見抜き、解決方法を考え、それを実践できるようになっていただきたいと思います。

それはそんなに難しいことではないのです。ただ少し練習が必要です。利用者に健康被害を与えないようにしながら、楽しい「練習台」になってもらってください。シーティングそのものが利用者との心の交流になります。そして、一度シーティングに成功したらもうやめられなくなります。なにしろ利用者の表情が変わります。相手もうれしいけれど、私たちはもっとうれしくなります。

2 シーティングにおける3ステップ

まず坐り直しから試みる

「車椅子にうまく坐れていないようなので、ちょっと見てほしい」と頼まれることがあります。見ると確かに苦しそうな姿勢だし、利用者は目を閉じていることもあります。

車椅子がご本人の身体状況に適合していないことはわかりますが、では、どうしたらいいのかは、見ただけではわからないことが多いのです。

すぐに確認できることは、お尻が座面にきちんと坐らせられているか（坐骨結節部《ざこつけっせつ》というお尻の両側にある隆起《りゅうき》した骨が座面に接地しているか）――。

安定的に接地していなければ、坐りなおしてもらいましょう。体幹の角度が変えられるものであれば、角度を変更してみます。これだけで、手が自由になり、血行、呼吸、消化機能を改善できることがあります。要は不良姿勢を放置しないことです。

しかし、坐りなおしだけでは、多くの場合、快適坐位は得られません。

車椅子に坐っている状態を観察するだけでは「うまく坐っていない」、「うまく坐らせられていない」ことはわかっても、では「どうしたらいいの?」ということまでわかりません。

チームをつくりましょう

シーティングは、利用者の体のことや一日の生活ぶりがわかっている人と、車椅子などの用具のことがわかっている人との協働作業です。

ここでは便宜的に前者を「姿勢屋」と呼び、後者を「用具屋」と呼ぶことにします。介護職、セラピスト(OT、PTなど)は姿勢屋で、車椅子の販売・レンタル事業者などが用具屋です。

姿勢屋である介護職が、近くの熱心な用具屋(福祉用具専門相談員など)と協働して、「最初は完全にはうまくいかないが、少しずつ向上する」というつもりでとりかかります(**図表3-3**)。

図表3−3 シーティングはチームで行う

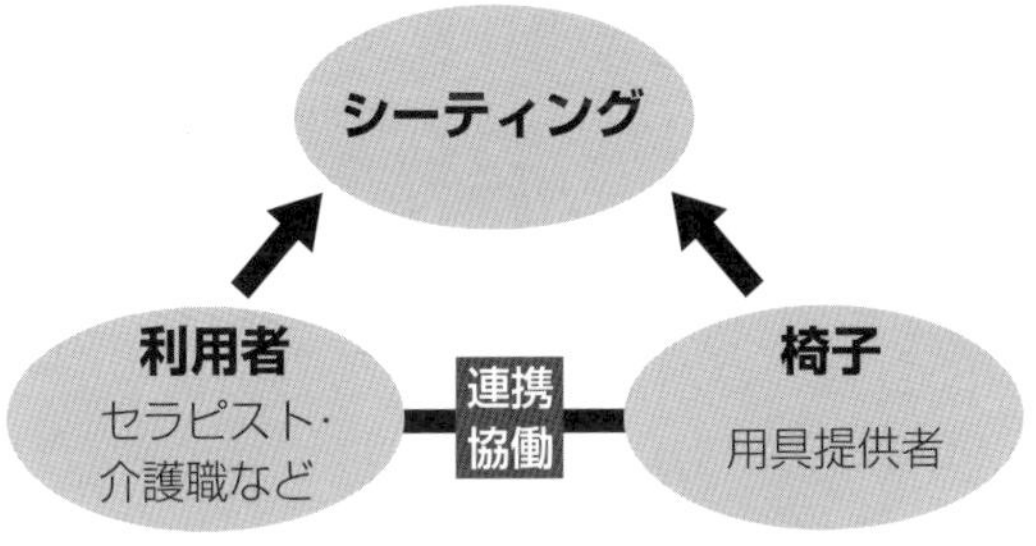

シーティングは多職種協働

❸ステップで確実な成果をあげる

シーティングの時代

次の３ステップを踏んで行うことで、最初から一定の成果をあげることができ、シーティングチームの技術は確実に向上します。それだけでなく、利用者の心身についてより深く知ることもできます。

「多職種協働」がムリな地域なら、ＤＩＹ（do it yourself、日曜大工）が大好きな介護職が用具知識をしっかり身につけて用具屋を兼ねることもできます。逆に、福祉用具専門員が地域の熱心な介護職を巻き込んで「シーティング拠点」をつくることができたら最高です。

シーティングによって、利用者の自立がうながされ、笑顔を引き出すことができることを実感したら、もうあとには引けなくなります。超高齢時代は「シーティングの時代」でもあると思います。

さあ、はじめましょう

「姿勢屋」と「用具屋」が力を合わせてよりよいシーティングを目指すには、一人ひとりの利用者について、あらかじめゴールの姿を確認します。両者は、それぞれの専門用語を正しく理解してください。よく質問しあうことが大切です。

図表3−4　シーティングの3ステップ

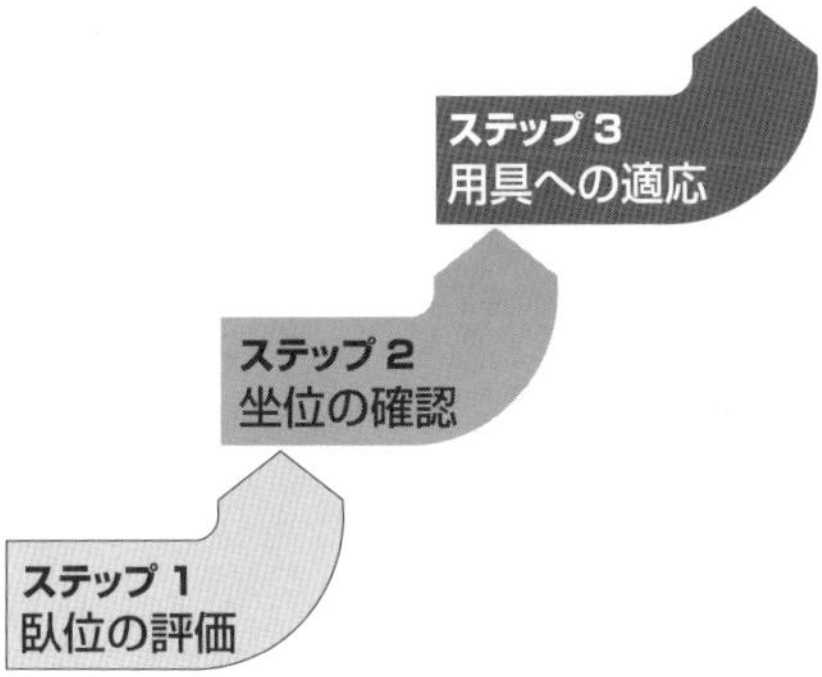

そして、3ステップを踏みしめることで、誰もが迷うことなく確実にゴールすることができます。

さあ、利用者の笑顔を求めてはじめてみましょう。

ステップ1　臥位の評価（「姿勢屋」の役割が9割）

❶対象者に、水平でやや硬めのマットにリラックスして仰向きになってもらう

❷水平面に対して骨盤がマット面から浮き上がらない状態にして、体幹、脚のねじれ、関節の屈曲などを確認する（骨盤の腸骨が左右ともマット面に接していること）

❸身体とマットの間にできた隙間《すきま》に、枕やクッションなどの詰め物をして隙間を埋める（筋肉がゆるみ柔らかくなる）

❹どんな坐位になるかをイメージしながら、椅子に坐った構えをつくり採寸《さいすん》（坐底長《ざていちょう》、下《か》腿高《たいこう》）

坐れない人の特徴

ふつうの枕をして、まっすぐに伸びた姿勢で仰向けになれる方で、股《こ》関節や膝《しっ》関節の屈曲ができる方は、ほとんどの場合、坐位に問題ありません。

問題になるのは、仰臥位《ぎょうがい》になったとき、体のあちこちがこわばり、屈曲していて、体をまっすぐに伸ばせない方や身体が伸びきったままの方です。ですから、仰臥位を観察することで坐りの問題が見えてきます。

「急がばまわれ」で、ご本人に仰向けになっていただきます。ベッドでもいいのですが、できれば少し硬めのクッションのある平らな「プラットホーム」と呼ばれるリハビリ訓練台のようなものがあるとベストです。

仰臥位になると見えてくる問題点

臥位になっていただくと、問題のある人は2つのパターンに分けられます。

円背《えんぱい》（脊柱後弯症《せきちゅうこうわんしょう》）が強く、頭がふつうの高さの枕に乗らない人と、ひざが曲がったままかたまっている場合です。同時に起こっている場合も多くあります。

左イラストのように、体と床面の隙間にクッション類を詰めると、それだけで緊張した筋が「居場所」を見つけてゆるんできます。つまり、筋肉が柔らかくなります。

骨盤を基準面にする

まず仰向きになってもらい、骨盤をマット面に平行になるようにします。

つまり、仙骨面がマット面と平行になるようにします。これを確認するためには、左右の上前腸骨棘《じょうぜんちょうこっきょく》（**図表3-5**）の高さが同じになるようにしてください。

このとき、左右どちらかの肩が浮くことが確認できたら、体幹部にねじれがあることがわかります。その程度もわかります。浮いた肩の下にその分だけクッションやタオルなど入れて、リラックスしてもらいます。

円背（脊柱後弯症）の場合、マット面に骨盤を平行に接地させると、頭、肩、背中にかけてマット面との間に隙間《すきま》があくので、枕を重ねたり、クッションやバスタオルなどで隙間がないように埋めます。

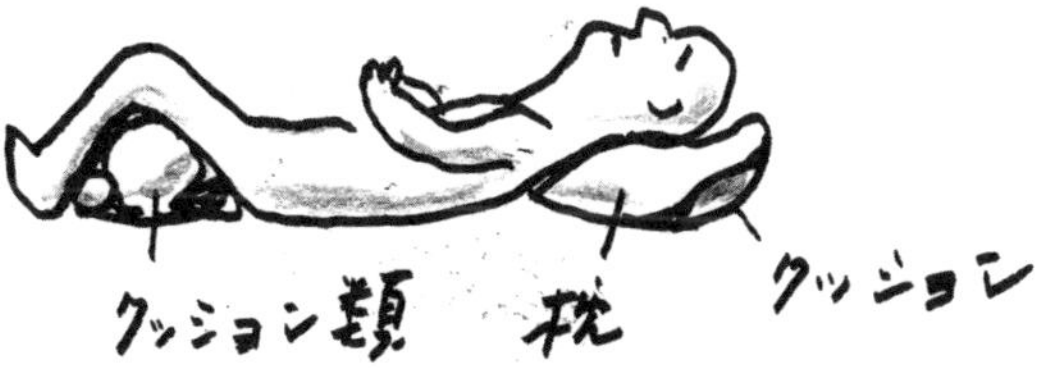

床と体幹の隙間《すきま》を探す

Aさんは、円背（脊椎後弯症）とひざ

図表3-5　上前腸骨棘

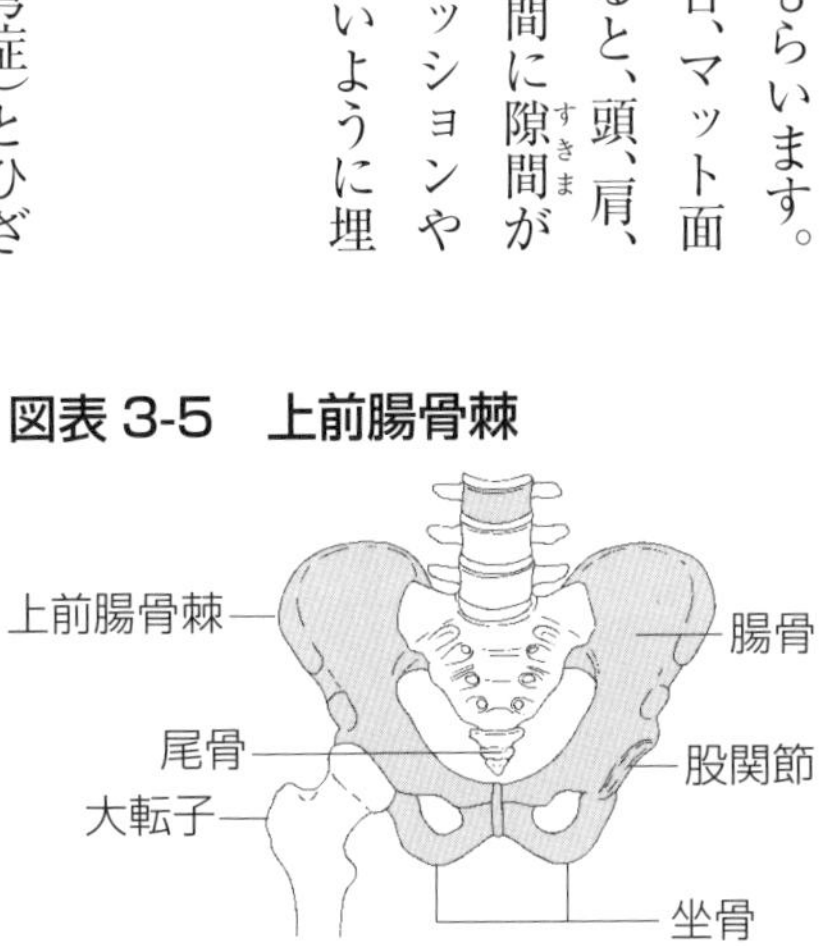

図表 3-6
円背、ひざの屈曲が両方とも起こっている

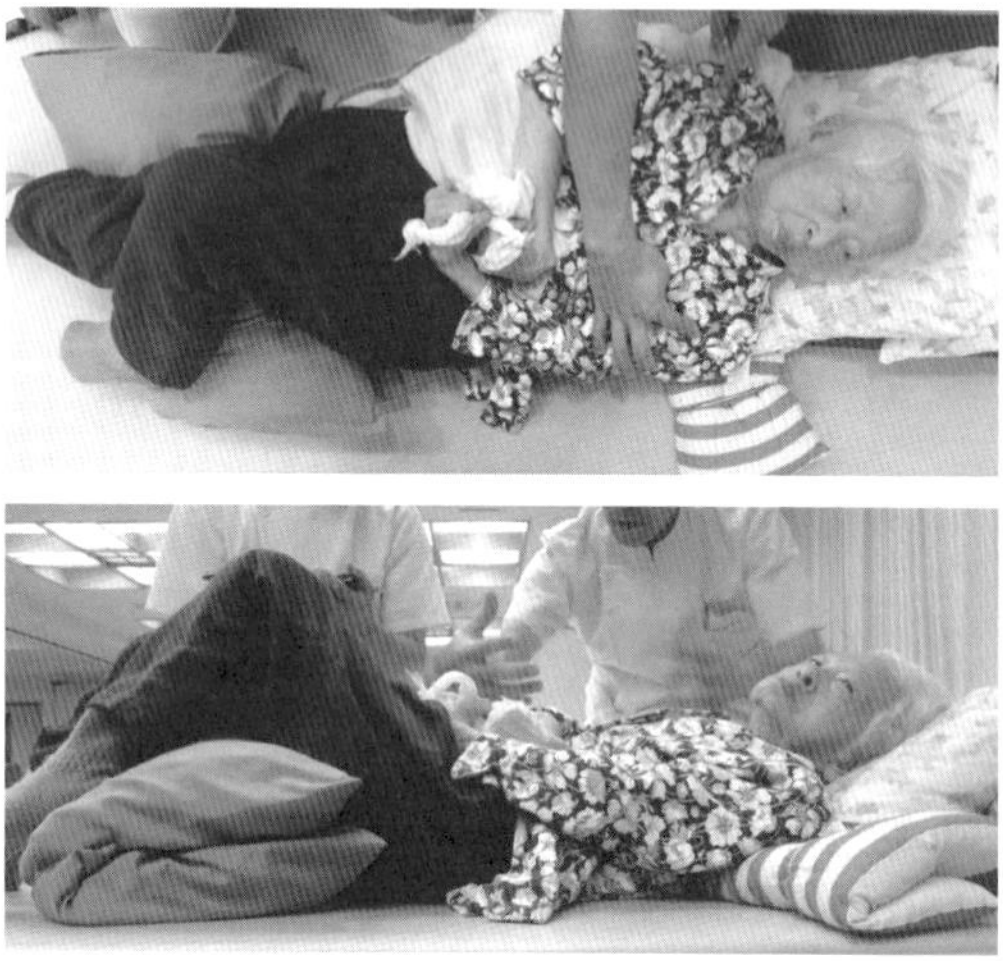

の屈曲拘縮《こうしゅく》（ひざが伸びない状態）が両方とも起こっています（**図表3-6**）。また、水平な床面から右側が浮いているので、体幹が左側にねじれ（反時計回りのねじれ）ているのがわかります。

体と床面の間にクッションなどを詰めて、体のすべての面が浮くことがなく、安定するように接地させました。こうすることで、筋緊張が緩和《かんわ》され、筋が柔らかくなります。

ハムストが短くなる

筋肉の緊張をそのままにすると、筋力はますます低下し（筋細胞が萎縮《いしゅく》し）、短くなります。太ももの裏側の筋肉は、スポーツ選手が「ハムスト」といって鍛えている筋肉（ハムストリングス）で、歩行時や跳躍《ちょうやく》時に重要な働きをします。

ハムストはいくつかの筋肉の総称で、坐骨のすぐ裏側から、ひざ下の骨（脛骨《けいこつ》、腓骨《ひこつ》）までつながっていますから、これが短くなると、ひざ下の骨を体幹側に引き寄せるのです。

その結果、ひざは曲がって伸びなくなり、さらに屈曲が強くなると、最終的に踵《かかと》がお尻にくっつきます。血行は阻害され、坐位がとれなくなります（図表3-7）。

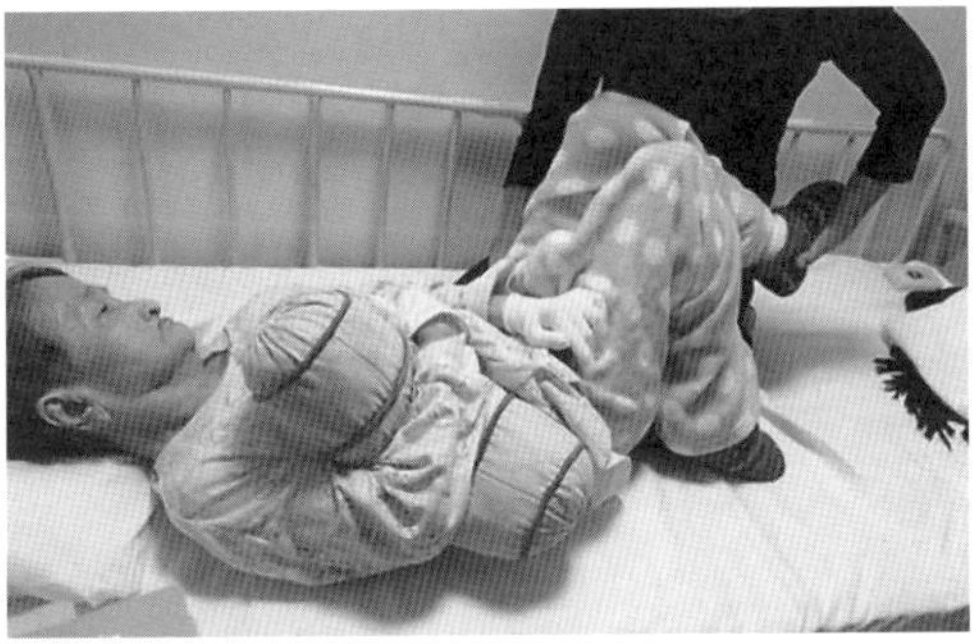

図表 3-7
ハムストが短縮し、膝関節はこれ以上伸びない B さん

坐位姿勢をつくる

シーティング対象者の筋緊張を十分やわらげてから、仰臥位《ぎょうがい》のまま、できる範囲で、股《こ》関節、膝《しつ》関節、足《そく》関節を屈曲させて、椅子坐位の「構え」をつくります。

対象者が坐ると、どのような坐位になるかをイメージしながら、可能な範囲で坐位姿勢をつくってもらいます。

お尻が浮かないことを確認

正確に対象者の股《こ》関節や膝《しつ》関節の角度を測る必要はありませんが、図表3-6下の写真のように真横（側面）から撮影して記録しておくと、次のステップ（坐位の確認）の参考になります。

このときの留意点は、股関節を屈曲させたとき、骨盤がマット面から浮き上がっていないことを確認します。足（かかと）がマット面に着いている状態で、股関節を曲げて行くと、ある地点から尻がマット面から浮き上がる人が多くいます。

骨盤が浮き上がる直前まで股関節を曲げ、ひざを曲げて、それぞれ90度に近い坐りの構えをつくります。坐ったときの尻の後ろからひざ裏までを「坐底長《ざていちょう》」といいます。

坐底長は、ほぼ座面の奥行きになります（**図表3-8**）。座面の奥行きは、実際には、坐底長より2、3cm短く設定します。

ひざの裏からフットレストまでの長さを「下腿高《かたいこう》」といいます。これらの長さはメモしてください。あとの作業が簡単になります。

股《こ》関節の屈曲制限

股《こ》関節をこれ以上は曲げられないというところまで曲げると、それがシートとバックレストの角度（背座角《せざかく》）になります。

健康な人は90度以上（120度位まで）曲がりますが、股関節の動きが悪いと股関節が曲がる角度が制限されます。これを「屈曲制限」といいます。

図表 3-8　仰臥位で坐位をつくり、どのような椅子が必要かを検討する

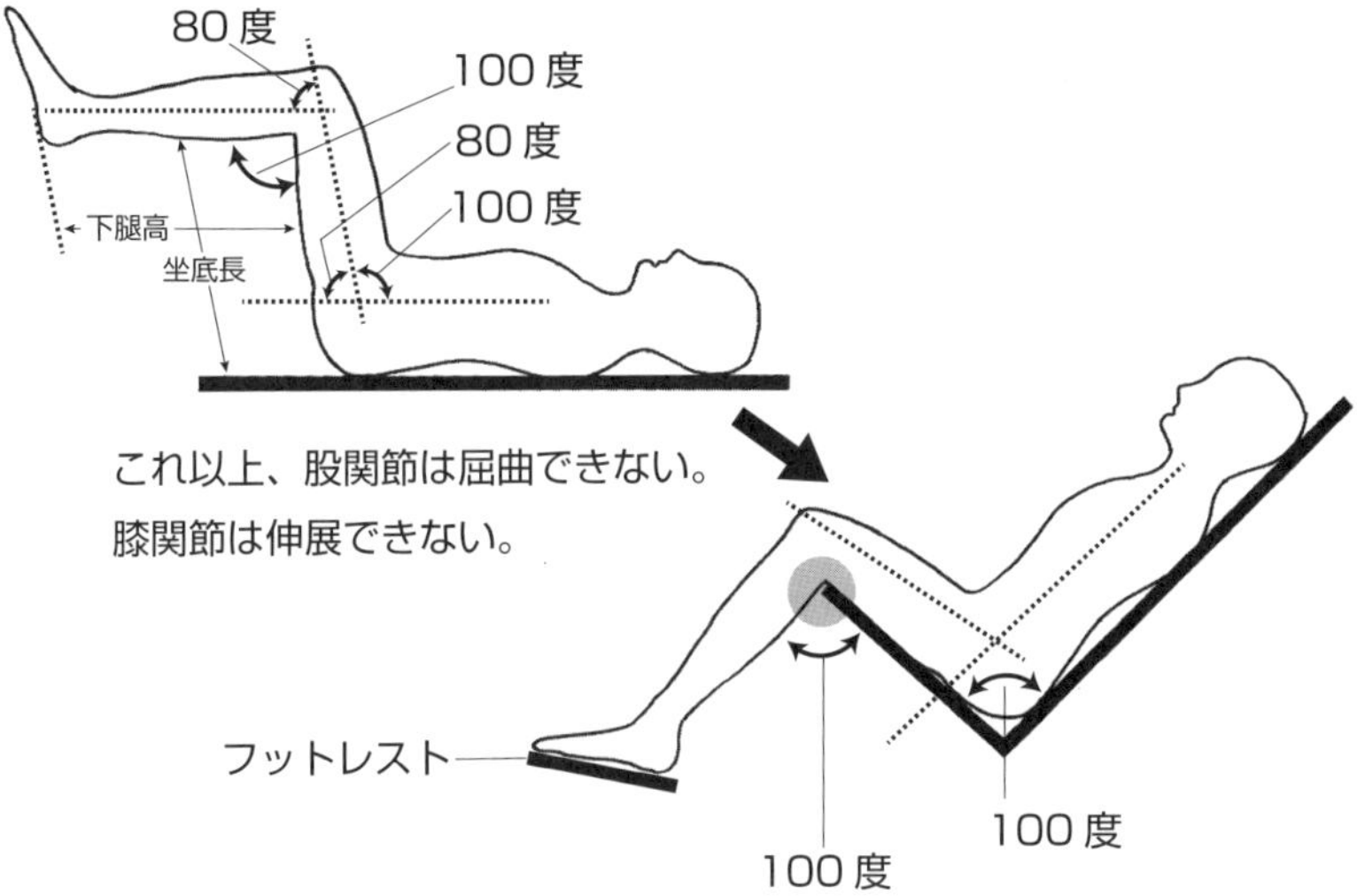

背座角をこれ以上90度に近づけると、バックレストが背中を押し出してしまって坐れません。だからといって、背座角を大きくとりすぎると（リクライニングしすぎると）、リラックスするにはいいのですが、手が使いづらくなり、ADLが落ちます。

筋肉はすぐ短くなる

ハムストリングスは、お尻の突起部（坐骨結節部）のすぐ後ろから太ももの下を通って、膝《しつ》関節の下の骨（脛骨《けいこつ》・腓骨《ひこつ》）をつなぎ、強力なゴムのように互いを引き寄せている筋肉群です。

臥床時間が長くなるとハムス

トリングスを伸ばす機会が少なくなり、股関節だけではなく膝関節も屈曲して固《かた》まってしまいます。運動をしない筋肉はすぐに短くなります。

そして仰向けで屈曲した膝関節は重力の影響で左右どちらかに傾かざるを得ません。その状態が続くと仰向けの姿勢（仰臥位）が取れなくなり、側臥位になるか、体幹のねじれを起こします。

膝関節に伸展制限があると（ひざがあまり伸びない状態）、かかとの位置は、通常の位置より手前になり、足底がフットレスト（足台）に着地できなくなります。

これらの作業を行う「ステップ1・臥位評価」では、「姿勢屋」の役割が9割で、「用具屋」が1割といったところです。用具屋は、脇から確認作業をします。

ステップ2　坐位の確認（「姿勢屋」と「用具屋」は五分五分

❶どのような支えが必要かを確認する
❷臥位評価（ステップ1）で、イメージした坐位との違いを頭の中で確認する

支えが必要かどうかを確認する

Bさんに、ベッドや訓練台などで端坐位を取ってもらいますが自力で端坐位を取れないので、後ろからBさんを支え（図表3-9）、端坐位のために必要な支えの部分を探ります。骨盤

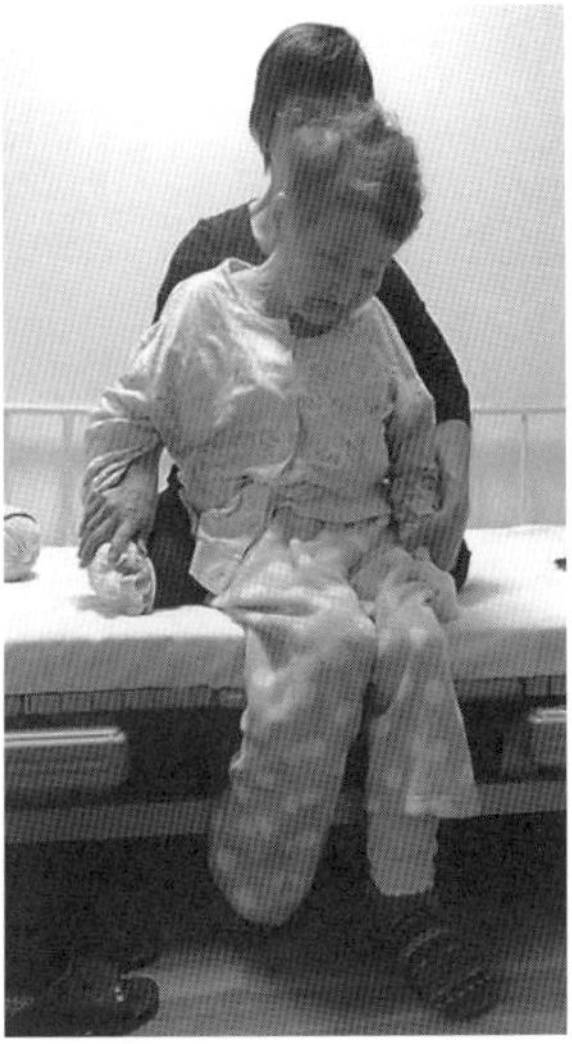

図表 3-9
坐位になっても首は安定している。右下肢が内転・内旋している

を支えると坐位が可能であることがわかります（評価者が自分のひざで利用者の骨盤部を支えています）。

ステップ1で、自分がイメージした姿勢と実際の坐位姿勢を比較してください。最初はイメージ通りにはいかないかもしれませんが、次第に、仰臥位の状態で、利用者の坐位能力が見抜けるようになります。

図表3-9の写真でわかることは、①支えがないと坐れない、②首の坐りは完全ではないが頭部の支えは不要、③右下肢（脚）に内転《ないてん》・内旋《ないせん》が見られる、こ

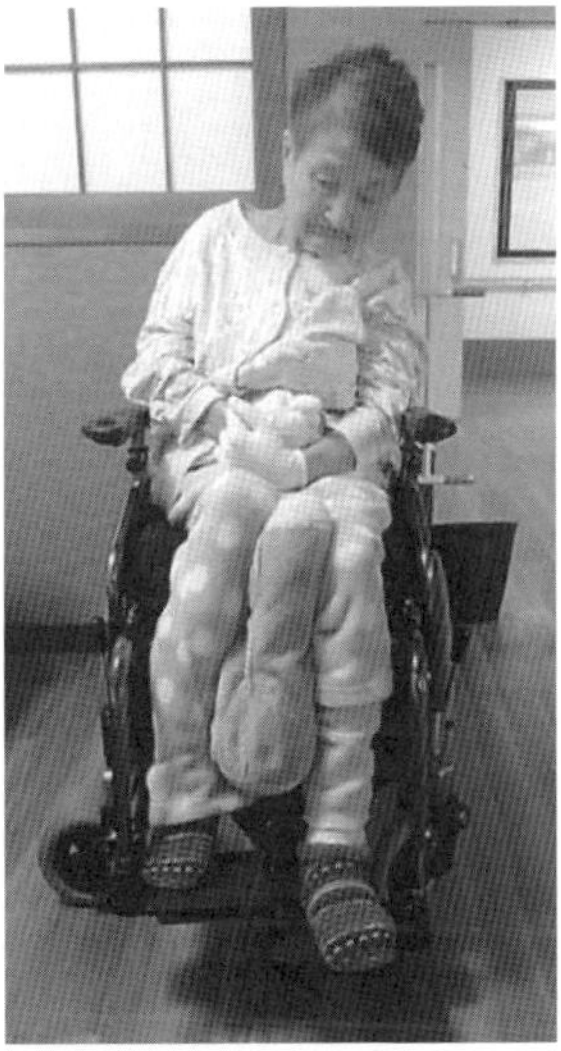

図表 3-10
股の間にクッションを入れ、右足の内転を抑えた

とです。内転は、股関節が内側に閉じている状態、内旋は、股関節が内側に倒れた状態です（ひざが内側を向いている状態）。

このステップでは、姿勢屋と用具屋は五分五分の力を発揮することになります。「臥位の評価」が適切だったかをお互いが確認するステップです。

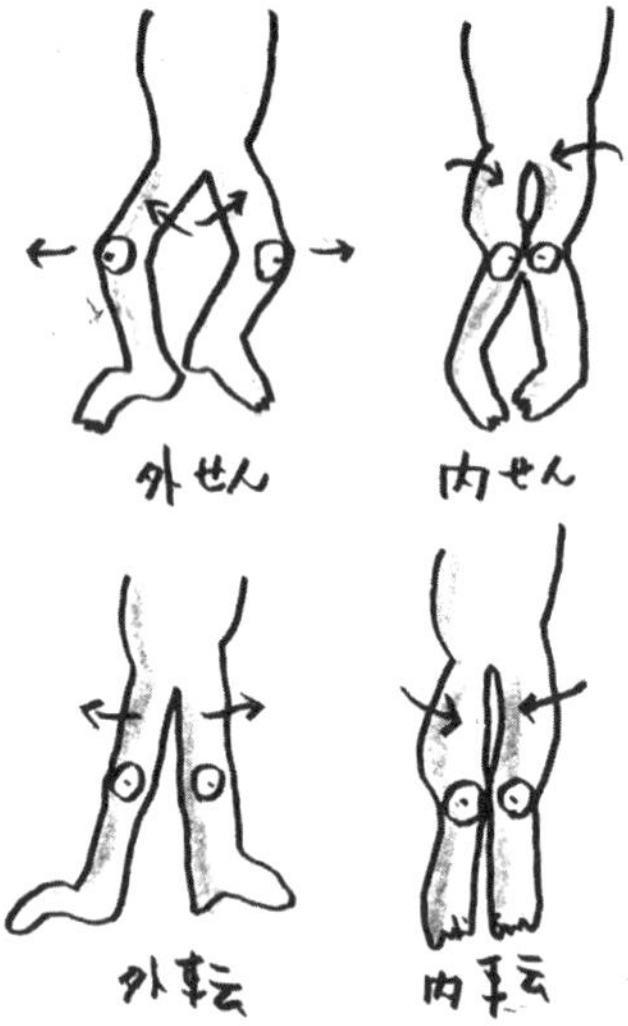

ステップ3　用具への適応（「用具屋」の役割が9割）

❶実際に車椅子に坐ってもらう
❷背座角《せざかく》、フットレスト（足台）の調整
❸カットアウトテーブルの利用の確認
❹クッション類の利用の確認

用具で工夫

ステップ1（臥位の評価）で、Bさんには円背もあり、ひざの関節も伸びない（下肢の動きに制限がある）ことがわかりました。ステップ2（坐位の確認）では、骨盤部の支持が

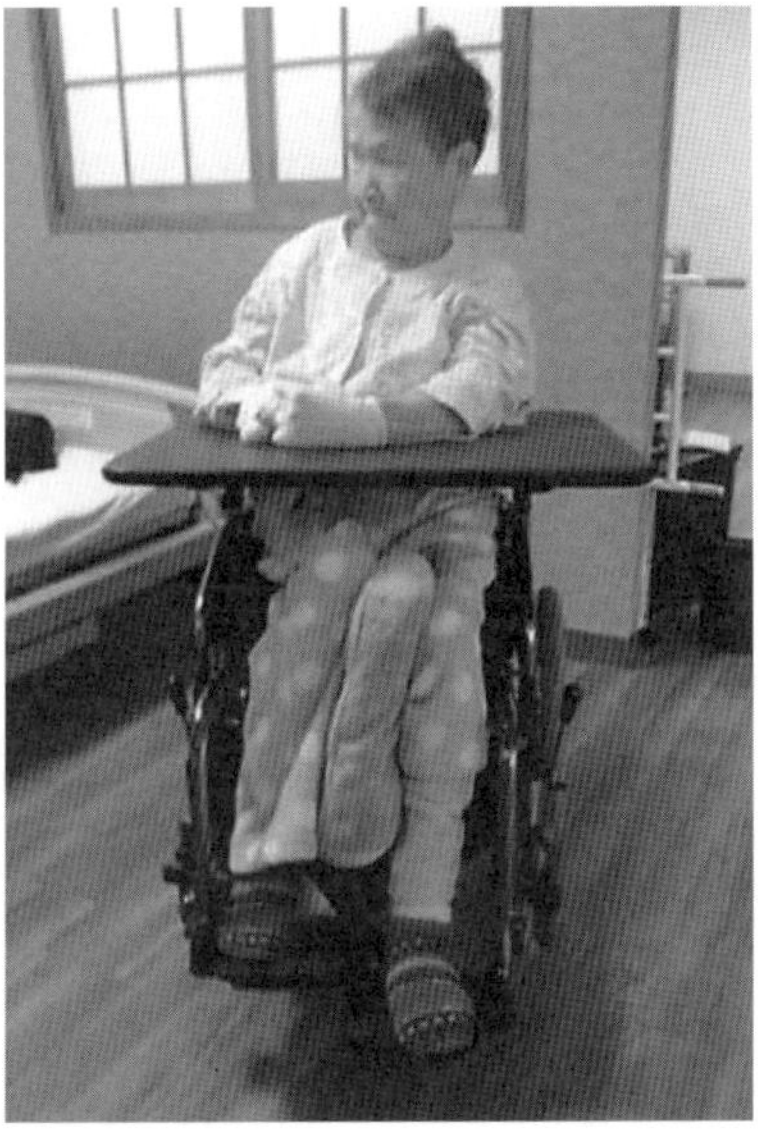

図表 3-11
カットアウトテーブルを使うと、体幹の傾きを自分で支えられる

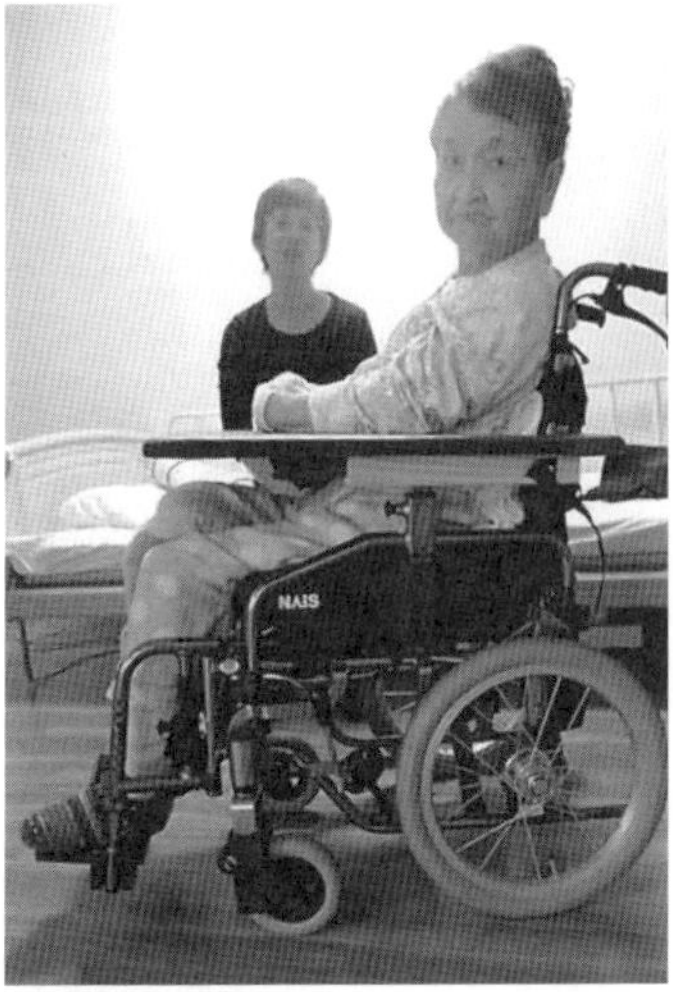

図表 3-12
坐位の安定により、呼吸が楽になり、手が自由に使えるようになった

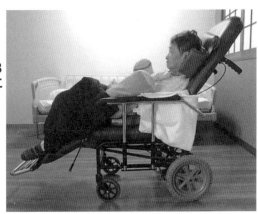

図表 3-13
シーティング前のBさんは車椅子の上に「寝ていた」

あれば坐位が可能であることが確認できました。

これまで使ってきたフルリクライニング車椅子を調整可能なモジュール型車椅子に変更し、フットレストの上に足の裏が着地できるようにしました。右下肢の内転は、両脚の間にクッションをはさむことで、ある程度抑えられました。

Bさんは体幹が左側へ傾く傾向がみられたので、カットアウトテーブルを使ってご本人の左腕で体幹を支えられるようにしました（図表3-11）。

これらの調整により、坐位が安定すると、Bさんは呼吸が楽になり、頭が自由に動かせるようになり、さらに手が使えるようになりました（図表3-12）。表情には、Bさんが本来もっている落ち着きと威厳を取り戻しているのを感じます。

図表3-13は、シーティング前のBさんの車椅子上での「坐位」です。この姿勢は一見坐っているように見えますが、体を折りたたんで寝ている状態といえます。移動は可能ですからベッドに寝ているよりはよいのかもしれませんが、坐りによる発赤・痛み、呼吸抑制などの二次障害を起こしている状態です。

ステップ3（用具への適応）は、用具屋が主役になり9割を受け持ちます。姿勢屋はステップ1と異なり、傍らから用具屋に確認したり注文を付けることになります。姿勢屋の指摘に対し、用具屋は調節箇所を調整し、必要に応じてクッションやタオルやベルトを使ったりして、その場でできる最大の工夫をします。

ケーススタディ❶　片マヒの男性～食事が自立した

ステップ1　臥位の評価

図表3-14は、「左マヒ、全介助」でシーティングを依頼されたCさんです。

ステップ1で仰臥位になってもらい、仙骨《せんこつ》がマット面（基準面）に接するようにしました。

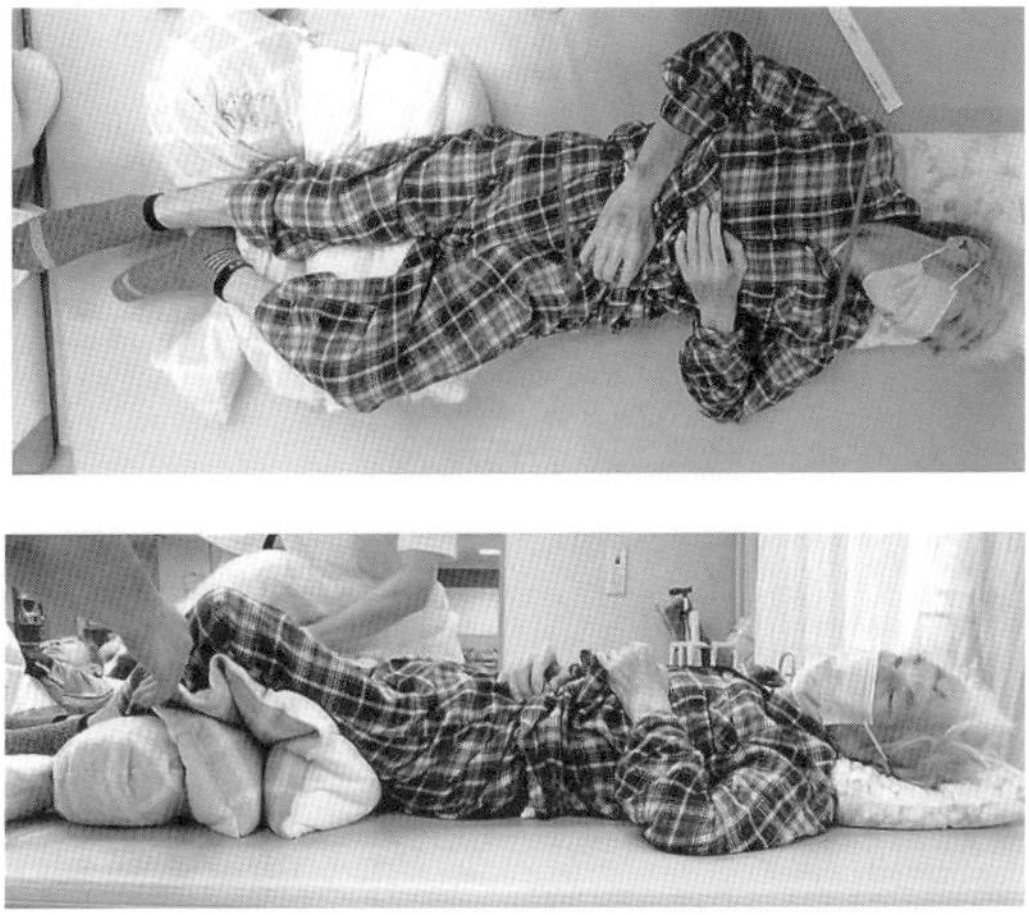

図表 3-14
右下腿は伸展緊張がみられるものの、膝関節は屈曲可。左ひざはこれ以上伸びない

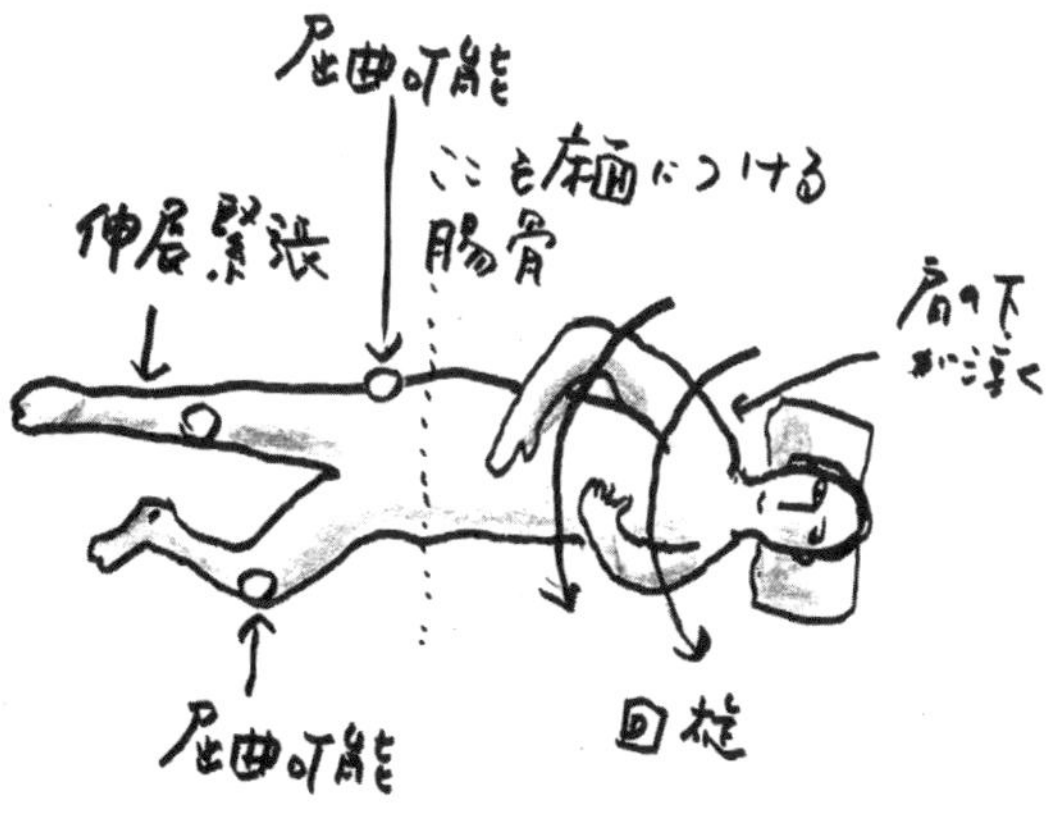

するとどうしても右肩が基準面から浮き上がります。左肩は逆に沈みこむことから、体幹が左側に（反時計回りに）ややねじれていることがわかります。

右の下腿《かたい》（ひざから下）は、伸展位で緊張（筋肉が伸びたまま曲がりにくい状態）がみられるものの、股《こ》関節は十分ではありませんが屈曲が可能です。マヒ側《そく》の左ひざはこれ以上は伸びません。

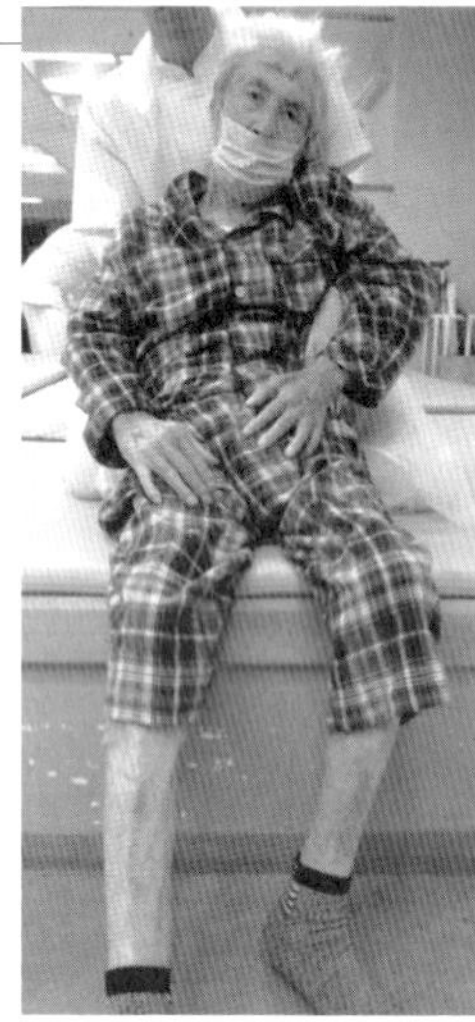

図表3-15　非マヒ側の右側はしっかりしている

ステップ2　坐位の確認

感覚のある右側は、不安を感じないように、手で後ろからしっかり受けとめながら坐ってもらいます。

感覚のない体幹の左側は姿勢がくずれないように、クッションやタオルなどで支えることで坐位がとれることがわかりました（**図表3-15**）。首は自力で支えられますが、ヘッドレストは、あるほうが安心できるので（緊張がゆるむので）、装備したほうがよいようです。

ステップ3　用具への適応

ティルト・リクライニングの車椅子に坐ってもらうと、感覚のある非マヒ側《そく》の右手で

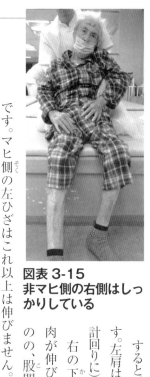

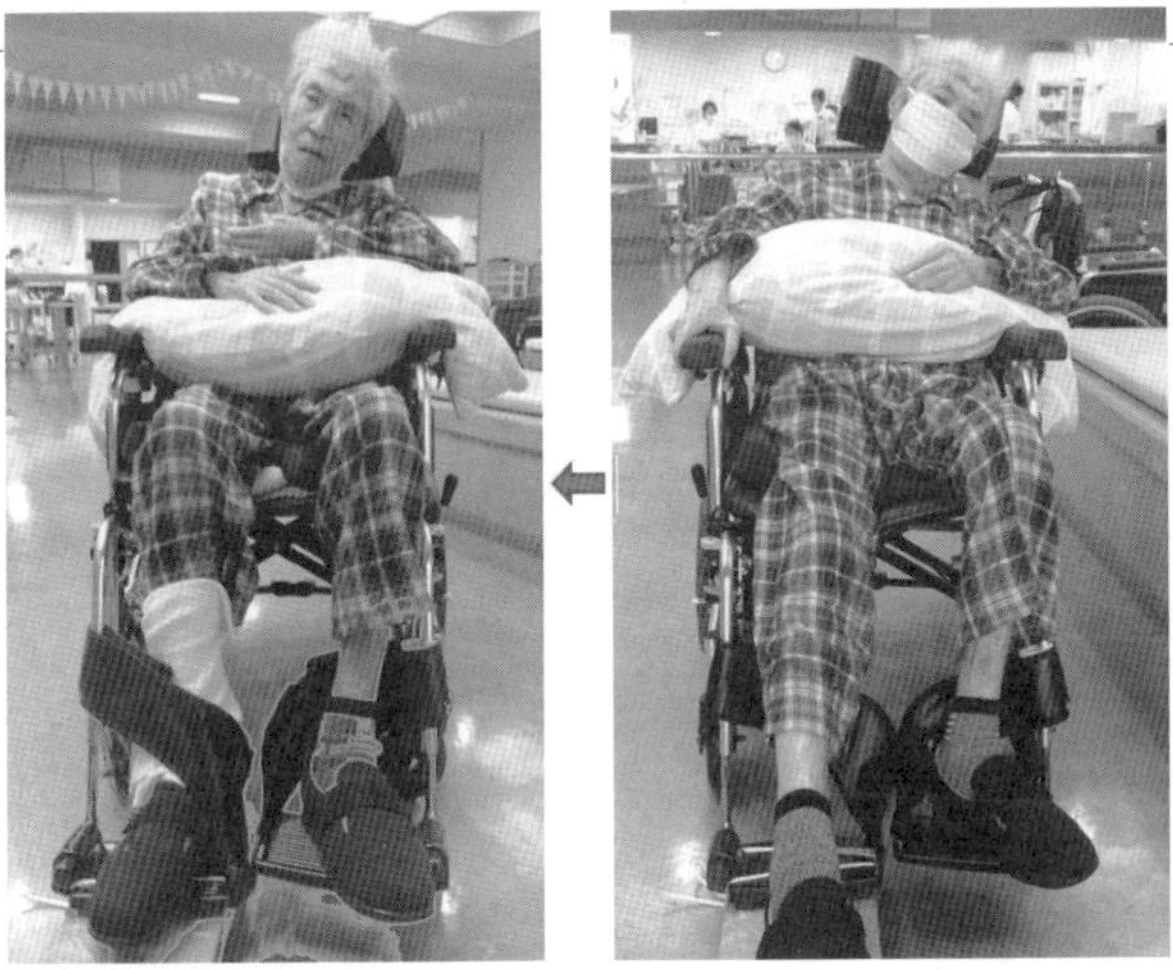

図表 3-16
右：非マヒ側の右手でアームにしがみつき、右足を突っぱっている。左：右手をアームレストから放しても体幹がくずれないことがわかった。右足は前方に突っ張らないようにレッグサポートの内側に入れた

図表 3-17
全介助だったCさんが何ごともなくゼリーを完食

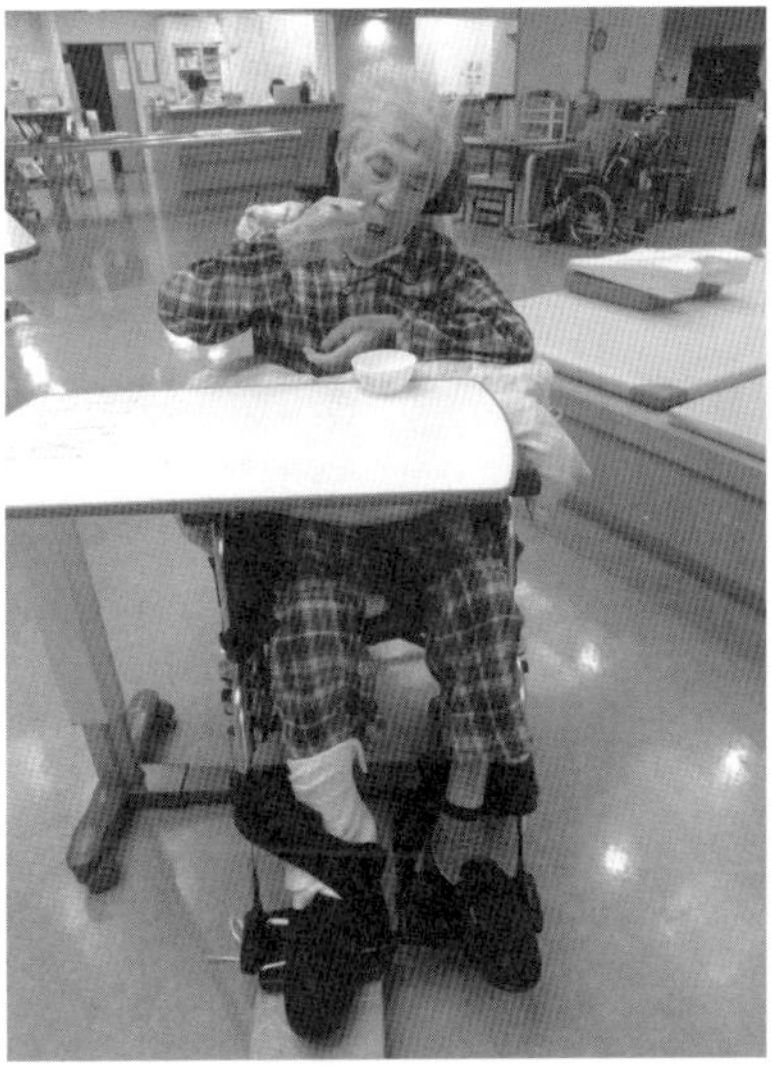

アームサポートを握りしめ、右足を突っぱって車椅子からすべり落ちるのを防いでいるように見えます（**図表3-16**）。

しかし、実際には姿勢保持をするのに右手の支えは必要ありません。感覚のない左側が不安であるために、右手で体幹を支えようとするのです。

それをCさん自身に理解してもらうために、右手にスプーンを渡しました。本人はアーム

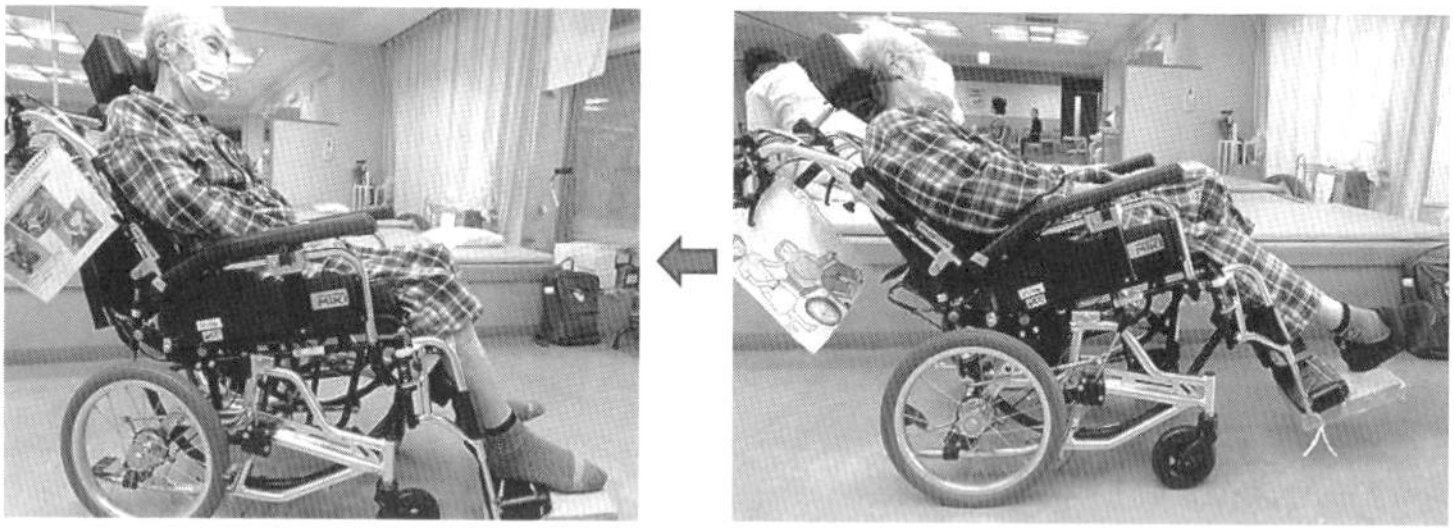

図表 3-18
シーティングによって表情がはっきりあらわれるのがわかる

レストから手を離してスプーンを握りました。ことのついでですのでゼリーを出すと、瞬く間に食べこぼしもなく完食しました（図表3-17）。Cさんはこれまで全介助で、左手はマヒしていますが、残った右手を体幹の支えに使い、両手ともふさがっていたのです。

シーティング前後を比較すると、姿勢がアップライトに近づいただけではなく表情も異なります（図表3-18）。もちろん、呼吸器、循環器、消化器系への影響は大きいと思われます。

ケーススタディ② パーキンソン病の食事動作の改善

異常な姿勢も症状を悪化させる

パーキンソン病の4つの代表的な症状は、安静時のふるえ（振戦《しんせん》）、筋肉のこわばり（筋強剛《きょうごう》）、ゆっくりな動き（動作緩慢《かんまん》）、不安定な姿勢です。

不安定な姿勢とは、首下がり（頸部屈曲）、体幹の前倒れ（前屈）、横倒れ（側弯）で、一度、体が傾くと自力では姿勢の立て直しができず倒れてしまいます。これらは、姿勢を保持しようとする反射神経（姿勢反射）の障害や、頸部、体幹（体軸）の筋強剛が原因で起こります。進行期に起こりやすいとされます。

体幹の前倒れには、胸椎、腰椎の異常な屈曲がともない、前屈姿勢で歩行したり食事することでさらに強まります。逆に、バックレストにもたれたり、寝た姿勢で軽減します。また坐ったり立ったりしているときに体幹が傾く「ピサ症候群」と呼ばれる症状もありますが、自分では気づいていません。

ひじを支点にして食事する

パーキンソン病の症状で、とくに周囲が気をつけることは転倒ですが、このほか食事中のトラブルも重要です。

嚥下反射が起こらず、食べ物を飲み込めなかったり、嚥下反射が遅れることで誤嚥しやすくなります。嚥下反射の障害はしばしば病気の初期に起こり、食事中のよだれ（流涎《りゅうえん》）で、病気に気づくことがあります。

食事は、自宅や外出先で、必ず家族を含めた他者とテーブルを囲みます。やはり家族といえども目の前で流涎を眺めながら食事を共にするというのもつらいものです。当然、本人も止められないため、お互い泣きたい気持ちで食事をすることになります。パーキンソン病の方は、とくに几帳面で真面目な方が多いといわれるので、その気持ちは強く、自信喪失や気持ちの張りを失い、心身の機能低下に拍車をかけることになります。

病気が進むと、食事中に、体幹が前に傾き、顔が手より前に出て、食器につくような姿勢になります。スプーンや箸がうまく使えなくなり、食べ物を口に運んでも、口の中への取り込みが難しくなります。また、口が閉じづらいため、食べ物がよだれとともに口からこぼれたり、口内からノドへの送り込みも困難になります。

動作がゆっくりであるため、食事が自立していても食事にかかる時間が長くなり、疲労で食事を途中であきらめてしまい、十分に栄養が取れないことも問題です。

そこでパーキンソン病の食事姿勢として、

①骨盤サポートと若干のティルト・リクライニング（背中をごく軽くバックレストにもたせかけるくらい）

②カットアウトテーブルを高くセッティングして両ひじで上半身を支えられるようにする

③骨盤をサポートする（体幹の下部をしっかり受け止めるようにする）

が推奨されます。

ティルト（傾斜：43ページ参照）をかけすぎると、立ち直り反応が過度になり体幹の屈曲傾向を助長してしまいますので、目安として背中が軽くバックレストにもたれかかる程度がよいと思います。またパーキンソン病は身体の片側から徐々に進行してくるため、骨盤サポートがないと（バックレストが使えず）、椅子に沈み込みながらマヒ側《そく》（患側《かんそく》）に傾く傾向があります。ですから、背座角（座面とバックレストがつくる角度）を調節して体幹の下部、骨盤をサポートします。

通常は、テーブルの高さと椅子の高さの差（差尺《さしゃく》）は30㎝弱ですが、パーキンソン病の方は差尺を大きくして両ひじに胸の重心をかけられるようにします。両ひじをテーブルについてひじを支点にするように食事をすると、筋緊張が解けて口が閉じるようになり、多くの場合、食事動作が改善されます。

ただしひじで身体を支えることやティルトをかけることは、パーキンソン病の身体能力や動作能力によって異なるため、本人と話し合いながら、適宜《てきぎ》、変更するようにします。まずは、骨盤サポートでしっかり、身体を支持してあげるのが先決です。

4 よくある困難事例 その原因と対応方法

坐位保持を難しくしている原因はさまざまありますが、よく見られるものは、すべり坐り、横倒れ、前倒れに分けられます。ここまで紹介した人はすべり坐りの事例です。

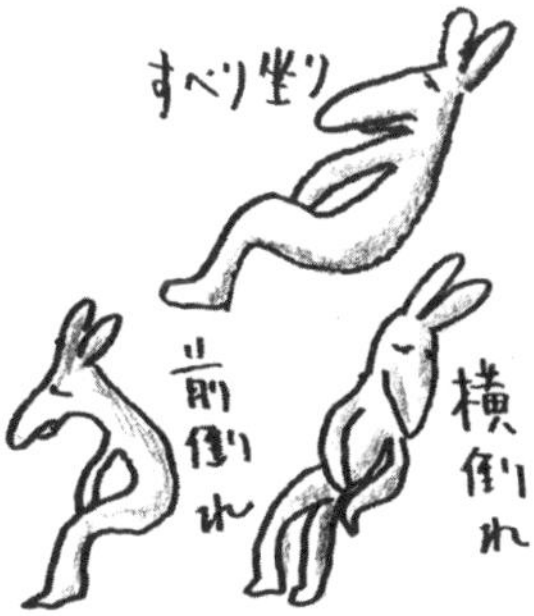

A すべり坐り

椅子や車椅子にうまく坐れない方にもっとも多く見られるのは、「ずっこけ坐り」ともいわれる「すべり坐り」です。

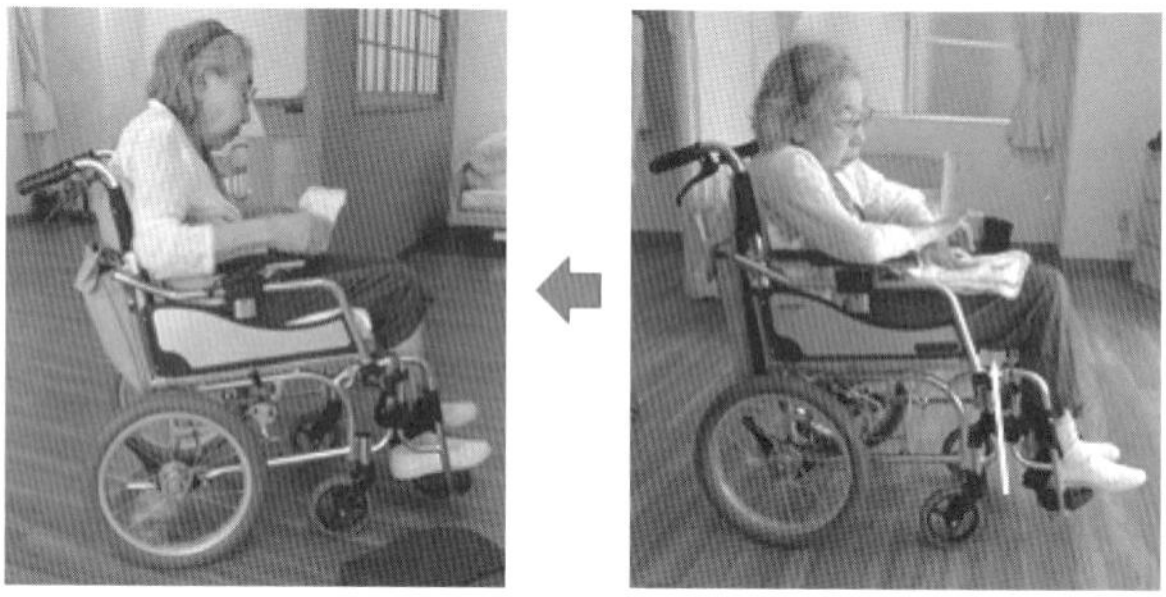

図表 3-19
右はずっこけ坐り（すべり坐り）。左はシーティング後で腕が自由に使えるようになった

図表3-19の写真右はDさんのシーティング前の写真です。お尻が座面中央にすべり込んだ典型的な「すべり坐り」です。座面の前端からはひざが大きく前方に飛び出しています。そのため、もともとの円背がさらに坐ることで強調され、内臓が圧迫された状態です。

シーティングを終えた左の写真と比べると、シーティング前は肩がバックレストに落ち込んで腕の自由が制限されていることがわかります。いわば椅子の中でおぼれている状態です。

シーティング後は、両腕が自由に使えるようになりました。腕、肩の動きが解放されると、動きが大きくなり、基礎代謝は上がり、食欲が増し、脳刺激も大きくなります。ヒトの進化は、手が自由に使えることによって脳を大きくしてきましたから、肩の動きの解放は精神活動の可能性を広げます。

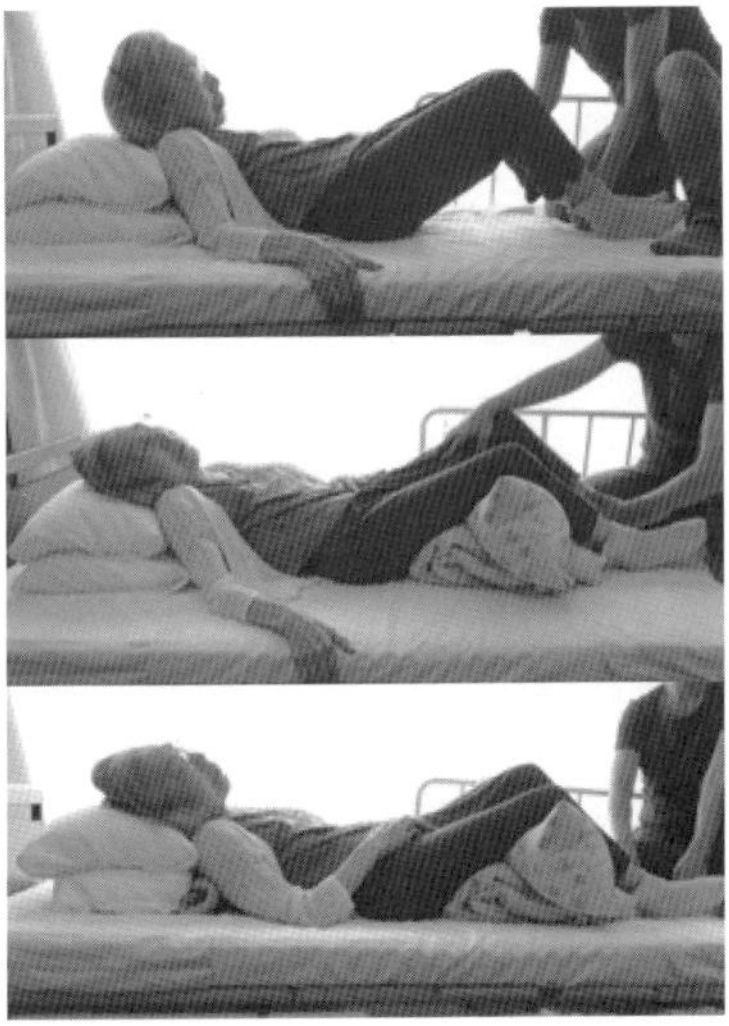

図表 3-20
Eさんの仰臥位評価

筋肉は安心するとゆるむ

図表3-20はDさんの臥位評価の経過を側面から撮影したものです。

いちばん上の写真を見ると、仰臥位になるだけで恐怖心がみられ、ベッドの両脇を両手でつかんでいます。強い円背があるので、枕を高くします。

ひざの下にクッションを重ねておくと、しばらくして全身の筋肉がゆるんで、手の位置も自然にお腹の上に重ねられました。表情は眠るようにおだやかです。

ひざはもっと動く

Dさんの股関節《こ》と膝関節《しつ》は動かせる範囲がかぎられていますが（可動域制限があるが）、膝関節は、緊張がゆるむと90度以上に伸展できました。

ステップ2（坐位の確認）では、骨盤をしっかり支えることでアップライト坐位が可能と判断できましたから、バックレストの背張りベルトを調整しました（89ページ参照）。

図表3−21　ハムストリングスの短縮

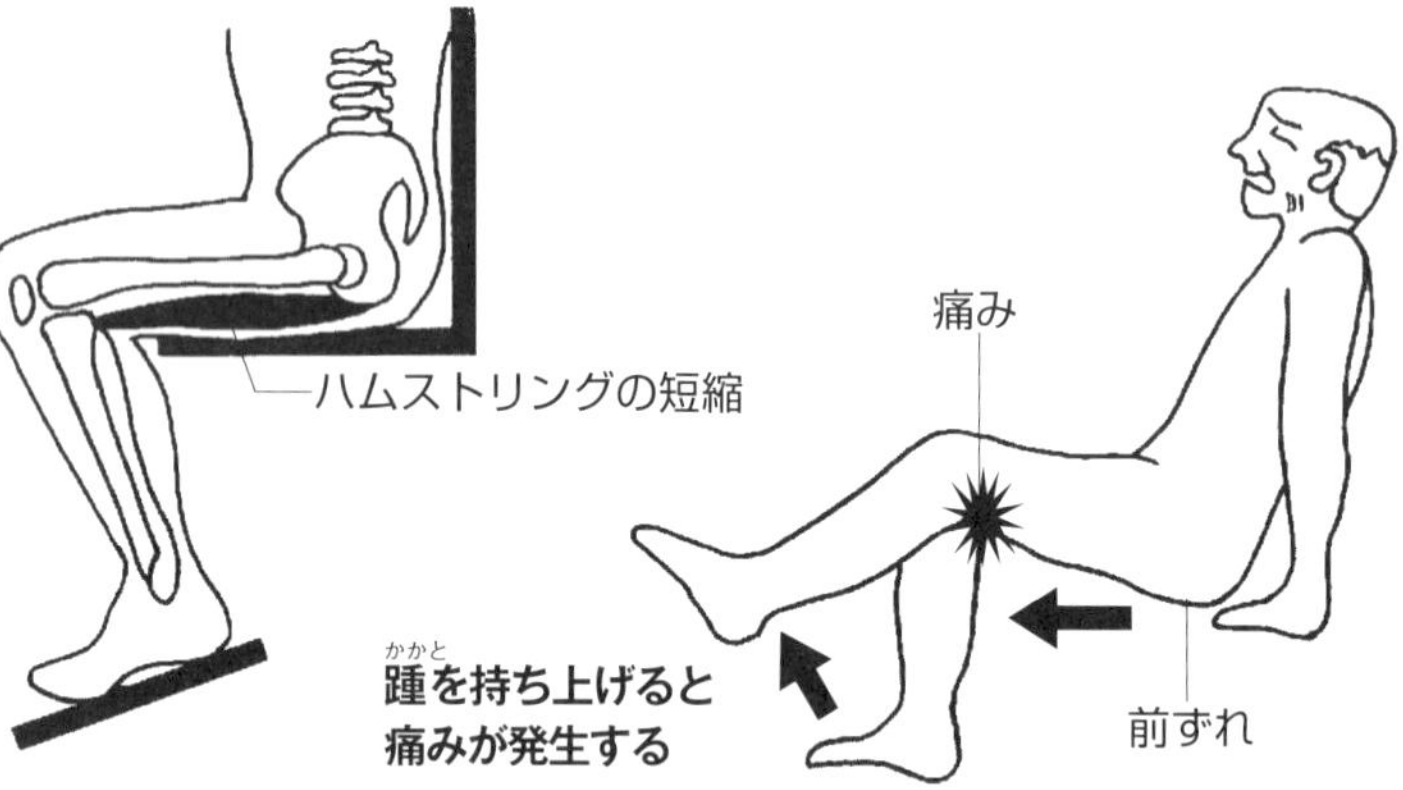

車椅子によって形状は異なりますが、バックレストに数本ある背張りベルトは骨盤および腰椎部の支え方を微妙に調整することができます。

いちばん上端（胸椎下部）のベルトをゆるめるとともに、骨盤をしっかり支えるためにバスタオルを折ってベルトの内側に入れ、**図表3-19左**の姿勢を維持できるようになりました。

ハムストリングスを意識する

筋肉は使わないことで劣化し、短縮しながら硬くなります。

Eさんは、**図表3-21左**で図示されたハムストリングスの短縮が顕著な事例です。

ハムストリングスとは、膝関節を屈曲するときや股関節を進展させるときに働く筋肉で、歩いたり跳んだりするときに重要な働き

コラム ハムストが短縮するとひざが動かない

寝かせきりにすると、ハムストリングス（「ハムスト」）は急速に短縮し、ひざが伸びなくなり、立って歩けなくなります。大きな筋肉で、臥床時間が長くなると短縮がはじまります。短縮するとひざが伸びにくくなり、曲がったままになります。

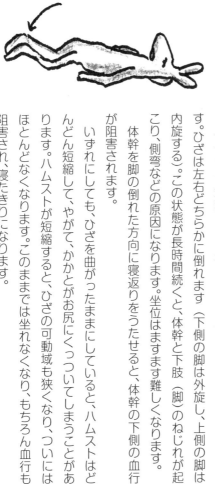

ハムストが短縮すると、横になっても両ひざを立てた状態になります。ひざは左右どちらかに倒れます（下側の脚は外旋し、上側の脚は内旋する）。この状態が長時間続くと、体幹と下肢（脚）のねじれが起こり、側弯などの原因になります。坐位はますます難しくなります。

体幹を脚の倒れた方向に寝返りをうたせると、体幹の下側の血行が阻害されます。

いずれにしても、ひざを曲がったままにしていると、ハムストはどんどん短縮して、やがて、かかとがお尻にくっついてしまうことがあります。ハムストが短縮すると、ひざの可動域も狭くなり、ついにはほとんどなくなります。このままでは坐れなくなり、もちろん血行も阻害され、寝たきりになります。

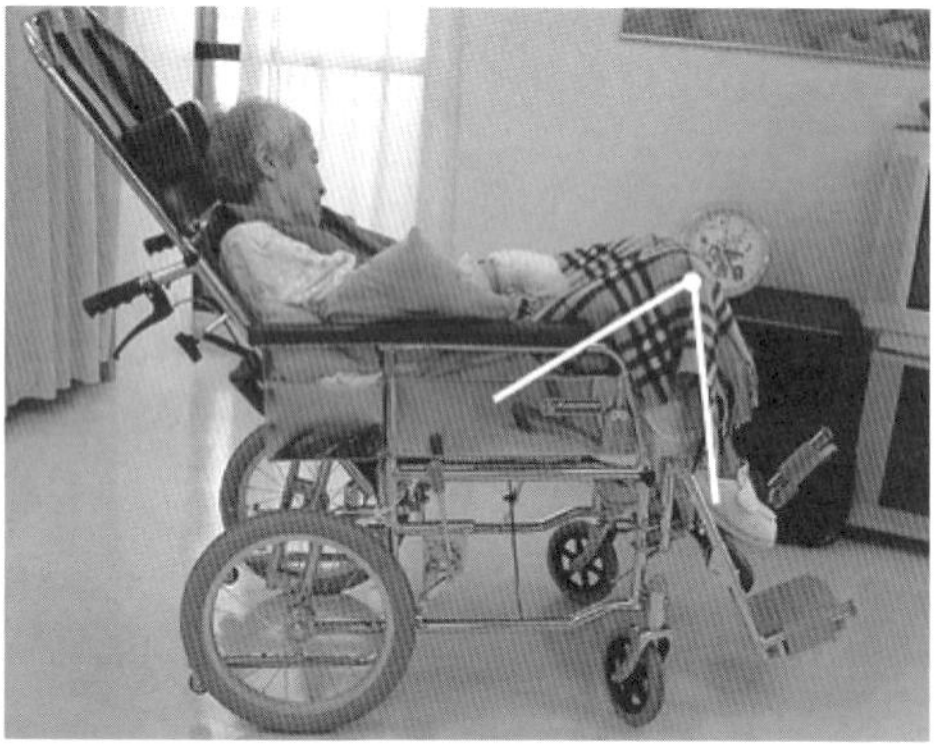

図表 3-22
Eさんはハムストリングスが短くなり、ひざが屈曲、足首が体幹側に引っ張られてフットレストに着地できない

をします。先述のように、坐骨結節部（坐ると坐面に接触する骨）のすぐ後ろからはじまり、ひざ下の骨（脛骨《けいこつ》、腓骨《ひこつ》）までつながっていて、股関節と膝関節をまたぐ大きな筋肉群です。

寝たままの姿勢が続くと、ハムストリングスが短縮して、ひざの下の骨を後ろに引っ張り、ひざが曲がったまま伸びなくなります。

坐位をとるために、ひざを伸ばそうとすると、ハムストリングを引っ張りますから、自動的に坐骨結節部が前に押し出され、骨盤が後ろに倒れます。それによって円背は強くなります。

ひざから下の筋も短縮する

ハムストリングスが短縮した人は、ひざから下のふくらはぎ、アキレス腱などの筋肉（下腿三頭筋《かたいさんとうきん》）も引きあげられて短縮しています。ひざ下の筋肉が短縮すると、自動的にかかとを上に引き上げ、**図表3-22**のEさんのような坐りになります。

一見坐っているように見えますが、きゅうくつな姿勢で寝かされているのです。ひざの屈曲拘縮《こうしゅく》のため、脚の後ろで脚の重さを支えるレッグサポート（レッグレスト）が無効になります。Eさんの場合、レッグサポートをフットサポートのように使い、足の裏の支えに使っています。もちろんフットサポートから足は大きく離れています。

フットサポートは、足を受け止めるいわば「大地」です。われわれも、高い椅子に坐り、足をぶらぶらさせるのは落ち着かないものです。下腿《かたい》（ひざから下）の重さを受け止める場所が必要になり

図表 3-23　ハムストリングスはすぐ短縮し固くなる

ハムストリングの短縮

↓

膝関節屈曲

膝を伸ばそうとすると坐骨が前方に引き出される

↓

エレベーティング機構のレッグ・フットサポートは使えない

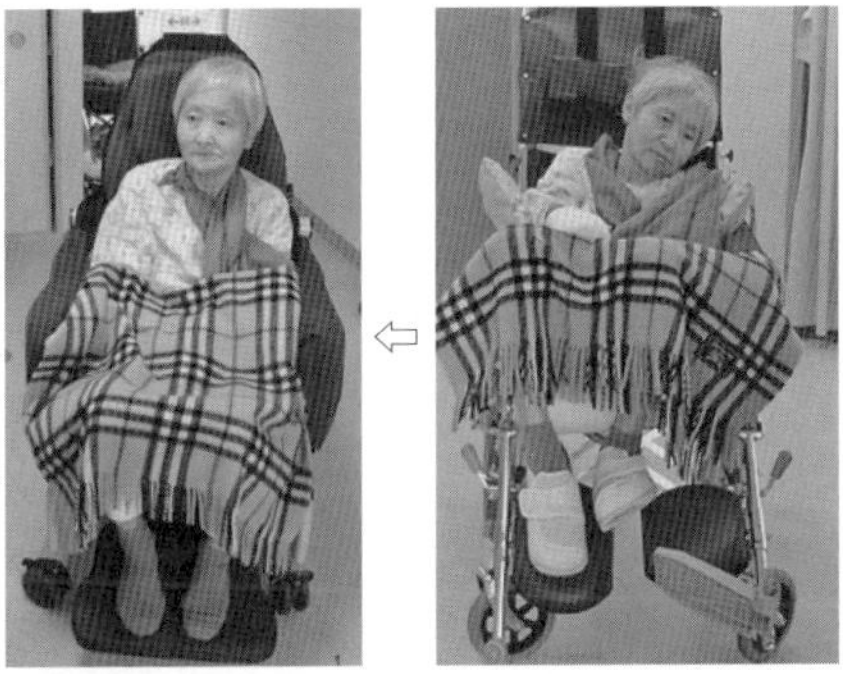

図表 3-24
シーティングでハムストが伸び、安定した坐位に

ます。Eさんの足は、レッグサポートに「置かれている」というより、引っかかっています。本来の足の機能を果たしていません。このままでは、足の機能は失われ、廃用化します。

Eさんの坐りを図式化すると**図表3-23**のようになります。そこで、ひざを曲げたまま、踵《かかと》を内側に引き込むことができる椅子に坐っていただくと、**図表3-24**左のような坐位が得られました。その結果、坐位の快適な日常生活が送れるようになりました（**図表3-25**）。

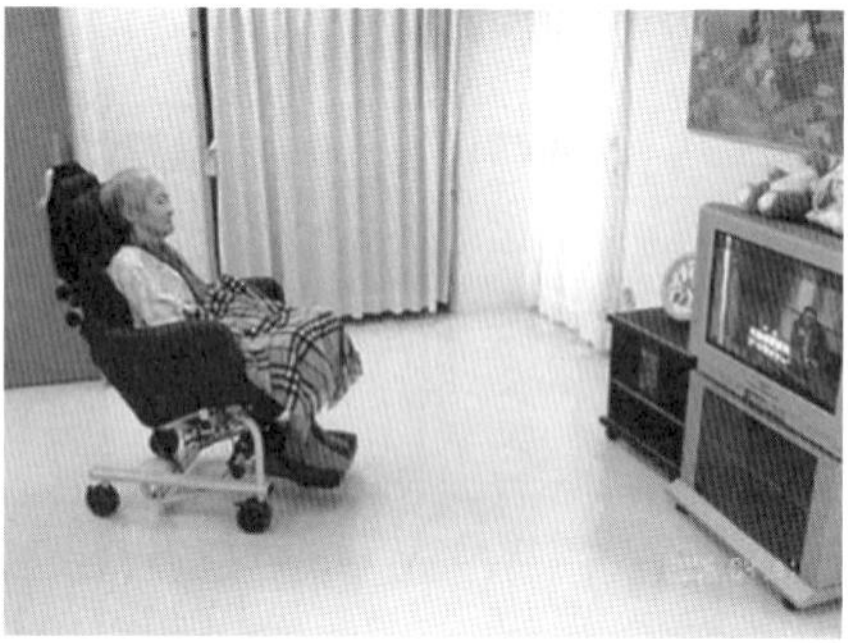

図表3-25
ふつうの生活を送れるようになる

フットレストに足を休ませる

Fさんはハムストリングスが極端に短縮し、踵《かかと》がお尻にくっつくほど屈曲し、膝《しつ》関節の可動域も狭くなっていました（**図表3-26**）。時間をかけてストレッチをすると、少し膝《しつ》関節を動かせるようになりました。そこで踵を手前に引くことができる椅子に坐ってもらうと日常生活が坐位で送れるようになりました（**図表3-27**）。

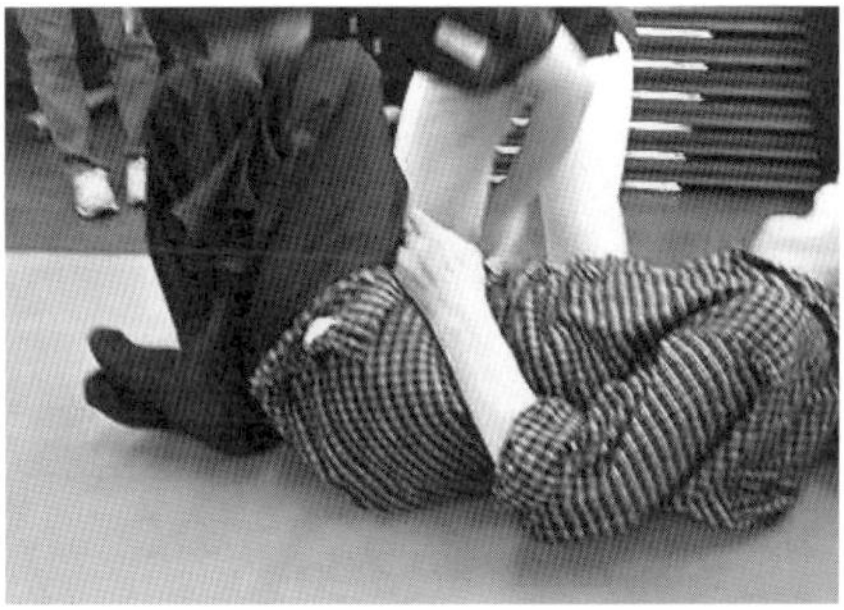

図表 3-26
ひざは踵がお尻につくまで屈曲している。両脚に内転、内旋がみられる。円背も強い

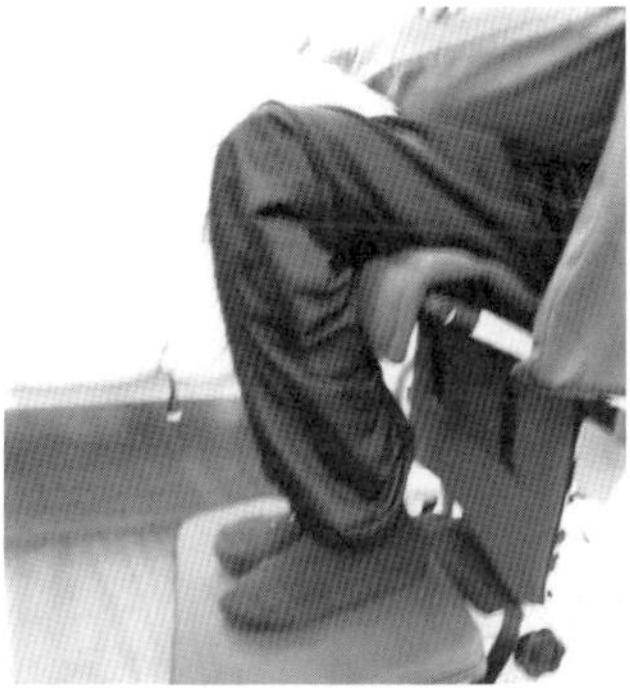

図表 3-27
ハムストは完全には伸びないのでフットレストに傾斜をつけてある

Ｆさんの足の裏の位置に合わせてフットレストを調整しました。足の裏が垂直平面に着地できたことでハムストリングスの緊張がゆるんできました。

「すべり坐り」の原因は、骨盤後傾による円背（脊柱後弯症）とともにハムストリングスが短縮して起こります。3ステップによるシーティングを行うことで、Ｆさんも標準的な坐位を得られました。

ハムストリングスの短縮は残りますが、フットレストに少し傾斜をつけることで足の裏が着地できます（**図表3-27**）。フットレストにきちんと足の裏をつけられることは非常に安心感があります。脳は、足の裏が着地したことで、水平の大地に降り立ったと勘違いして筋緊張をゆるめるのかもしれません。

コラム 円背の坐りのポイント

骨盤が後傾することで、脊柱のCカーブが強調されて円背が起こります。円背による問題点は以下のようになります。

①頭が落ちる

・首の後ろの筋肉に過重負担がかかり、自律神経失調症状が起こりやすくなる。

・正面を見るためにアゴを出さなければならず、誤嚥《ごえん》を起こしやすくなる。

②脊柱のCカーブ

・バックレストに背中が押され、身体が前にすべり出す。

・内臓を圧迫し、呼吸などが苦しくなる。食欲も不振になる。

③坐骨（結節部）がすべり出す

・重力、体幹の重さが、腰椎に落ちかかり、坐骨がすべり出す。

・姿勢はさらに苦しいものになる。

図表3−28　体幹の重さと重力によって、腰椎のあたりに力が働き、ますます苦しい姿勢になる

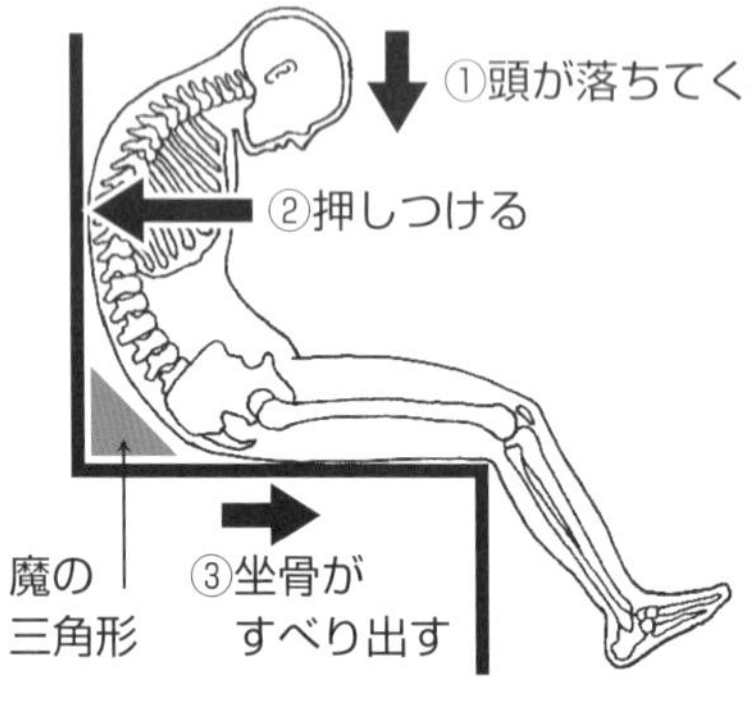

に強化されます。生理的にも血行が阻害されてつらいので、尻を前に出そうとします。すべりは、物理的な力と人間の生理の共同作業です。にもかかわらず、「坐位が安定しない」という理由で、すべりを「固定」しようとすると、褥瘡などさまざまな障害の原因になります。

体幹の重心は、骨盤とバックレスト、座面がつくる三角の隙間（魔の三角形）に落ち込んでいき、すべり力が高まり、ますます苦しい姿勢になります。図表3-28の姿勢がさらに苦しい姿勢になります。

重力に抗して自然に頭が持ち上がる

図表3-29右は、Gさんの端坐位です。頭の重さを首で支え、脊柱は大きく後弯し、呼吸も苦しそうです。

腰椎部にある「魔の三角形」には重力、体幹の重さがかかり、円背が強調され、内臓が重力によって押しつぶされている状態です。体幹のさまざまな筋肉に過重な負荷をかけ、血行を阻害させています。骨盤は大きく後傾し、バックレストがあっても役に立たないどころか、かえって体幹を押し出してしまいます。

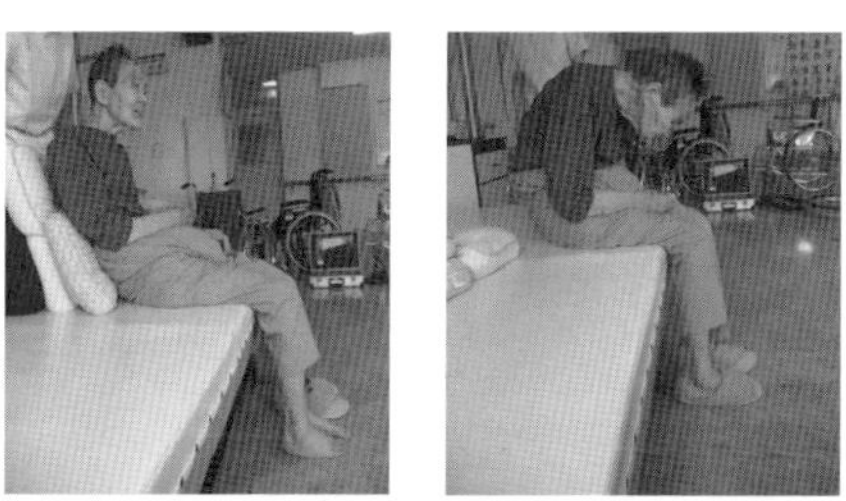

図表 3-29
クッションなどで骨盤を支える

図表3－30　骨盤を支えると体骨盤は起きやすくなる

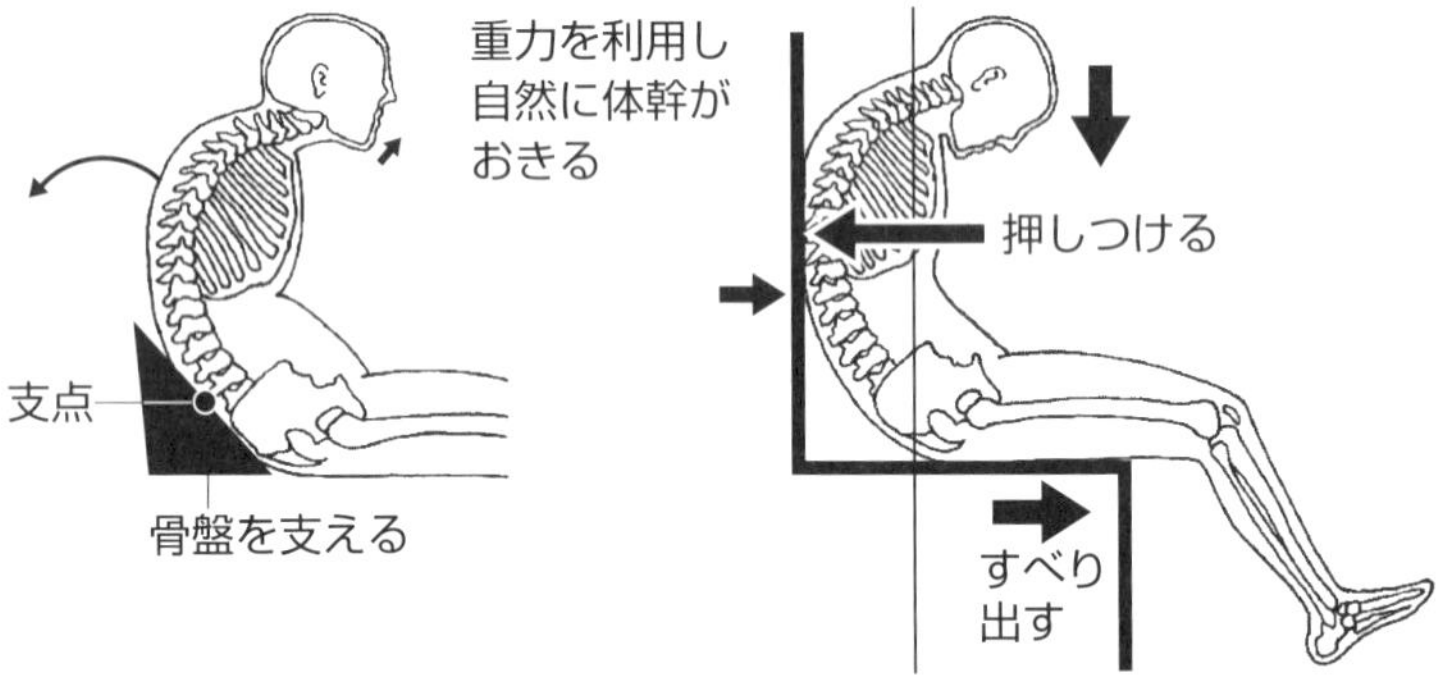

ところが骨盤をクッションなどで支えただけで、脳は重力に対して垂直な姿勢をつくろうとして自然に体が起きてきました（**図表3-29**左）。

動物も植物も、重力に垂直に向かおうとするメカニズムが本能としてそなわっています。

支点を新しくつくる

問題点が明らかになるとその原因と解決法が見えてきます。

強い円背で坐位をとると、骨盤は後傾し、脳は、後ろに倒れないように背中を丸めて頭を前に突き出す姿勢をつくります。脳は常に重力に対してバランスをとろうとします。

骨盤が後傾することで腰椎部の後ろに三角形の大きな空間ができます。「魔の三角形」で

図表3－31　座席を傾斜（ティルト）すると頭が起きる

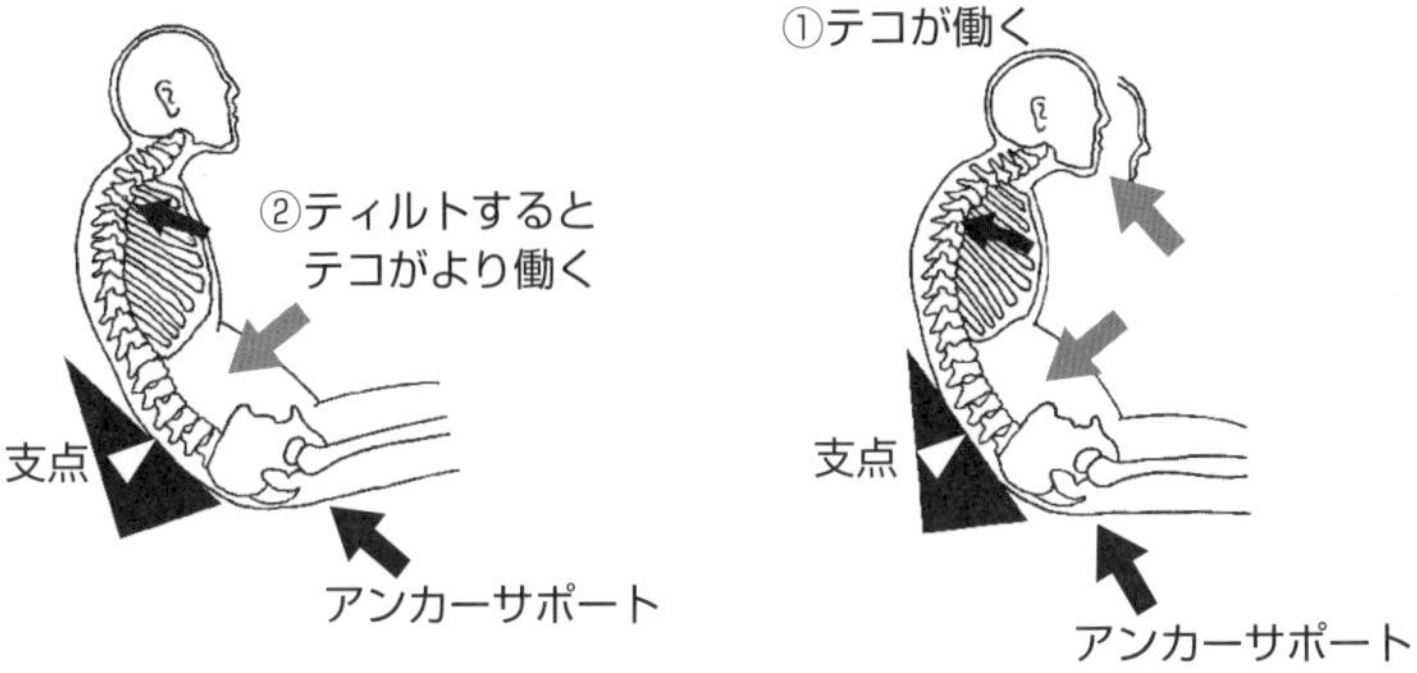

す。この三角形をクッションなどで埋めることで、脳はここに支点を移し、ここから重力に対して垂直な姿勢をとろうとすることで頭が自然に起きてきます（**図表3-30左**）。

車椅子なら、ティルト（傾斜）することで顔が起きます（**図表3-31左**）。図の中の「アンカーサポート」の「アンカー」とは、船のいかりを意味し、体が前にすべり落ちないように体を固定するためのサポートです。座席をティルトすることで、骨盤を立てるとともにアンカーサポートにもなっています（**図表3-32**）。

座席のティルト（アンカーサポート）によってまるでマジックのように、安定した坐位がとれるようになります。シーティングは、形だけムリに垂直姿勢をつくることではなく、重力を利用し、本人の残された能力をうまく利用することです。

図表 3－32　骨盤を支えるには骨盤サポートとアンカーが必要

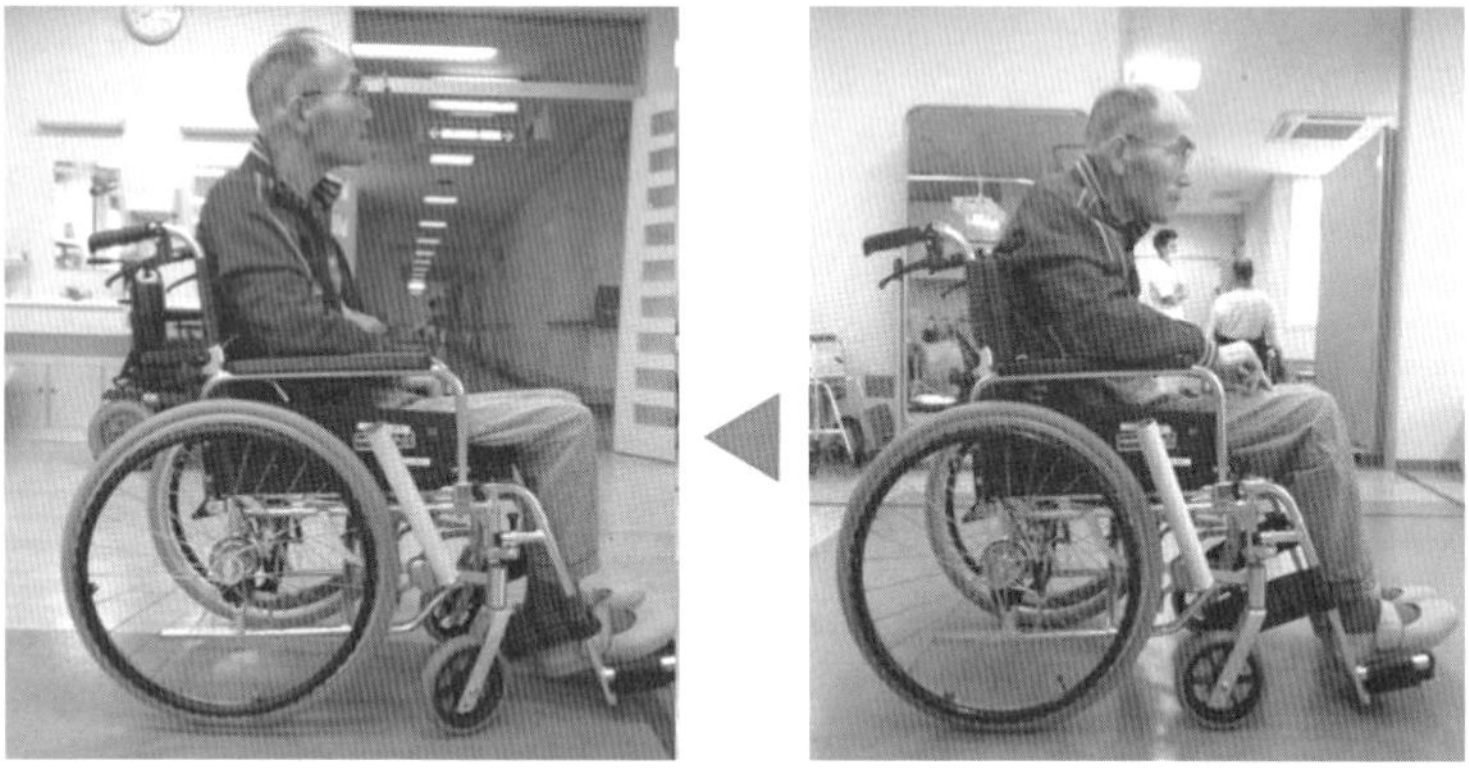

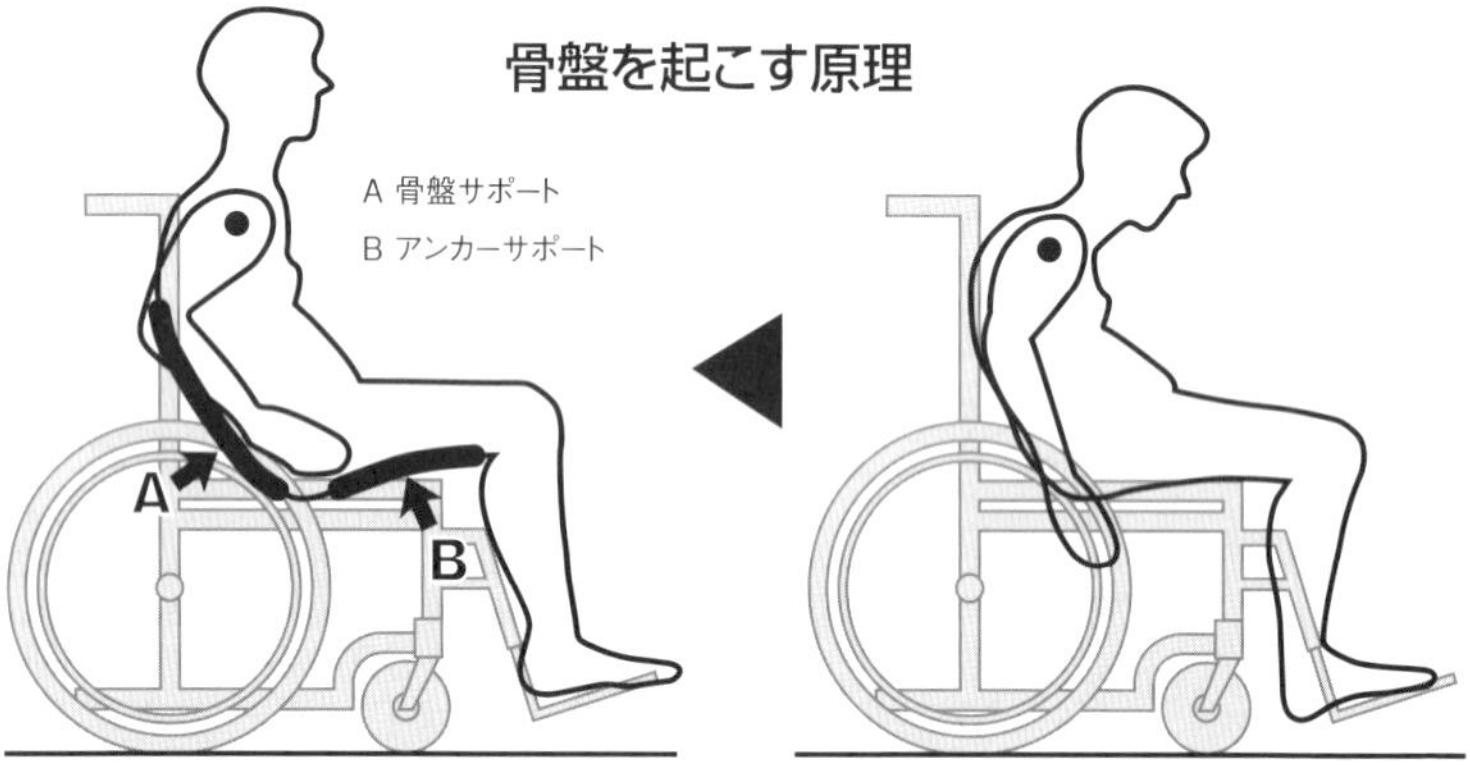

B. 横倒れ（側弯）

脳を安心させる

Hさんは右片マヒがあります。円背（脊柱後弯）がみられ、左凸《とつ》の「側弯」があり、姿勢がくずれます（**図表3-33右**）。

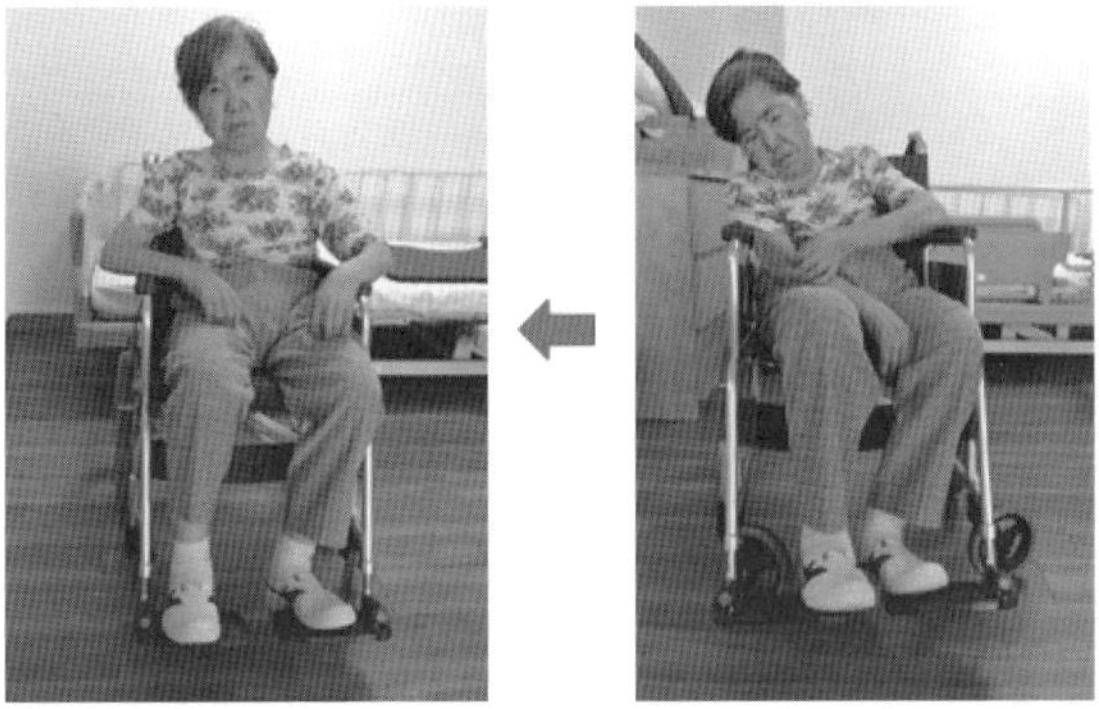

図表 3-33
Hさんは右片マヒのために右側に傾く。左写真はシーティング後

側弯は、首、体幹、腰の筋緊張をうながし、脳や内臓などの正常な活動を阻害します。円背と同じく、他者と視線が合わせにくいので、次第に無口になる人が多いようです。

マヒのある右側だけをサポートしても、姿勢の改善はできません。円背対応用の背クッションと、マヒのない左側（非マヒ側《そく》）にもサポートをいれました。Hさんには、光野がシーティング用に開発したクッションやパッド（ノビットシステム）を採用しました（**図表3-34**）。座布団、クッションなど「ありもの」を使うと、時間の経過とともに形がくずれ、ときどき注意していないと意図とは逆の形になることがあります。

Hさんの場合、円背対応用の①背クッション、②体幹パッド（右のマヒ側）、③骨盤パッド（左の非マヒ側）を用いました（**図表3-35左写真**）。正面から見て骨盤が左右に傾かないようにすると、体幹の横倒れが軽減できます。

施設などでよく見られるのは、傾く側だけにサポートクッションなどを使って傾きを修正しようとする事例ですが、それだけでは改善されないことが多くあります。

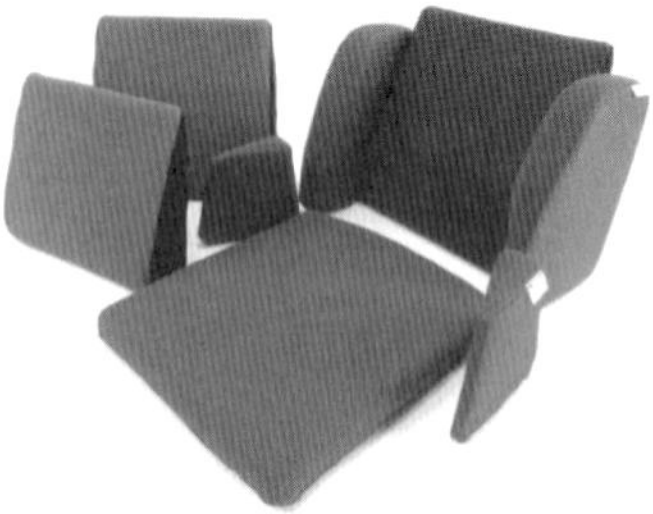

図表 3-34
ノビットシステムは、さまざまなサポートを安定的に行える

脊柱は、サポートクッションの上端を支点にして傾きますから、反対側のお尻の坐骨結節部が浮き上がってしまいます。

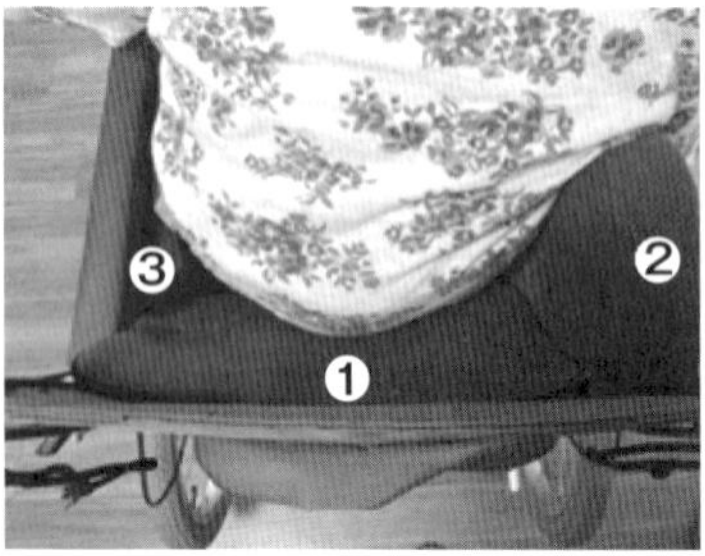

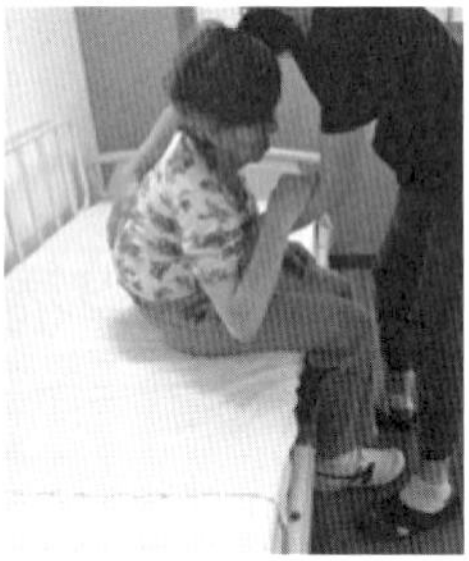

図表 3-35
傾きのある右側（マヒ側）だけではなく左側（非マヒ側）もサポートする。①背クッション、②体幹パッド、③骨盤パッド

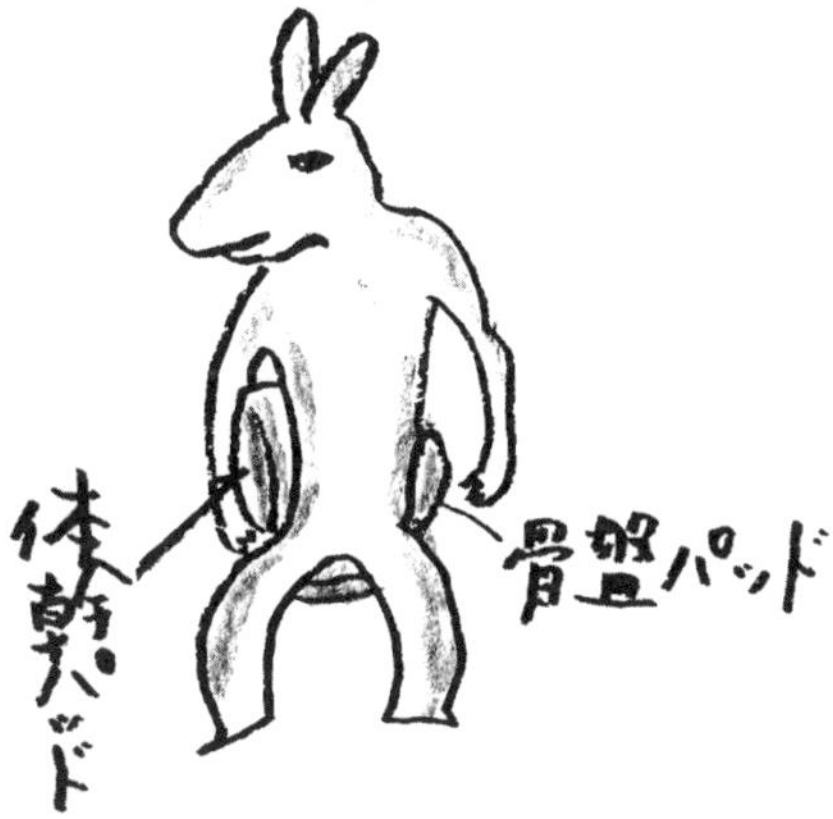

図表 3-36
マヒ側だけではなく、非マヒ側も支える

Hさんの場合、非マヒ側の左のお尻が浮きますから、左側の骨盤にもクッションやタオルなどの詰め物をして安定をはかります（**図表3-36**）。

両側の坐骨に均等に体幹の重さがかかるようにすることで、脳は「姿勢が安定した」と納得して傾きを補正します。詰め物は、単なる物理的な「つっかえ棒」ではなく、脳への生理的なシグナルとなっていると考えられます。

C：前倒れ（きつい円背があり、常に頭を下げている状態）

背ベルトの調整だけで改善することも

「前倒れ」はきつい円背（脊柱後弯）によって、常に体幹が前に倒れた状態です。軽いものは「うつむき坐り、うなずき坐り」といわれます。単なる円背と異なり、強く首、内臓が圧迫され、呼吸、血液循環などが阻害され、坐ることはさらに苦しくなります。自力で頭を上げられない人もいます。

前倒れの強いIさんは、骨盤を支えるベルトの張りを調整するだけで円背、前倒れを改善することができました。ただ、小柄のIさんにはこの車椅子の座面の奥行きが長すぎたので、バスタオルを折り曲げて、背シート（バックレストの表側）と背ベルト（102ページ）の間に挟みました。

せっかく調整ベルトがついている車椅子を使っているのに、調整されていない人を多く見受けます。Iさんも、背ベルトの調整機構が宝の持ち腐れになっていた事例です。

背ベルト（「背張り調整ベルト」「調節ベルト」などさまざまに呼ばれている）は、骨盤や脊柱の位置を補正し、体幹を安定させる機能です。

Iさんの場合、ベルトを調整して、頭部が脊柱の上に乗ることをめざしました。頭部が脊柱の上に乗ると、頭が安定し、自力でコントロールすることができます。

左足の内転・内旋（股関節が内側にかたより、さらに内側へ回旋）は、フェイスタオル

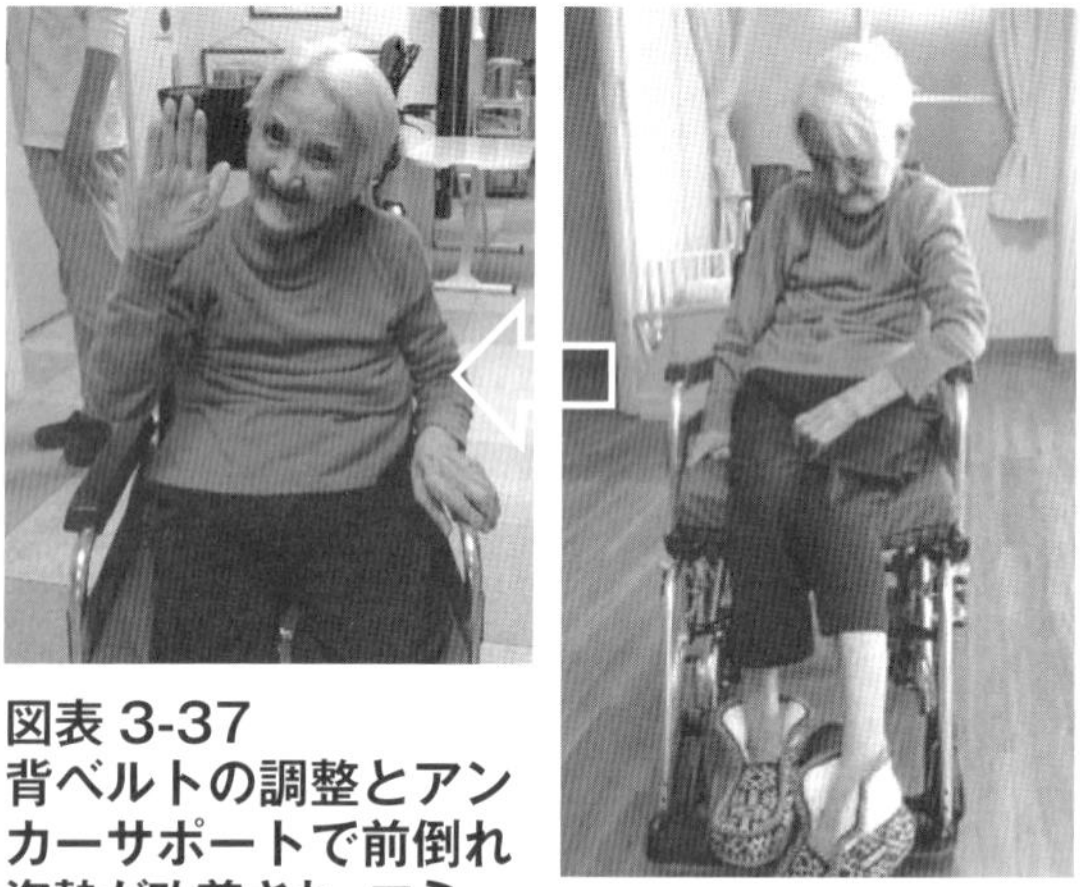

図表 3-37
背ベルトの調整とアンカーサポートで前倒れ姿勢が改善され、コミュニケーションがしやすくなった。左足の内転・内旋は、座面前端部にフェイスタオルをいれ、アンカーサポートをつくることで改善された

をクッションの下に丸めて入れ、クッションの前端の中央を盛り上げることで緩和されました。これはアンカーサポート（すべり防止サポート）にもなります。

これらも、単にムリヤリ物理的に位置を補正したのではなく、Iさんの脳を安心させ、筋肉の緊張をゆるめる処置です。Iさんは、コミュニケーションがとりやすくなり、右手ですてきなあいさつをしてくれました（図表3-37左）。

Jさんは、頭を自力では起こせず、呼吸は浅くなっていました（図表3-38）。

ベッド上でも筋緊張が強く、リラックスできていない様子でした。表情もきつく、リラックスとはほど遠いものです。

第1ステップの「臥位の評価」では、まずリラックスしていただくように話しかけました（図表3-39）

円背によって仰臥位の保持がやや困難です。ギャッチベッドでやや背上げし、その上で枕をあてがいました。股《こ》関節が少し曲がりにくいのですが（屈曲制限）、伸ばすことはできます（伸展可能）。右下肢

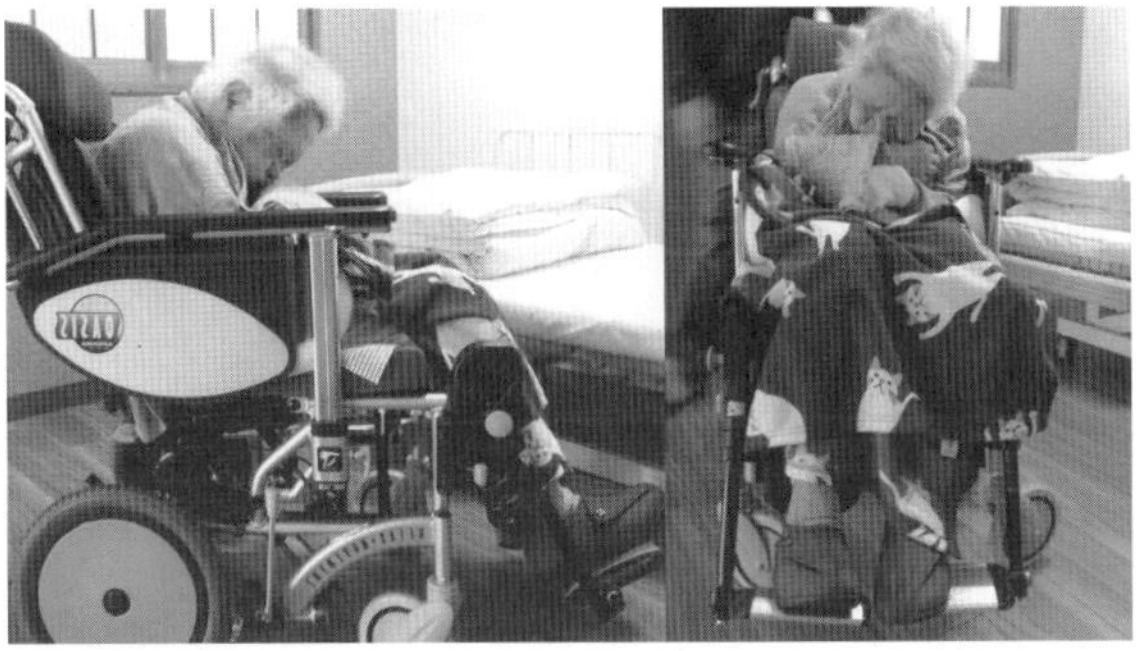

図表3-38
頭を自分で起こせず、呼吸も浅い。重い「前倒れ」状態

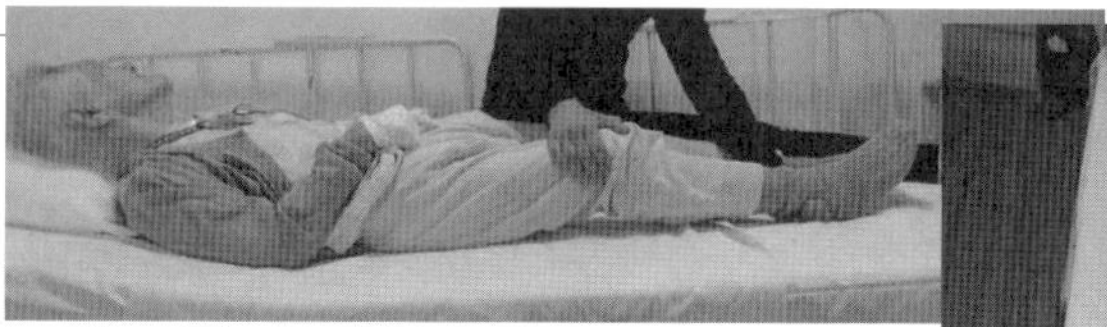

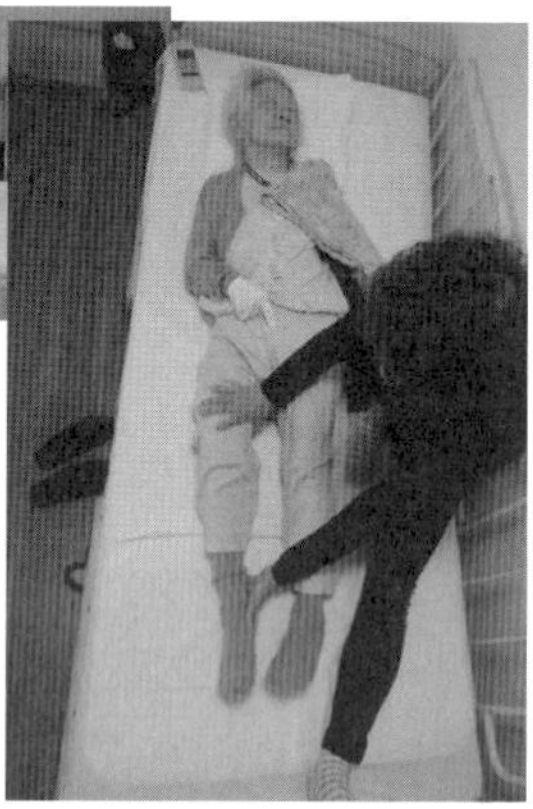

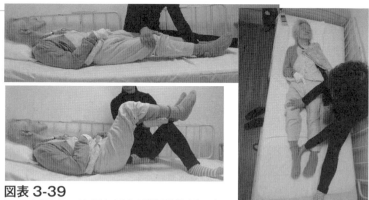

図表 3-39
円背が強く、枕がなければ仰臥位ができない。右足には、内転・内旋がみられ、やや硬さはあるが、坐位をとるための屈曲は可能

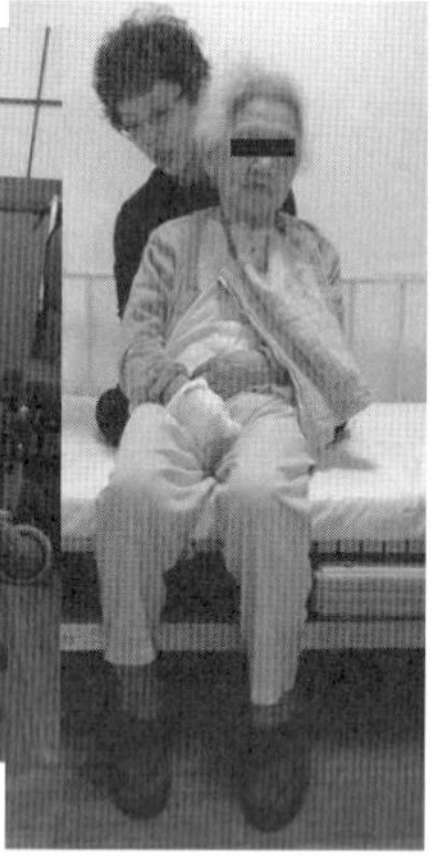
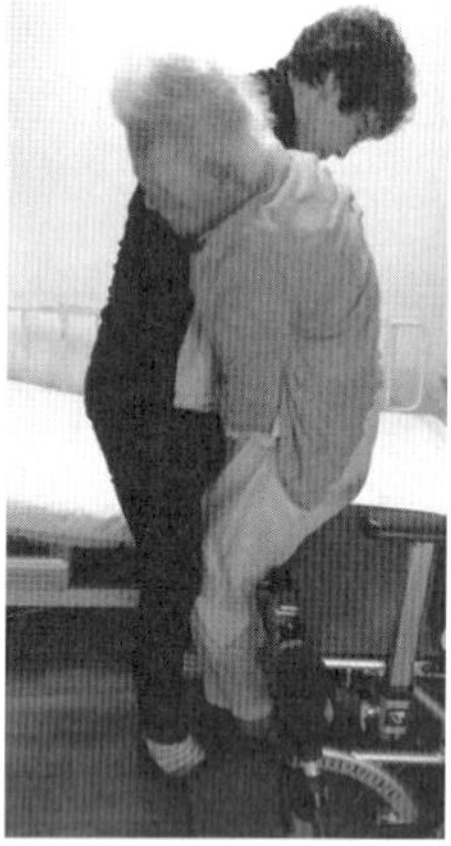

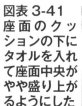

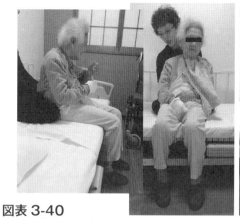

図表 3-40
骨盤を支えれば自力で坐れ、首もすわっている

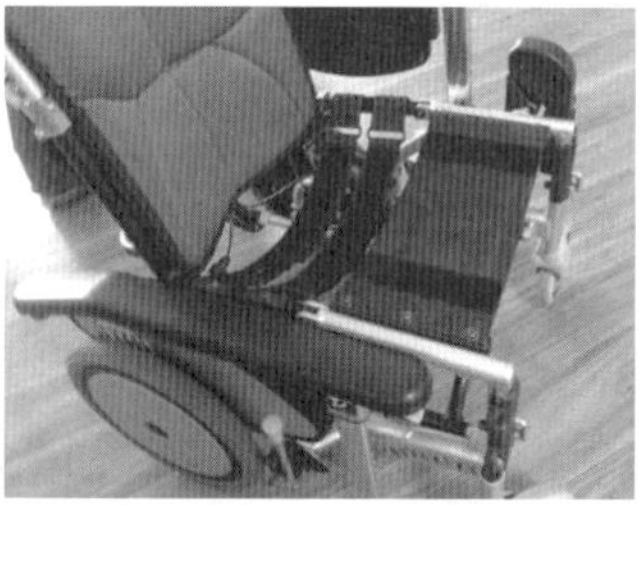
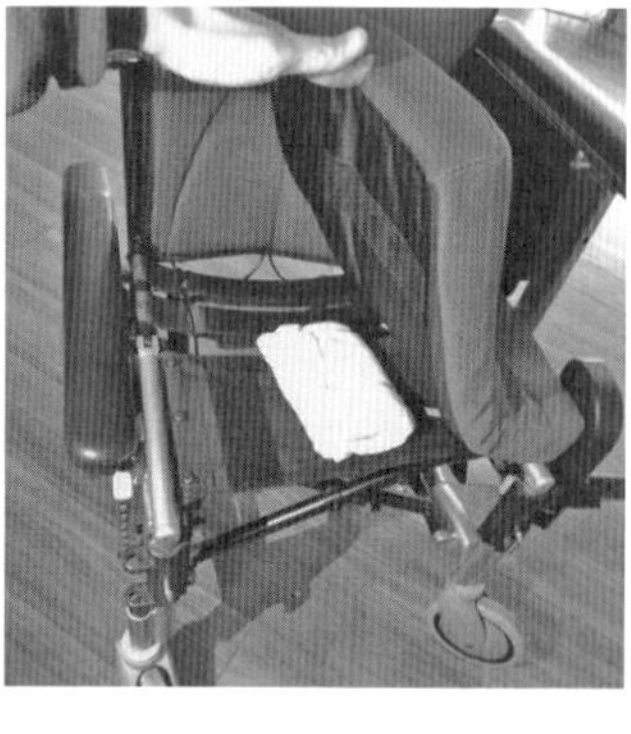

図表 3-41
座面のクッションの下にタオルを入れて座面中央がやや盛り上がるようにした

図表3-42
筋緊張をとるために、一度大きくティルト・リクライニングし(上)、その後、元に戻した(下左)。ヘッドレストの角度を変えた方が楽なので少し傾斜させた

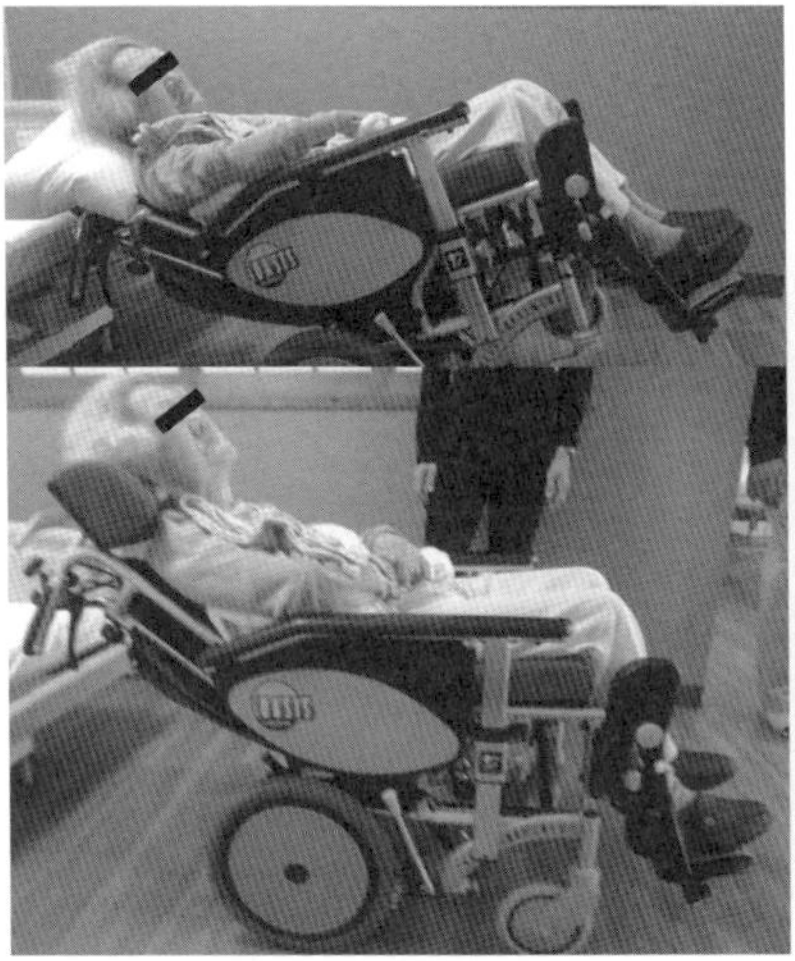

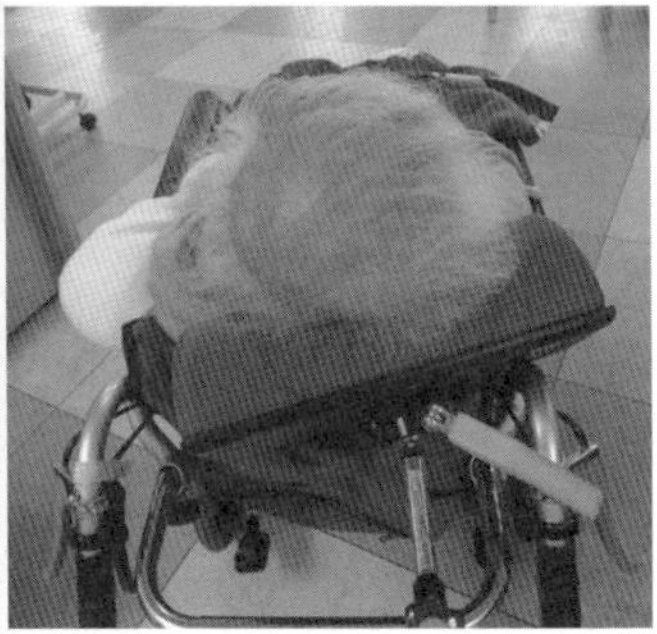

には内転・内旋の傾向が見られます。

第2ステップの「坐位の確認」では、骨盤を支えることで端坐位が可能であり、首は坐っていてコントロールできることがわかります(**図表3-40**)。

第3ステップの「用具への適応」では、使っている車椅子の座面クッションの中央部に凹《おう》のたわみができていました。このたわみは、内転・内旋を強めてしまうので、クッションの下の中央部にタオルを入れて、凹《へこみ》を埋める修正をするとともに、中央部がやや盛り上がるようにしました(**図表3-41**)。

車椅子は、ティルト・リクライニングタイプのものです。最初は体幹を起こすと緊張が入り、ヘッドレスト、バックレストを最大限倒しても頭や背をあずけることができず、以前と同じように「前倒れ」になりました。そのた

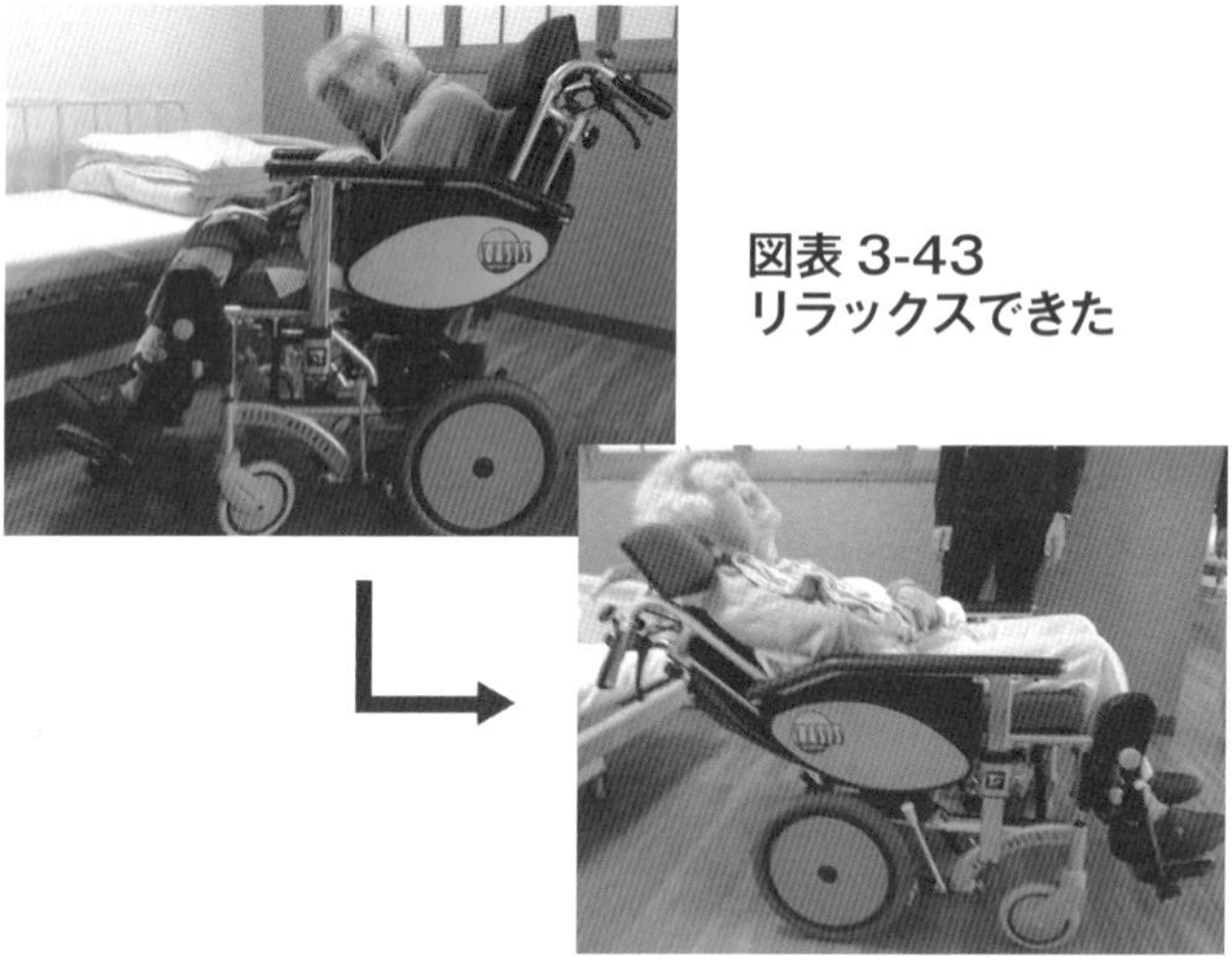

図表 3-43
リラックスできた

め、車椅子ごと後ろに倒してベッドに立てかけることで、車椅子のほうからJさんの頭と背を「迎えに行く」ようにしました（**図表3-42左上**）。

すると、Jさんの頭と背中は迎えに来たヘッドレストとバックレストに力をあずけて坐ることができたので、元の椅子の状態に戻し、背ベルトの調整を行いました（**図表3-42下**）。ヘッドレストは、多少角度を変えるほうが楽なようでしたので最終的に修正しました（**図表3-42右**）。

Jさんは、**図表3-43右**のように、車椅子上で久しぶりにリラックスしました。

⑤ 3つのチェックポイント

椅子に坐って活動（食事や手作業など）するときの基本となるのがアップライト（垂直姿勢）ですが、次のようなチェックポイントがあります（**図表3-44**）。

①座面の前端が、ひざの後ろに直接触れていないこと

ひざの裏側と座面前端が接していると、下腿《かたい》の血行を阻害し、不快感を生じます。座面前端部からひざの裏まで指1～2本が入る程度の隙間が必要です。足駆動（足漕《こ》ぎ）する場合は、指4本くらいの間隔をとります。

バックレストからお尻が離れているときは、バックレストと腰椎の間にクッションなどのサポートをいれます。

②座面の高さが低すぎず高すぎず

太もも（大腿部）のひざに近い裏側には大きな血管と神経が通っています。座面の高さが高すぎて（あるいはフットレストが低すぎて）、足が床やフットレストに届かないと、太ももの重さで、これらの血管と神経を圧迫し、むくみやしびれの原因になります。エコノミークラス症候群（急性肺血栓塞栓症）は、下肢静脈の血行障害によってできた血栓が

肺に飛んで肺をふさぐことによって起こりますから注意します。

しかし、逆に、座面が低すぎて（フットレストが高すぎて）、ひざが座面から大きく浮いてしまうと、今度は太ももの重さが坐骨結節部（お尻の両側の骨）周囲の筋肉や、尾骨周囲の筋肉にかかり、この周辺の血管を圧迫し、褥瘡の原因になります。

圧力を分散させるという意味でも、座面が太もも全体を支持できるようにします。

図表3−44
椅子でアップライトを実現するときのチェックポイント

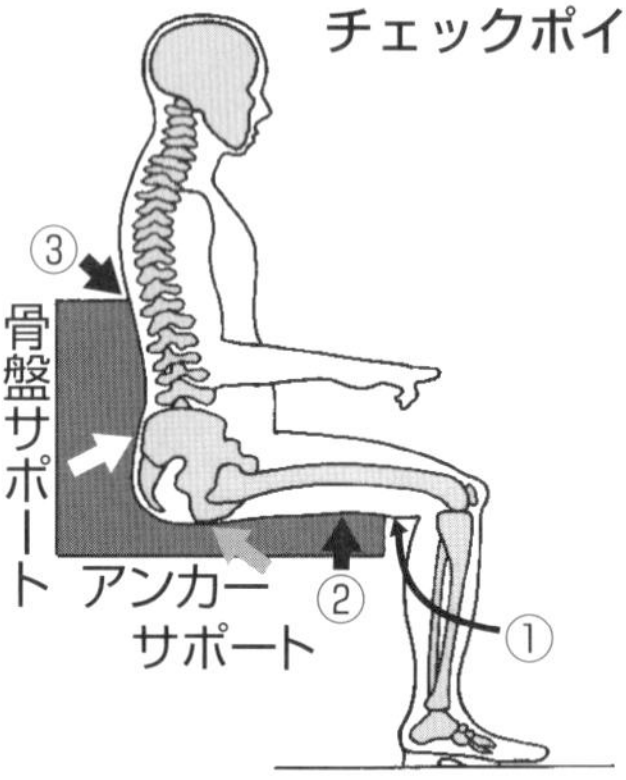

①バックレストに腰・背骨をきっちりと接したときに膝の後ろに少し隙間が必要。

②座面に接する大腿部の前方には適度な圧がかかること＝座面の高さの調整
・座面の高さが低すぎれば、隙間があく
⇨坐骨周辺の圧が増える
・座面が高すぎる場合は圧が高くなる。
下肢の血行障害⇨エコノミークラス症候群
しびれやむくみの原因になる

③バックレストの上端には圧がかからないこと（指が軽く入る）
骨盤が後傾しないようにサポートできると圧がかからなくなる
⇨骨盤がしっかりサポートできているかを確認できる

③バックレスト上端部に軽く指が入る

骨盤をしっかり支え、バックレストに均一に圧がかかるようにします。とくに骨盤の支えが弱いと、バックレスト上端部に圧がかかり、バックレストと背中の間に指が入りません。

バックレスト上端部には、指が軽く入れられるような余裕が必要です。骨盤周囲にクッションを入れたり、背張りベルトなどを調整するときの目安にもなります。指が入ると、きちんと骨盤が支えられた状態になっています。とても簡単ですが、骨盤がバックサポートに支えられているかを確かめることができる、とてもいい方法です。

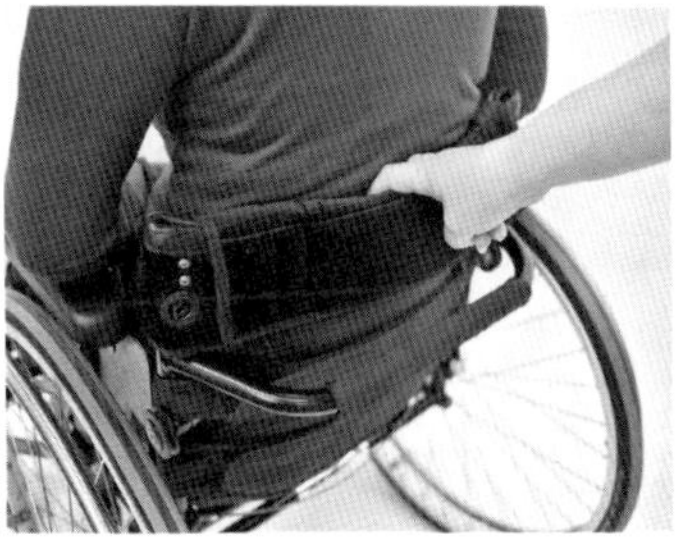

図表 3-45
最後に背中とバックレストの間に指２本が軽く入るかどうか確認する

コラム 車椅子は、メガネと同じ

調整、調節という言葉がありますが、車椅子は「調整する」といいます。

たとえば、エレベーターをメンテナンスするときはエレベーター前に「エレベーター調整中」という表示があります。内部の調節機構を操作して点検を行っているので「調整」です。

日本でふつうに使われている普通型車椅子は、第二次世界大戦後、大量の戦傷者に対応するために米国で開発されたものです。量産することが主目的でしたから、車椅子を個人に合わせることはほとんどできません。フットレストの高さを調整できる程度です。

現在、世界の車椅子は進化し、「モジュール型」といって、一人ひとりの身体状況や生活スタイルに合わせて、座面やバックレスト、背ベルト、フットレストの高さ、車輪の大きさ、角度などをさまざまに変えられるようになりました。

これらを一人ひとりに適合させることを「適合調整」といいます。現在、適合調整によって、いかにその人の身体と生活スタイルにフィットできるかが、世界の車椅子の開発競争の焦点になっています。ですから、欧米では、車椅子の調整はごく自然なことで、看護師、セラピスト、介護職だけではなく、当事者が適合調整を巧みに行うことも珍しくありません。

欧米では施設などにさまざまな交換部品が用意され、ネジ回しを持ったセラピスト、介護・看護職員がシーティングを行います。

フットレスト以外の調整ができない標準型車椅子は、そもそも1945年当時の米国男性の体型を標準にしてつくられもので、高齢の日本人には合っていません。空港やデパートなどで一時的に使うのならともかく、一日の大半を坐っているような場合には適していません。

体に合わない車椅子をそのまま使うと二次障害の危険がありますし、そもそも長時間坐れません。日本でも、モジュール型車椅子が開発されていますが、ほとんど適合調整をしないまま使っているケースが多く、「宝の持ち腐れ」です。

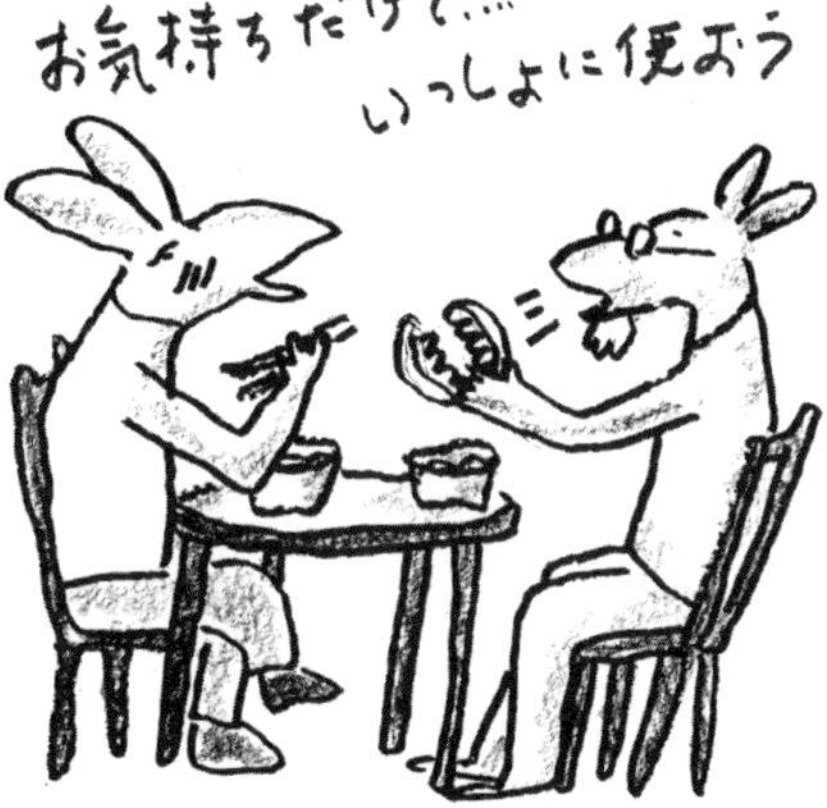

ちなみに適合調整が細かくできるタイプの車椅子は20万円以上しますから、標準型の5、6倍以上です。この価格が高すぎると考えるのは、普通型車椅子が2、3万円で買えることも大きく関係すると思います。しかし、入れ歯や眼鏡と同じで、他人のものは借用できないという認識をもつことが大切です。

介護保険によって月数百円でレンタルすることも可能ですが、その場合、やはりシーティング技術が求められます。

⑥ 車椅子・椅子の諸注意

モジュール型車椅子は高価で、家族などの理解が得られないと、なかなか購入にはいたりません。ですから、モジュール型車椅子で利用者がどれだけ変化できるかを家族にプレゼンテーションすることが大切です。

モジュール型車椅子は微調整が可能ですが、その場合でもシーティングの３ステップを踏むことでモジュール性能を最大限に発揮することができます。

モジュール型を用意できない場合、普通型車椅子でも、その場でできることが少なくありません。光野は、１９４５年型車椅子を前提にしてクッション（ノビットシステム）を開発しましたが、それも使えないときは、ありもののタオル、クッションなどを使います。普通型とモジュール型の中間のタイプの車椅子もあります。この場合、微調整するのは難しいのですが、調整できるところは最大限調整します。最近は調整するのに工具が要らない車椅子も見かけますが、ふつうは工具が必要になります。新品の場合は、車椅子に工具がついています。

足回りを工夫する

背の低い人、伸展制限などがある人が、普通型車椅子のフットレスト（足台）の上に足を乗せようとすると、そのままでは不安定で、お尻を前にすべらせて足をフットレストに着けようとします。これでは骨盤後傾、円背をうながしてしまいます。

車椅子とは別に独立した足台を用意できるとよいのですが、適当なものがなければ、フットレストをはね上げ、雑誌を重ねるなどして足台がわりにします。これだけでも姿勢が少しよくなります。もちろん移動時には使えませんが、食事のときなど手を使う場面では役に立ちます。

円背や筋力低下により体幹の支持力が弱い場合、低い台をキャスター（小さな車輪）の下に敷いてティルト状態にすることで、姿勢保持ができます。

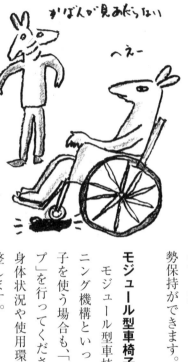

モジュール型車椅子でも3ステップが必要

モジュール型車椅子やティルト・リクライニング機構といった角度調整ができる車椅子を使う場合も、「シーティングの3ステップ」を行ってください。それぞれの利用者の身体状況や使用環境に適応できるように調整します。

背張り調整ベルトの調整方法

バックレスト（バックサポート）の背シートの裏にある数本のベルトが調整ベルトです。とくに骨盤を支える「骨盤ベルト」の調整は重要です。

①深く坐ってアップライト姿勢に

前傾姿勢になれれば、お尻を突き出すようにして、お尻を奥に押し込んでもらってください。そして、骨盤を起こすアップライト姿勢になってもらいます。

②いちばん上のベルトを仮に締める

背中はバックレストにつけてもらいます。

③下部にある「骨盤ベルト」を調整

ユーザーに坐り心地を聞きながら締め具合を加減します。あまり強く締めると、骨盤を前に押し出してしまいます。何度か試しているうちに、ユーザー自身が自らの体感から、自然な位置を確認できるようになります。自分でそれが指示できない場合は、周囲の人が姿勢から判断します。

④いちばん上のベルトを調整

いちばん上のベルトを調整すると、ユーザー自身が、いちばん下のベルトの調整具合も何となくわかってきます。ユーザーの要求にしたがってベストフィットの締め方を探ります。

⑤背中に指2本が入るか確認（図表3-46）

ユーザーに身体の力を抜いてもらい、バックレスト上端と背中の間に人差し指と中指の第一関節（指の上の節）を差し込んで、ベルトの左右に走らせます。ゆったり動かせることが大切です。ここに余裕がないということは骨盤がきちんと支えられていません。骨盤がキチンと支えられていないので、ユーザーはバックレスト上端に体幹の重さをゆだねます。バックレスト上端に余裕がないときは、①から調整をやり直してください。

⑥評価

車椅子を動かして、ベストフィットかどうかを探ります。一度にベストフィットの設定ができなくても、ユーザーが車椅子を使っているうちに、ちょうどいい調整方法がおのずとわかるようになります

バックレストの角度の調整

バックレストの角度（背座角）が微調節できるようになっていれば、背ベルト調整と合わせて微妙に「坐り」を調整できます。

アップライトの姿勢を変えないで、バックレストの背パイプを90度くらいに近づけると、背ベルトが骨盤をがっちりとつかみ、骨盤はより安定します。

骨盤の動きを固定することで自由度は損なわれますが、骨盤が安定するので側弯や横倒れがある場合には適した調整といえます。

逆に、利用者の姿勢をそのままにして、背パイプを少し倒すと、利用者の骨盤はバックレストの側方の支えが弱くなるのでそれだけ自由に動かせるようになります。安定は悪くなりますが、日常の自立度の高い人には適した調整です。

ですから、テニスなど車椅子スポーツの場合、骨盤の自由度は大きいほうがよい（つまり背パイプを少し倒したほうがいい）と考えてしまいますが、選手は背パイプを直角に近づけて骨盤をしっかり固定します。

そうすることで、車椅子と骨盤が一体化し、車椅子ごと身体を動かしやすくなります。「人馬一体」という言葉があ

図表 3−46
バックレストパイプの角度

バックレストのパイプの角度が90 度近くあると、両サイドからのサポートが大きくなるので、横倒れを防ぐことができる

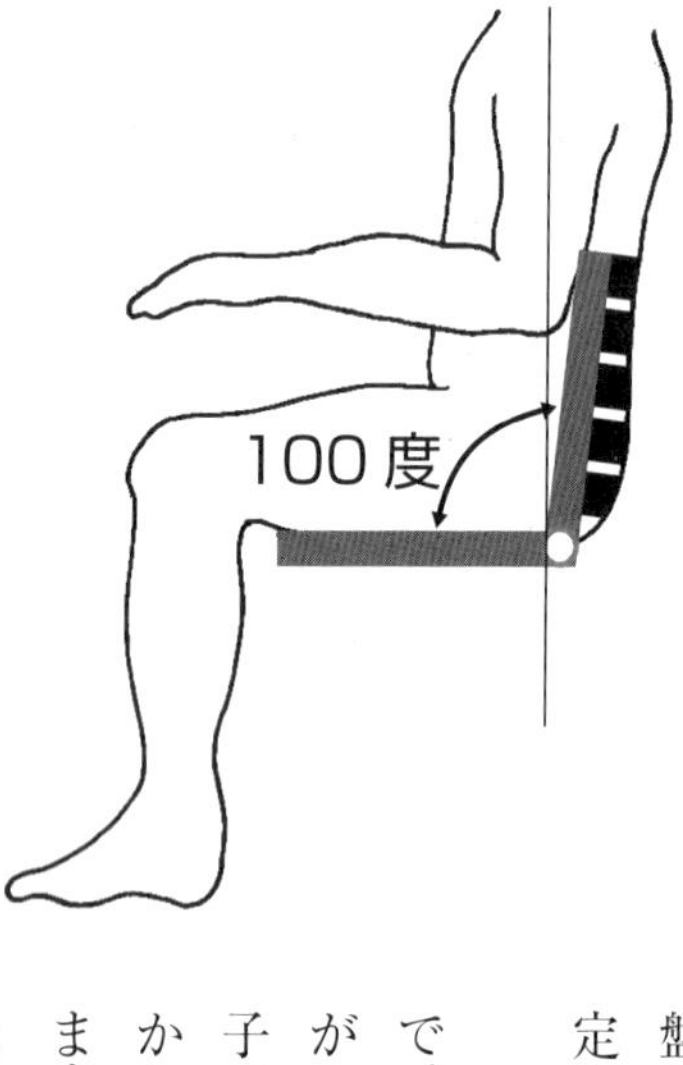

りますが、車椅子スポーツは、まさに車椅子と人が一体化することです。

バックレストの高さ

バックレストが低いと（背中の支持面が小さいと）、上半身の自由度は高くなり、より活動的になります。それだけ筋力もつき、自由度は維持されますが、体幹とくに脊柱起立筋を使うことになります。車椅子で休憩もできるようにしたければ、バックレストを後ろに傾けることができるタイプのものが必要です。そして、支持面の広い（ハイバックの）車椅子を選びます。また、ゆっくり休憩するためには、ヘッドレスト（ヘッドサポート）が必要になります

ヘッドレストに注意

「ヘッドコントロール」とは、自分で頭を自由に動かすことですが、坐位になったとき、首がすわらない人がいます。このようにヘッドコントロールが不能な方には、ヘッドレストを使って首を後ろからサポートします。ヘッドレストには、座高に近いハイバックのバックレストの上に枕タイプのものを直接のせるものと、肩の高さのバックレストから独立して、角度や高さなどが自由に設定できるものがあります。

廃用性で長く寝たきりだった人が、坐位になると、最初はヘッドコントロールが難し

いこともありますが、坐位でいる時間を少しずつ長くすることで、首がすわる人も少なくありません。

ヘッドコントロールが難しい人には、ティルト（座席の傾斜）やリクライニングが可能な車椅子を使うと、活動性が大きく改善されます。ときには自力で頭部の支えが可能になる人がいます。

逆に、ヘッドコントロールが可能なのにヘッドレストをつけて坐らせられている人がいます。これはヘッドレストが無用というより有害です。

ヘッドレストによって、首、肩の動きが制限されるとこれらの筋肉が萎縮し、肩こりや背中の痛みの原因になります。

またヘッドレストそのものが首を前に押し出し、脊柱のC字カーブを強めているケースがあります。その場合、胸郭が狭くなり、呼吸、血液循環、消化器系の働きに影響を与えますから、ヘッドレスト一つとっても使い方を間違えると二次障害の原因になります。

第4章 シーティングで改善する疾患

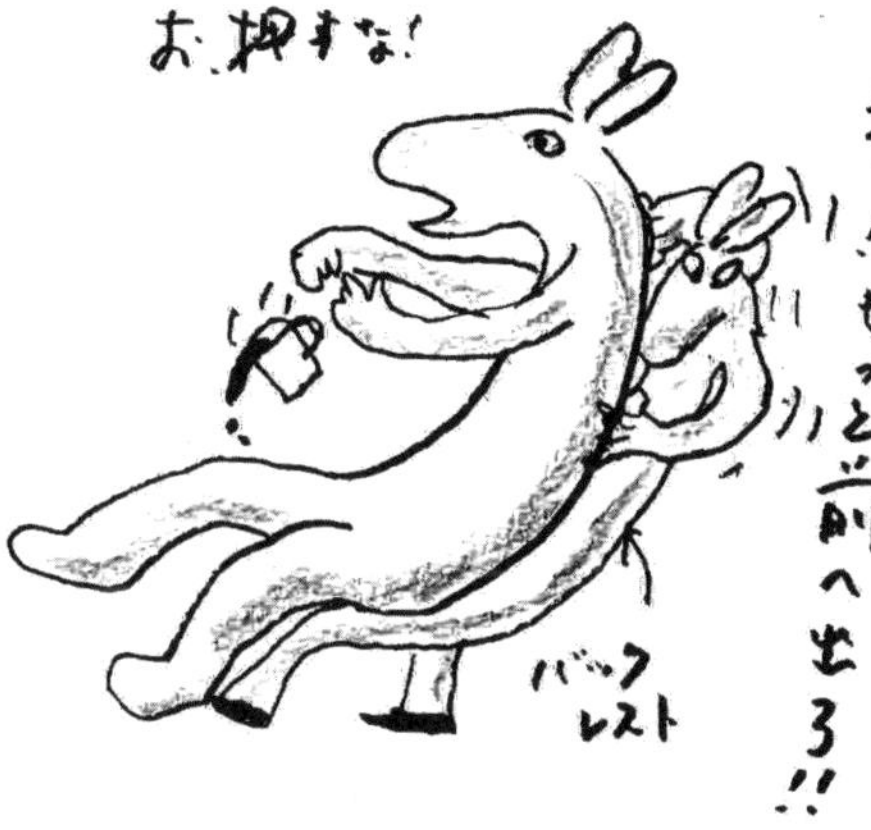

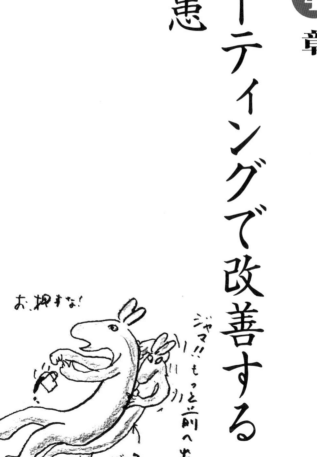

1 呼吸と嚥下の基礎知識

神経の働き

動物の体は、脳が全身の筋肉に命令を与え、筋肉を働かせています。

操り人形にたとえると、脳と脊髄が人形使いで、全身の筋肉が人形、糸にあたるのが神経細胞（ニューロン）です。

神経は脳から出て脊髄を通り、脊髄を守る骨（脊椎）の間を抜けて全身に張り巡らされています。神経には、運動神経・感覚神経・自律神経があります。

運動神経は、わたしたちの意思通りに体を動かす神経です。

感覚神経は、熱い、痛い、か

図表 4-1
不良坐位では、交感神経が優位になる

不良姿勢によるストレスが原因となって、交感神経がたかぶった状態に陥る

	交感神経	副交感神経
心身の状態	緊張	リラックス
瞳孔	拡大	縮小
唾液	減・濃くなる	増・薄くなる
心拍	増加	減少
骨格筋	緊張	弛緩
血圧	上昇	下降
胃腸の働き	抑制	促進
消化液	抑制	促進
血管	収縮	拡張
呼吸	早くなる	ゆっくり

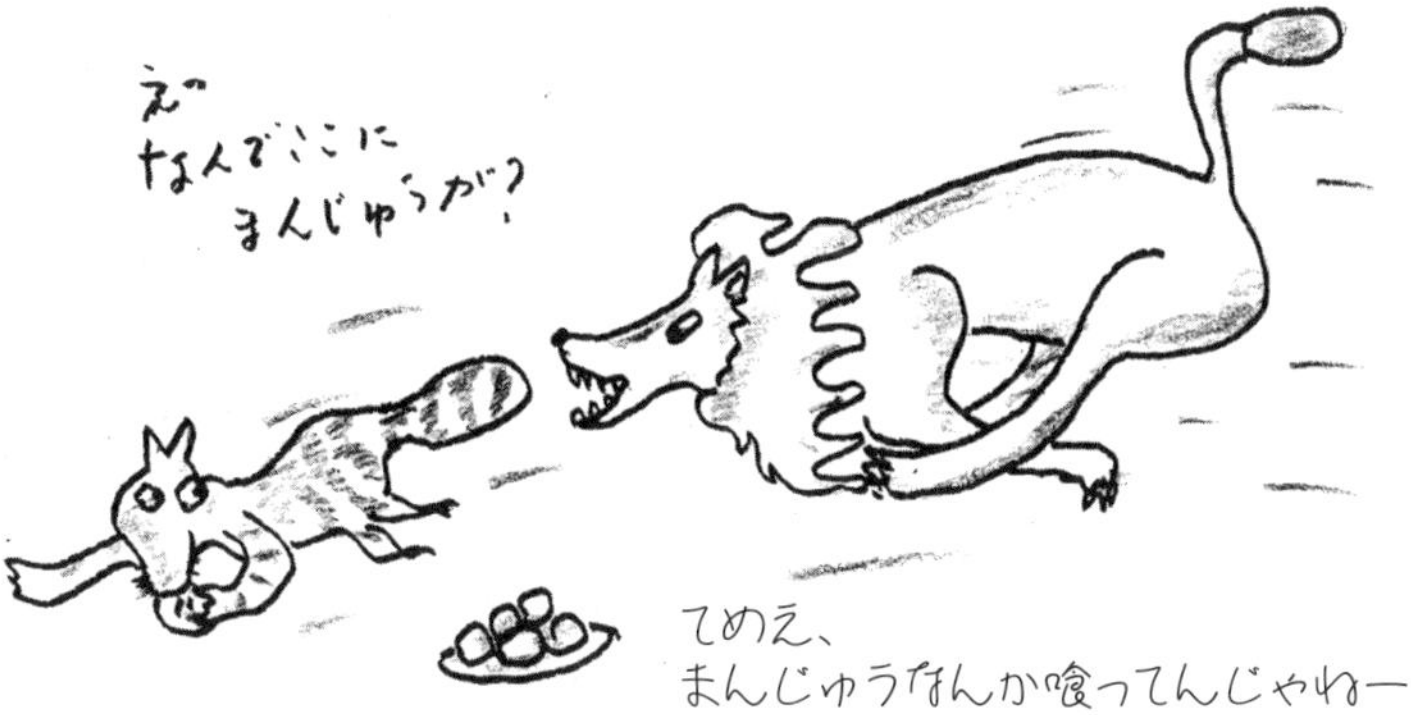
えっ
なんでここに
まんじゅうが？
てめえ、
まんじゅうなんか喰ってんじゃねー

ゆいといった感覚に関わる神経です。

自律神経は、心臓、肺などの臓器、器官にある筋肉を、わたしたちの意思に関係なく働かせるための神経です。自律神経には、アクセル役の交感神経と、ブレーキ役の副交感神経があります（**図表4-1**）。

たとえば、レストランでは、ランチタイム近くになると、厨房も店先も、客を迎えたり、注文を受けるのにおおわらわで、神経をピリピリさせて段取りよく料理を出そうとします。そのため、従業員の心拍数、血圧はやや高めになり、のどの渇きも覚えます。お客が、自分の目の前で食事をしていても空腹を感じたり、トイレに行きたいという生理的欲求も起こりません。

これが交感神経優位の状態です。交感神経は獲物を追いかけたり、天敵から逃げたりするときに全身が緊張して働く神経ですから、こんなときに、おいしそうなものがあったからといってつまみ食いしているヒマはありません。

いっぽう、おいしい食事を楽しむ客の立場は逆で、副交感神経が優位になります。リラックスしないと食欲もわきません。

自律神経を整える介護

疼痛《とうつう》に苦しむときや血行障害が起こっているときの姿勢をここでは「不良姿勢」といいますが、その状態では交感神経が優位になっています。

円背（脊柱後弯症）などが強い不良姿勢では、内臓が圧迫され、食欲も低下します。そのうえに認知機能の衰えがあると、しっかりご飯を食べてもらいたいと思っても、本人は空腹を覚えないため、口をなかなか開いてくれません。やや開いた口を押し開くようにして食べ物を入れても、交感神経優位の働きで口の中は唾液で潤っていないため、食塊《しょっかい》がつくれず、いつまでもクチャクチャするだけで飲み込めません。

結局、ほんの少し食べただけで疲れてしまい、口をつぐんだまま食事終了になります。脱水症状があっても飲み物も飲んでくれません。食後のトイレも、濃縮された尿がチョロッと出るだけ。とうぜん便秘ですから緩下剤《かんげ》を使って強制的に排便してもらいます。「食事量が少ないから、出るものも少ない」と思うのは間違いです。

便の内容は、食べたもののカスが数％で、ほとんどは水（60～70％）、腸内の細胞（10～20％）、細菌の死骸（10～20％）ですから、腸内環境がよければ、食事が少量でも

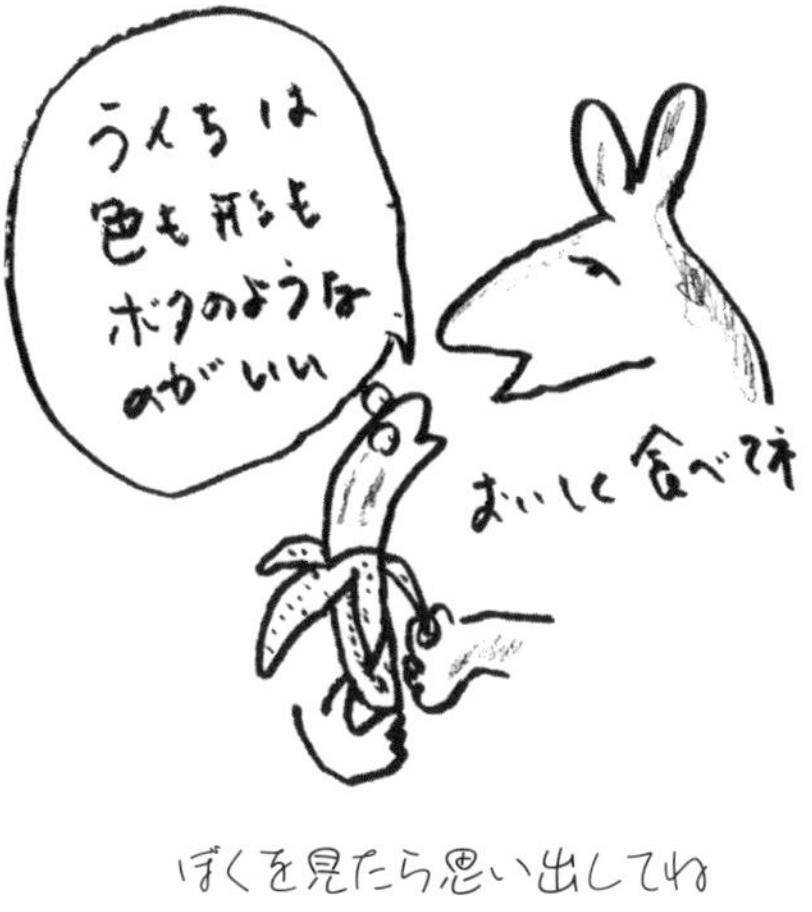
うんちは
色も形も
ボクのような
のがいい
おいしく食べてね
ぼくを見たら思い出してね

便の量は減りません（腸内環境がよければ腸内細菌は勝手に増殖していきます）。

それよりなにより、ちゃんとした姿勢（抗重力姿勢）で坐り、リラックスして食事することができれば、食欲が起こり、出るものも出ます。生活リズムをコントロールする自律神経の働きが整うからです。自律神経は抗重力姿勢のもとでしっかりバランスをとっています。

ですから、介護は自律神経の働きに大きく影響を与えています。

風が吹けば桶屋がもうかる

不良座位では体勢が安定しませんから、その不安感からアームレストなどにしがみつくように坐っている人がいます。

この不安感で全身に筋緊張が起こり交感神経を優位に導きます。交感神経は心臓の働きや肺活量などをコントロールしていますから、呼吸は浅く速くなります。

交感神経優位の状態では、唾液分泌が抑えられ、食塊ができず飲みこみにくく、飲み込んだとしても、食べ物がパラパラと喉頭蓋《こうとうがい》（食道へのふた）の周囲に落ちて誤嚥《ごえん》しやすくなります。

円背で脊柱のC字カーブが強くなると、自然にうつむき姿勢になり、顔を正面に向けるためには、あごを前に出します。食事中、あごが前に出ると、嚥下機能はますます低下し、誤嚥性肺炎を起こしやすくなります。

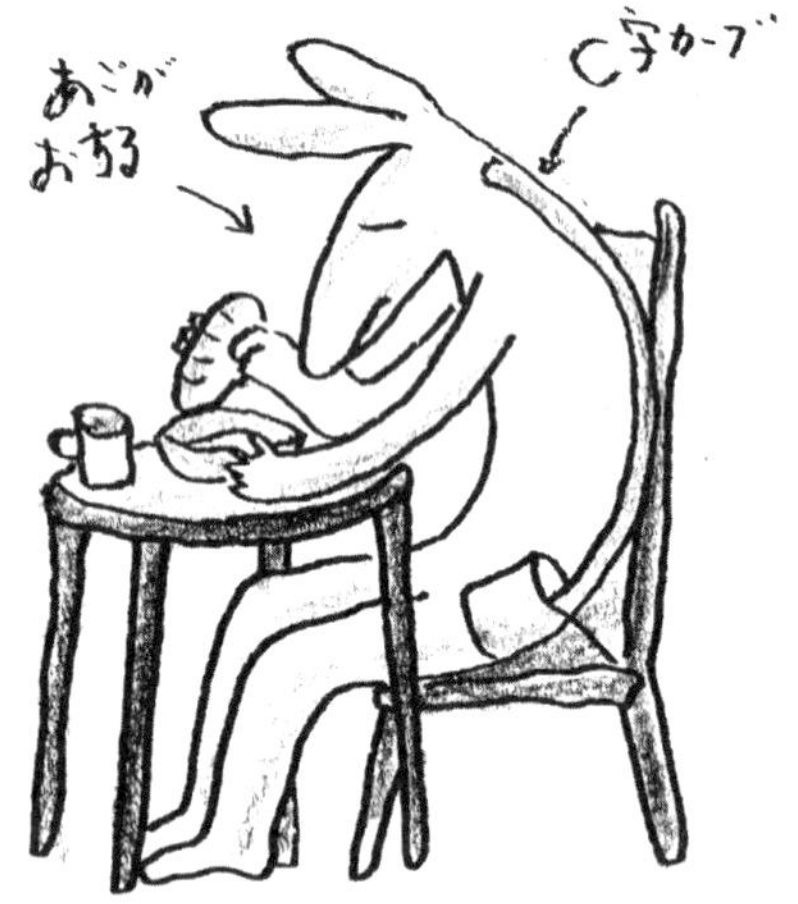

これでは食べられないから、あごを前に出す。あごが前に出ると嚥下機能が低下する

食事のときだけではなく、不安定な坐位は全身的な筋緊張をもたらします。筋緊張が亢進《こうしん》することによって筋肉が硬く短縮すると、関節の働きを抑え、「関節拘縮《こうしゅく》」を起こします。

一つの関節が拘縮することでその周囲の筋肉は機能を低下させ、たとえばトイレで移乗時に立位がとれなくなるなど、結局、介助量を増大させます。

筋力低下、関節拘縮の流れは、トイレ、食事などの自立困難といった廃用症候群の原因になります。ベッドでのオムツ排泄は、残便や残尿、オムツ内の尿から尿路感染症を引き起こします。

すべての症状が関連しながら、全身にドミノ倒し的に悪影響が広がります。これらの関連を描いたイメージ図が57ページ**図表4-27および巻末**です。

図表4－2　誤嚥性肺炎のメカニズム

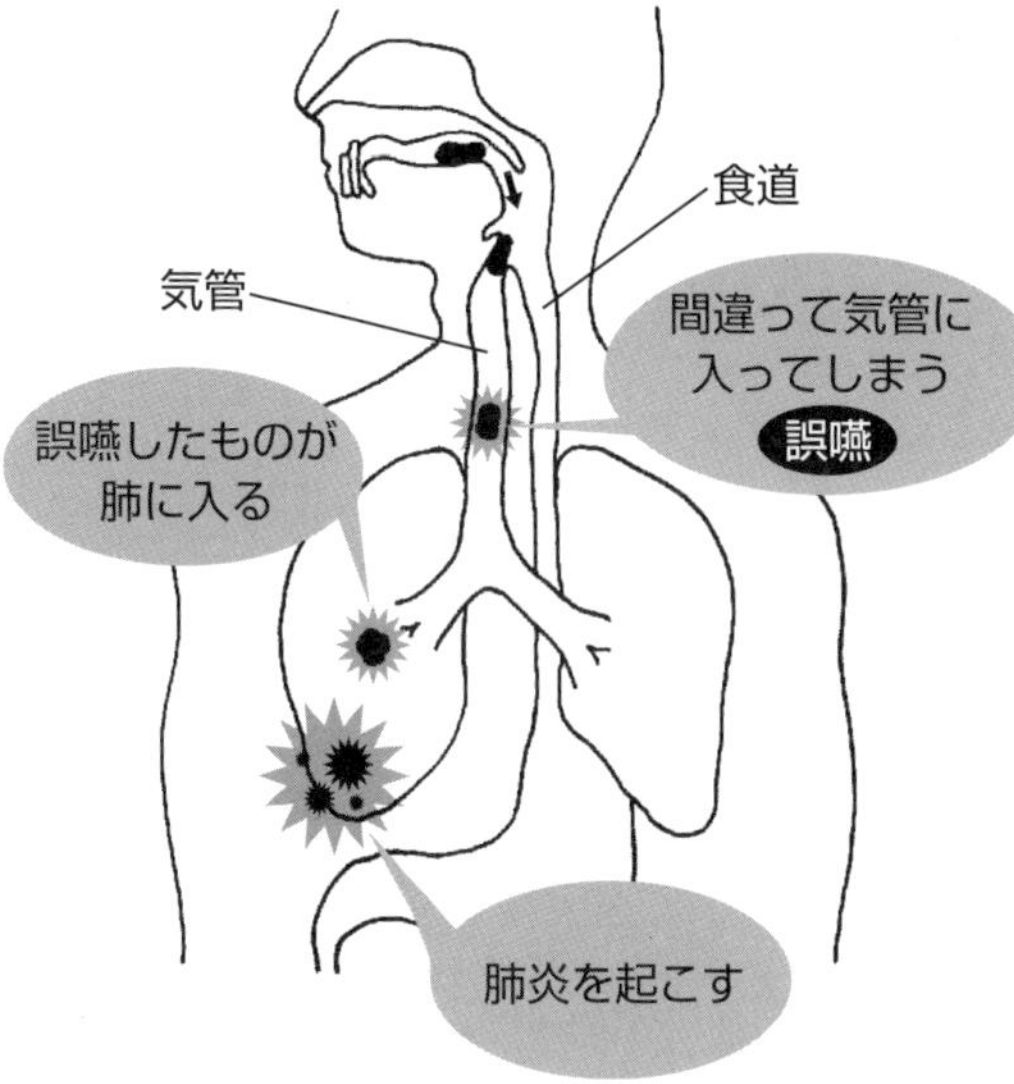

「不良坐位からさまざまな症状が生まれ、ついに死に至る」といえば、まるで「風が吹けば桶屋がもうかる」的な誇張表現のように思われるかもしれません。しかし、あらゆる臓器は「地続き」ですから、とうぜん、あらゆる症状は関連しあっています。

なぜ、こんなことをクドクド書くかというと、ある時点でシーティングをすることで、驚くほどどこのドミノ倒しにストップがかかることがあるからです。

なぜ誤嚥するのか

高齢者の死因の第3位は肺炎です。その70%以上が誤嚥性肺炎で、さらにその70%以上は脳梗塞など何らかの脳神経疾患を有しています。

いうまでもなく、誤嚥性肺炎は、食道に向かうべき飲食物・唾液などが、さまざまな要因によって気管から肺に侵入して炎症を起こすことです（**図表4-2**）。

症状としては、37・5度以上の発熱や痰、息苦しさなどの典型的な症状以外にも、呼吸数の増加、原因不明の傾眠《けいみん》やせん妄などの精神症状、また倦怠《けんたい》感・だるさによる活動量低下、疲労感、食欲不振などがあります

図表4-3　誤嚥性肺炎を疑う観察事項

食事中に気をつける症状

- □ 食事に時間がかかる
- □ 食べる量が減る
- □ 食べ物の好みが変わる
- □ 水分を避ける

食事中・後に気をつける症状

- □ ムセがある
- □ 湿ったしわがれた声になる
- □ 食後に痰が増える
- □ 熱が出る
- □ 痰に食べ物が混ざる
- □ 口の中に食べ物が残っている
- □ 食後に疲れている

そのほか

- □ 常にのどがごろごろと鳴っている
- □ 濃い痰がよく出る
- □ 体重が減った
- □ 尿量が減った
- □ 寝ているときに急にムセこむ

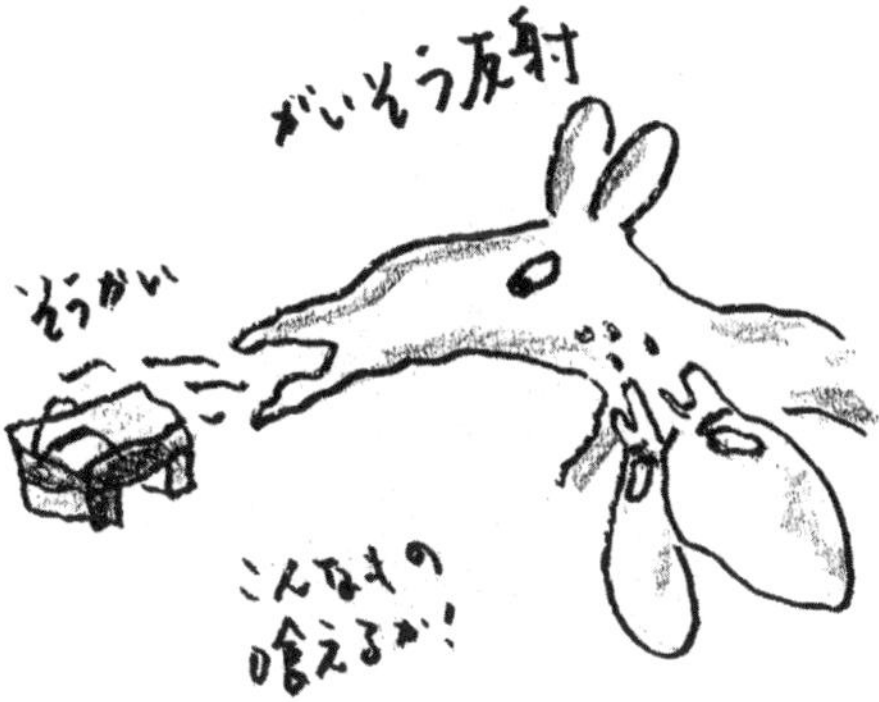

（図表4-3）。

ヒトののど（喉頭《こうとう》）は、意地が悪いことに、食べ物が通る食道と、空気が通る気管が途中まで一本の管になっています。チンパンジーも同じような構造を持っていますが、気道と食道が立体交差しているため誤嚥をすることはありません。そのかわりヒトは発語のための声帯を手に入れています。

また、ヒトののどには、さまざまな誤嚥防止の仕組みがあります。たとえば、ムセて咳《せ》き込むことで、異物を気管から痰として排出します。これを「咳嗽《がいそう》反射」といいます。

呼吸に努力が必要な状態

人のムセ込みの限界はさまざまですが、虚弱高齢者の場合、もちろんそれよりもはるかに少なく、のどに違和感があってもムセが足りず誤嚥しやすくなります。また、せっかくムセて、気管から出されても喉頭付近に溜まり、濃縮され、何らかの拍子に肺に侵入します。

図表4−4　CVA障害（脳血管障害）嚥下障害有無と肺気量分画比較

嚥下障害者はVCとIRVが優位に低下している

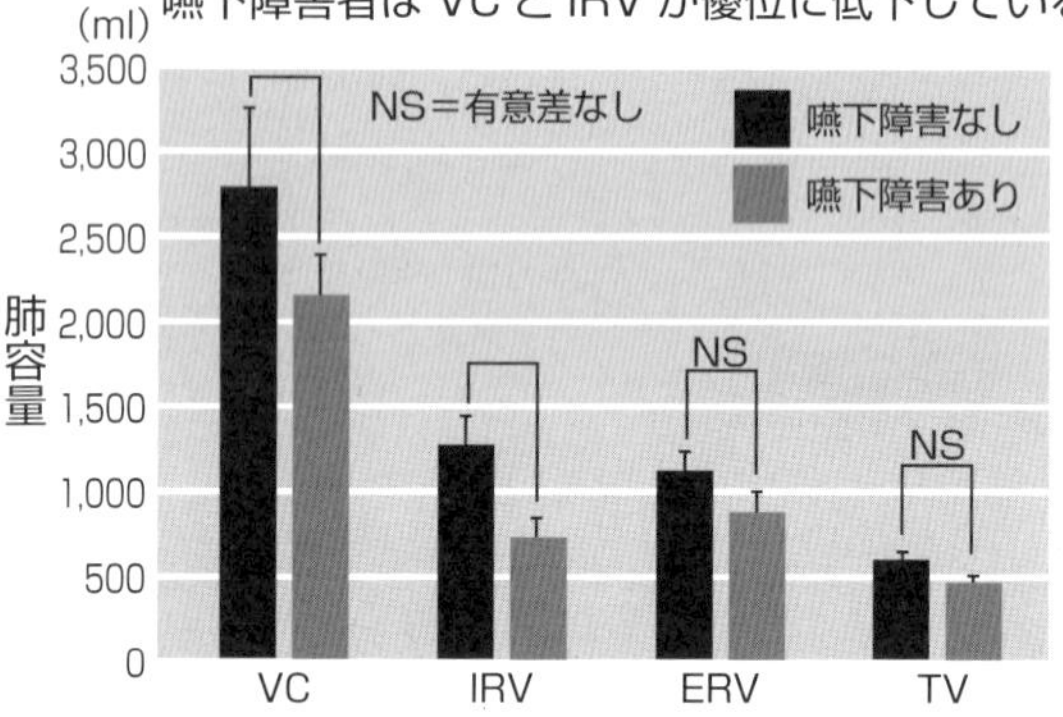

肺活量（VC vital capacity）：予備吸気量（IRV）と1回換気量（TV）および予備呼気量（IRV）を合計したもの。
予備吸気量（IRV）：一回換気量に加え、さらに吸入しうる量。
1回換気量（TV）：自然呼吸時に吸入・呼出（こしゅつ＝吐き出す）される量（約500ml）。
予備呼気量（ERV）：自然呼気の後に最大努力をして呼出できる量。

出展：酒井康成　研究データ

ムセる力（咳嗽反射）が弱くなるのは、肺活量が低下することが要因の一つです。ムセは肺からの「こんなものはいらない」という意思表示で、空気とともに押し出されます。元気な人の肺活量は約4リットルで小さなバケツくらいですが、誤嚥する人の肺活量はその半分以下です。呼気量が不足するとムセによる痰の排出（喀出《かくしゅつ》）ができません（図表4-4）。

肺活量は、円背などで胸郭《きょうかく》（肋骨《ろっこつ》）を閉じてしまうことによっても低下します。息をしっかり吐き出すことで新しい空気を取り込むことができます。

胸郭は、肺を囲む檻《おり》で、檻の底が横隔膜《おうかくまく》です。息を吐くと、横隔膜が上がり、肺はすぼんで、空気が体外にオートマチックに排出されます。そしてカラになった肺に新たな空気がどっと押し寄せるとき胸郭が開きます。これらは「呼吸

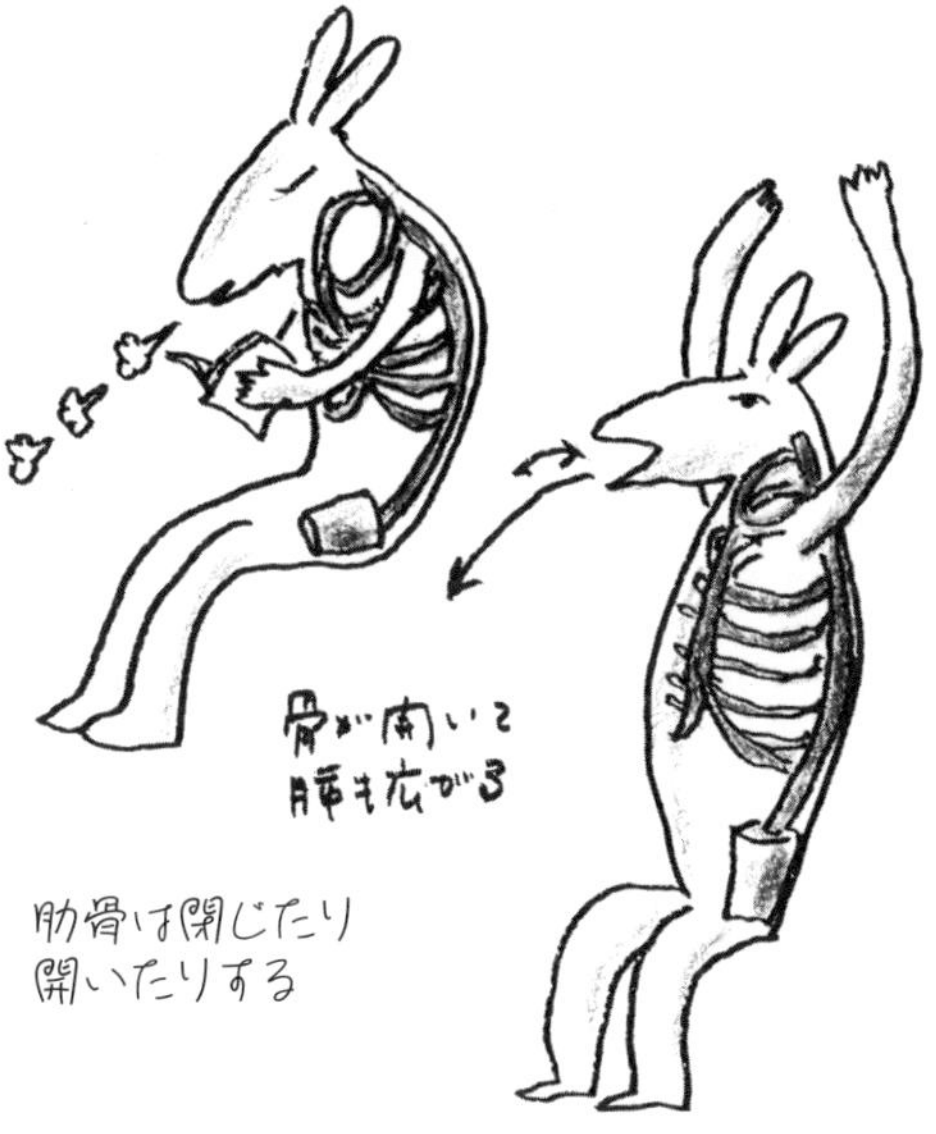
骨が開いて
肺も広がる
肋骨は閉じたり
開いたりする

筋」と呼ばれる、肋骨周囲の筋肉、腹筋、横隔膜などさまざまな筋肉の共同作業です。

しかし、不良座位で胸郭が閉じてしまうと、肺の広がりが抑えられ、空気を必要量取り込むために呼吸を速く浅くしなければなりません。肺が十分ふくらまない分を数でかせぐわけです。さらに胸郭が狭くなると、安静時の呼吸には使われない胸鎖乳突筋《きょうさにゅうとっきん》（両首筋にある筋）など、呼吸の補助的な役割をする筋肉が動員され、エネルギー消費も増えます。これを「努力呼吸」といいます。

寝たきりの高齢者の中には、**図表4-5**左写真のように、両手で胸を抱えるようにして関節拘縮を起こしている人がいます。これは、自身で胸郭運動を抑制しているため、非常に息苦しい状態です。通常はあまり目立たない呼吸補助筋が際立ってふくらんでいるのが一目でわかります。

図表 4-5　胸郭を自分で押さえつけ、自然な呼吸を妨げている

不良姿勢による呼吸障害
※呼吸補助筋が（過剰に）働くようになる → 頭頸部姿勢が崩れる

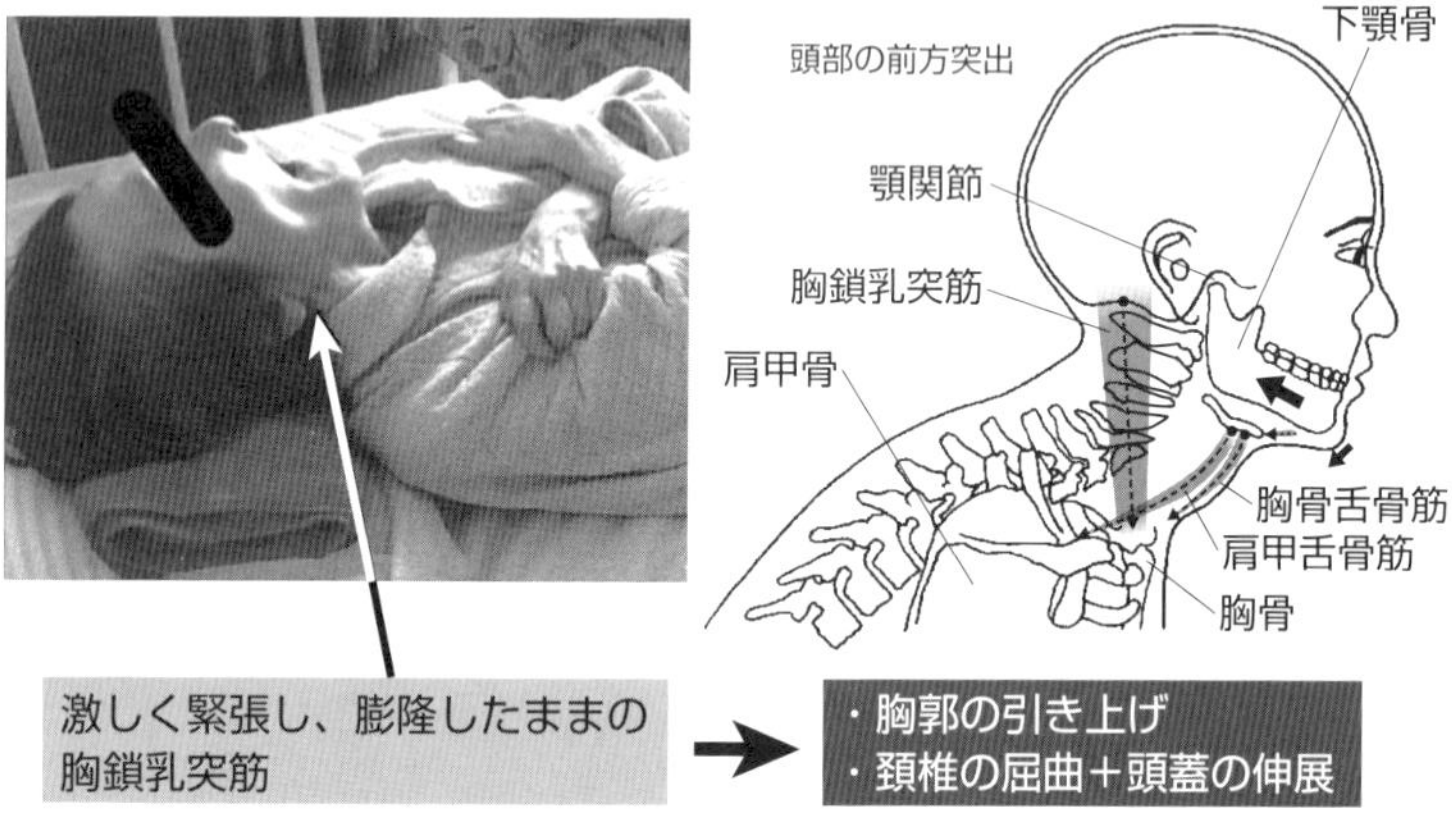

嚥下のメカニズム

嚥下のメカニズムには次の5つの行程があります。

1先行期——食べ物などの情報が、視覚や嗅覚《きゅうかく》から、海馬・扁桃体《へんとうたい》（記憶や情動をつかさどる）に送られ、過去の情報の中から一致するものを見つけると（たとえば、うめぼし）唾液を分泌するなど、口腔内の湿潤環境、食欲促進、食物に合わせた口や舌の形状が準備される。

2準備期——食物が口腔内で唾液と混ざりあいながら咀嚼され食塊をつくる。

3口腔期——口が閉じられ、舌の収縮により、奥へと送り込まれ、さら

図表 4-6　嚥下のメカニズム

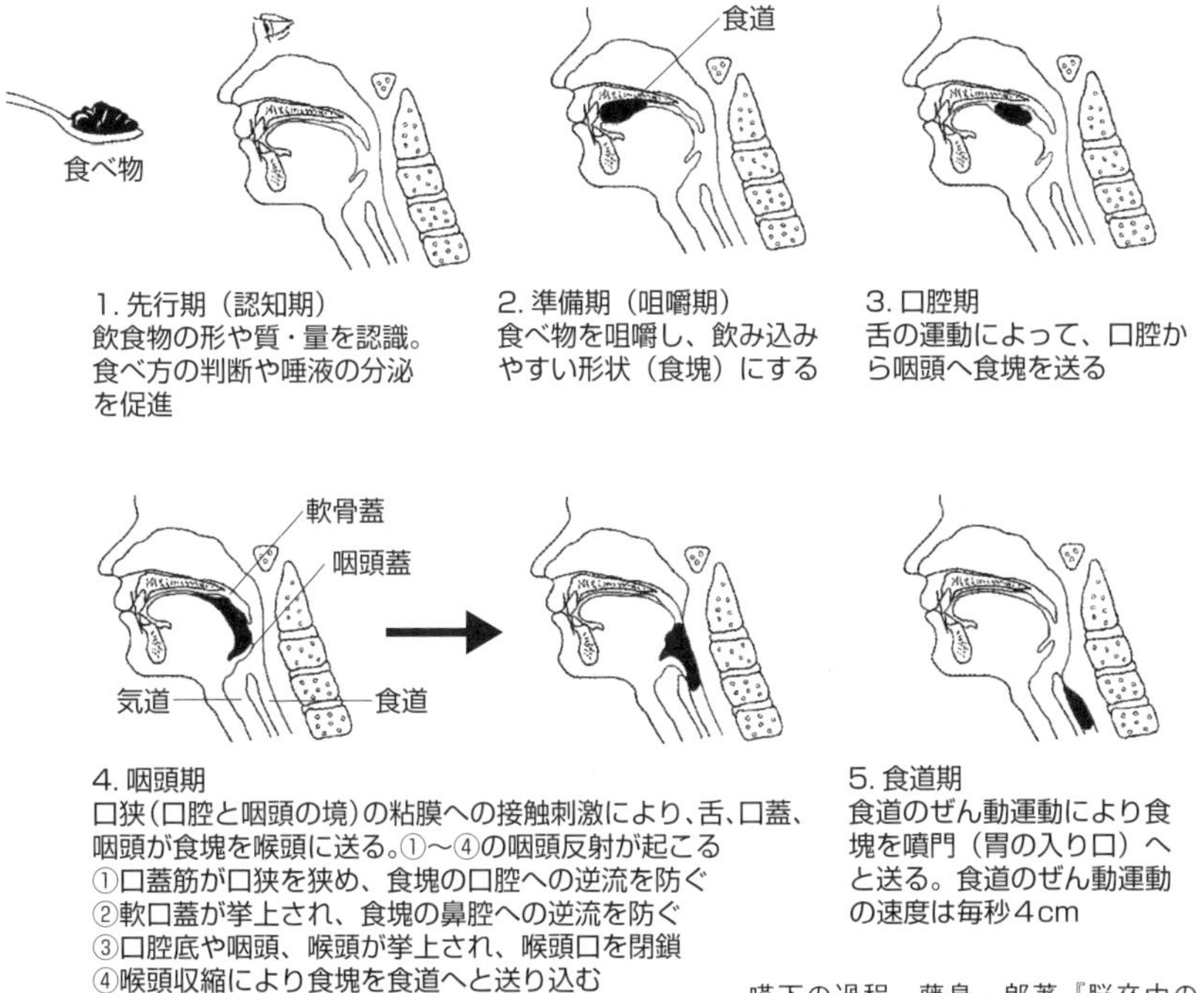
食べ物
食道
1. 先行期（認知期）
飲食物の形や質・量を認識。
食べ方の判断や唾液の分泌
を促進
2. 準備期（咀嚼期）
食べ物を咀嚼し、飲み込み
やすい形状（食塊）にする
3. 口腔期
舌の運動によって、口腔か
ら咽頭へ食塊を送る
軟骨蓋
咽頭蓋
気道
食道
4. 咽頭期
口狭（口腔と咽頭の境）の粘膜への接触刺激により、舌、口蓋、
咽頭が食塊を喉頭に送る。①〜④の咽頭反射が起こる
①口蓋筋が口狭を狭め、食塊の口腔への逆流を防ぐ
②軟口蓋が挙上され、食塊の鼻腔への逆流を防ぐ
③口腔底や咽頭、喉頭が挙上され、喉頭口を閉鎖
④喉頭収縮により食塊を食道へと送り込む
5. 食道期
食道のぜん動運動により食
塊を噴門（胃の入り口）へ
と送る。食道のぜん動運動
の速度は毎秒4cm

嚥下の過程　藤島一郎著『脳卒中の摂食・嚥下障害』第２版から

に口腔からのどの入口（咽頭《いんとう》）へ運ばれる。

4咽頭期――咽頭に運ばれた食塊・液体が鼻に逆流しないように、鼻と口の間のふた（軟口蓋《なんこうがい》）が後方にスライドして鼻腔《びくう》が閉じられる。同時に、食塊が食道方面へと移動し、気管方面へ移動しないように筋肉運動が起こる。食塊がさらに奥の喉頭《こうとう》にやってくると、気管のふたである喉頭蓋《こうとうがい》が下り、声帯もしっかり閉じる。もし気管に侵入しても、咳嗽《がいそう》反射によって排出される。

5食道期――食道に入った食塊は、筋肉のぜん運動によって胃へ送られる。(**図表4-6**)

円背はのどを狭くする

一つひとつの筋肉が収縮して、最大の力を発揮するには適切な長さがあります。筋肉の両端(起始部、停止部という)は骨に付いていて、その長さが決まります。しかし、悪い姿勢によって骨の位置関係(アライメント)がくずれると筋肉は実力を発揮できません。嚥下も、筋肉の動きが制約されると、食塊《しょっかい》をスムーズに食道に送り込めなくなります。

先述のように、不良座位では、脊柱がC字カーブとなり、うつむき姿勢になります。しかし、人の生活は、視覚情報に大きく頼っているため、前を見るために頸部の筋を使って顔を起こす必要があり、あごを突き出した状態で姿勢を保持します。そのため嚥下に関わる頭頸《とうけい》部の筋肉が姿勢保持に使用され、そのこともスムーズな嚥下を困難にしています(**図表4-7**)。

食道の入口は、気管の後壁にへばりつくように配置されていて、ふだんの呼吸時は入口がつぶれている状態です。不良座位によって、これらの並び(アライメント)が変化し、口腔と気管が直線的に並ぶため、食塊が気管へ向かうリスクが高まります。また、円背

図表4-7　坐位姿勢による頭頸部のアライメント

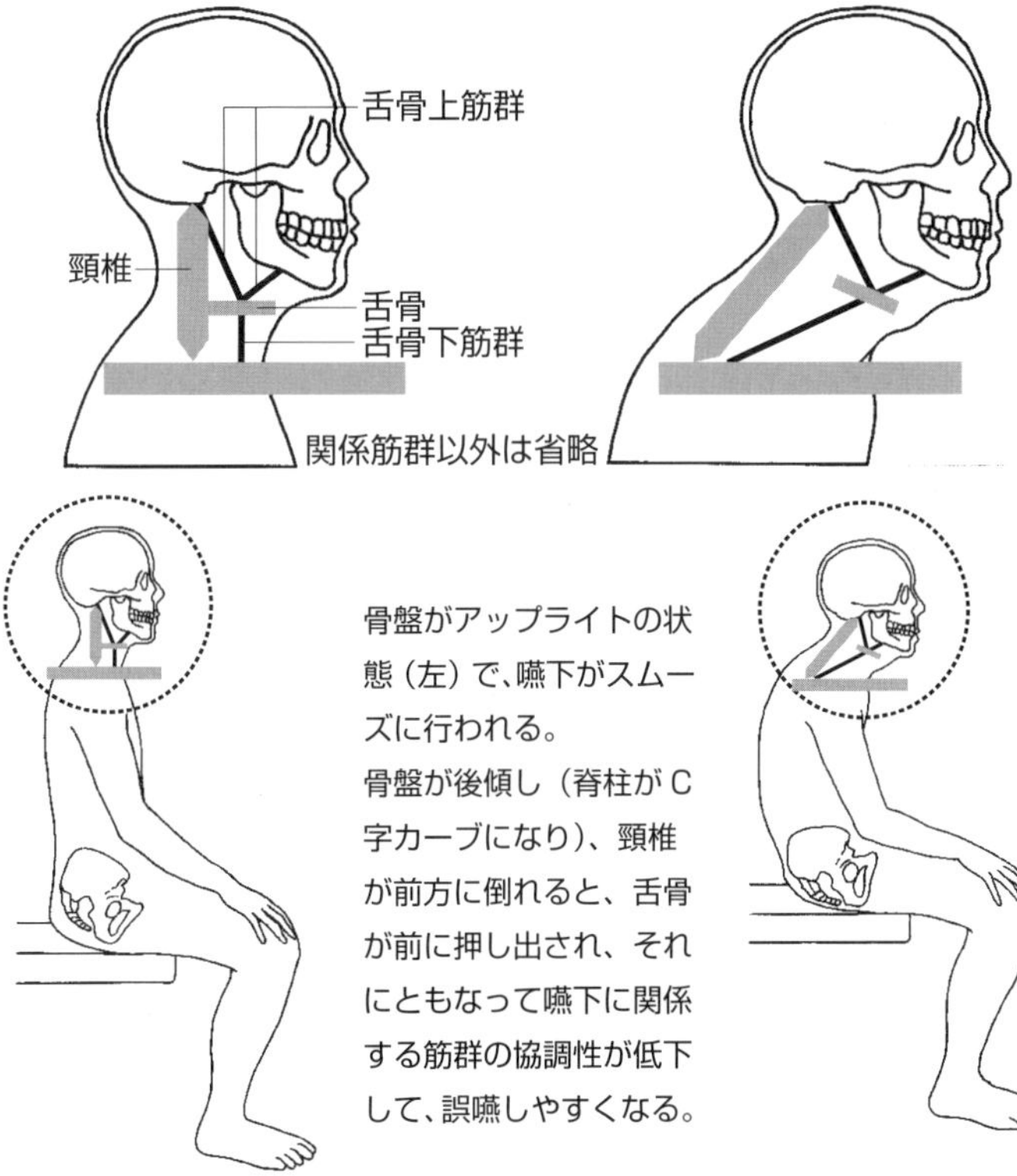
舌骨上筋群
頸椎
舌骨
舌骨下筋群
関係筋群以外は省略
骨盤がアップライトの状態（左）で、嚥下がスムーズに行われる。
骨盤が後傾し（脊柱がC字カーブになり）、頸椎が前方に倒れると、舌骨が前に押し出され、それにともなって嚥下に関係する筋群の協調性が低下して、誤嚥しやすくなる。

によって首の骨（頸椎《けいつい》）が伸ばされ、狭い咽頭をますます狭くし、飲み込みに努力を要するようにもなります。咽頭《いんとう》期のさまざまな誤嚥を防ぐシステムが作動しづらくなります。このように坐位姿勢の善し悪しで、誤嚥のリスクが変わります。

❷褥瘡の基礎知識

ガラパゴス車椅子

驚くべきことに1970年代初頭には、高齢者施設や重症心身障害児施設には、車椅子はほとんど見られませんでした。もちろん必要がなかったからではなく、当たり前のように寝かせきりにしていたのです。それ以前のパラリンピック（1964年）には、選手はアメリカから寄付された普通型（標準型）車椅子を使って競技に参加しました。80年代になってようやく日本に普通型車椅子が普及しますが、そのとき開発されたのが、「フルリクライニング（フルリク）車椅子」です。

フルリクは、座面をそのままにして（傾斜をつけずに）、バックレストだけが水平近くになるものです。バックレストが水平のときとアップライトのときは、それなりに使用できますが、その中間の角度ではすべり出します。

価格は10万円台から20万円台が多いようですが、それ以上のものまでさまざまです。「車椅子」と呼ばれていますが、むしろ使用状況を見るとストレッチャーといえます。

フルリク車椅子は、日本で開発され、日本だけでガラパゴス的な（「ガラ携」のような）

図表 4-8　褥瘡治療を２年行っても完治しなかった。フルリクライニング車椅子が手つかずだった

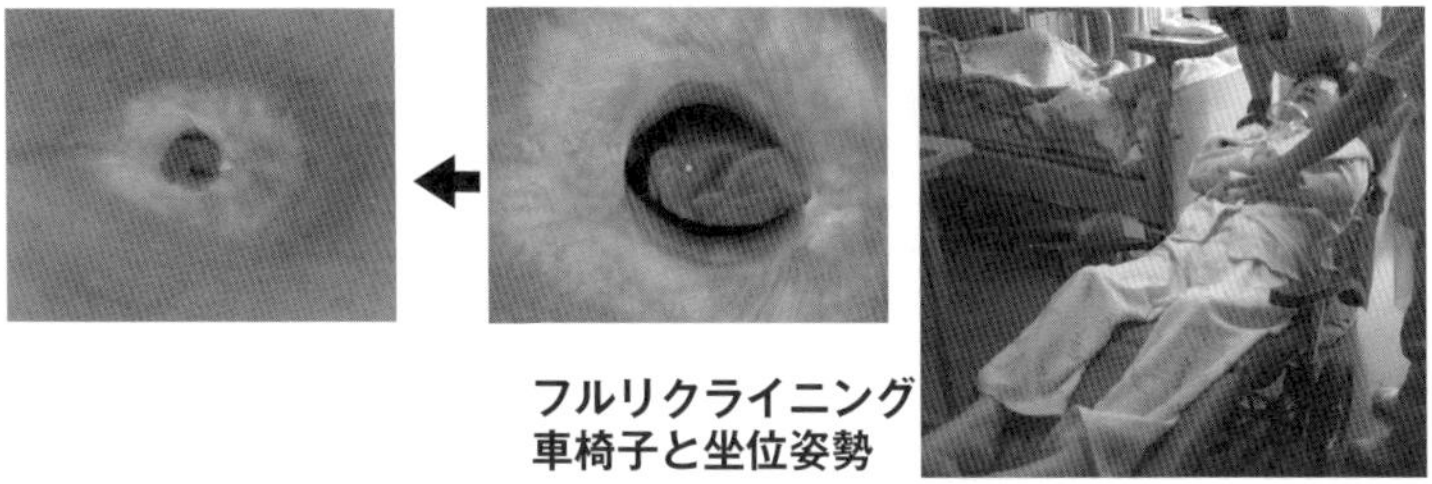

フルリクライニング車椅子と坐位姿勢

進化をとげた「ガラ車椅子」です。

「椅子文化」の欧米人にはまったく想像もできないもののようで、少なくとも福祉国家といわれる北欧では似たような製品は見当たりません。旧厚生省は１９８９年に「寝たきり老人ゼロ作戦」を打ち出し、離床が大きな課題になりましたが、重度の方には、このフルリクしか選択肢がないという時代が続きました。

いずれにしても、利用者のための用具ではなく、介護の省力化のための用具です。それも、長い目でみれば、褥瘡などの原因になり、介護量を増やしますから、省力化ともいえません。使い方のコツとしては短時間のみ使うことと（つまり、もともとの開発趣旨に反する）、お尻などに褥瘡ができる人には使うべきではありません。むしろ、フルリク車椅子にお金を使うくらいなら、現在、開発されているさまざまな移乗用器機に目を向けるべきであると思います。

図表 4-9　骨盤サポート、フットレストなどを調整して体圧を減少

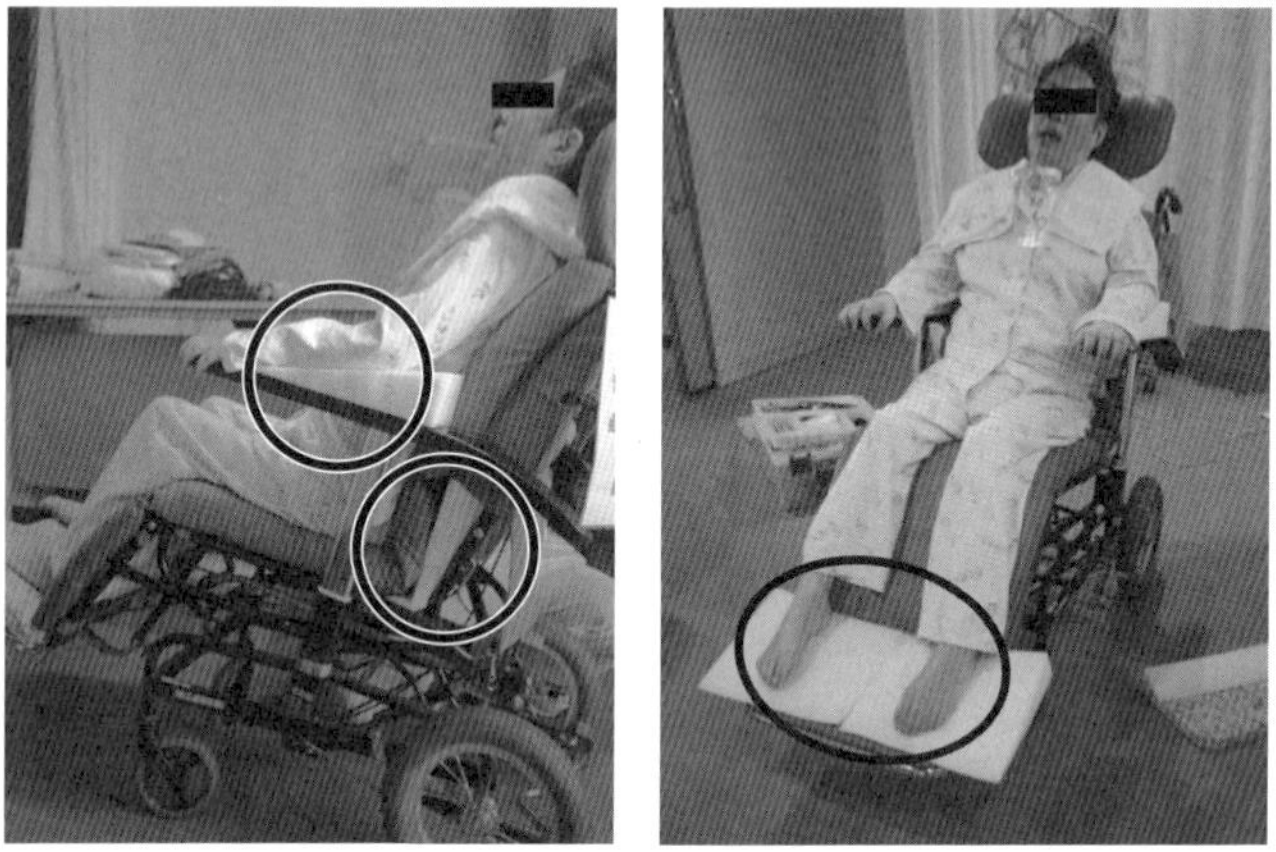

シーティングで褥瘡完治

「フルリク」の危険なわけを事例で紹介します。

Hさんは、脳出血後遺症により四肢マヒの女性です。

Hさんの家族は、見た目が立派なフルリク車椅子を購入しました。母親に縁側に出てもらって、いっしょに庭を眺めたいというのが購入動機でした。

ところが、しばらくして、写真のような深いポケットのある褥瘡ができてしまいました（**図表4-8**）。

その後、2年にわたって褥瘡との格闘になります。入院加療による褥瘡治療のほか、エアマットの使用、家族、介護職による体位交換などで、ある程度小さくすることはできても、なかなか完治しま

せん。それもそのはずで昼の間、「褥瘡製造装置」のフルリクを使っていれば、結局、患部に体圧が集中して、治癒が妨げられます。フルリク車椅子は「寝る」ことを基準にしているため、人間が「坐る」ための配慮がありません。

そこで、シーティングが行われ、昼の間、圧を分散できるように、フルリク車椅子を可能な限り改造しました。

まず第1ステップの「臥位の評価」で、この方の身体寸法や関節可動域などを確かめました。第2ステップの「坐位の確認」で、坐位能力を確認し支持方法などを検討しました。第3ステップの「用具への適用」では、座面の奥行きを坐底長（太ももの長さ）に合わせるため、バックレストと座面（シート）の継ぎ手部分に複数枚の楔《くさび》形のウレタンを挿入し、骨盤サポートをつくりました（**図表4-9**）

そのほか、アンカーサポート（85ページ）を体に合わせることで、褥瘡部に集中する圧力の分散をはかりました。その結果、2か月で褥瘡に終止符を打つことができました（**図表4-10**）。

坐圧だけが褥瘡の原因ではない

私（串田）がOT（作業療法士）として働きはじめたころ（2000年前半ごろ）、坐ったときに起こる褥瘡の原因は「坐圧」といわれるものでした。坐圧によって、お尻の皮

図表 4-10　姿勢を変えることで、2か月で褥瘡完治

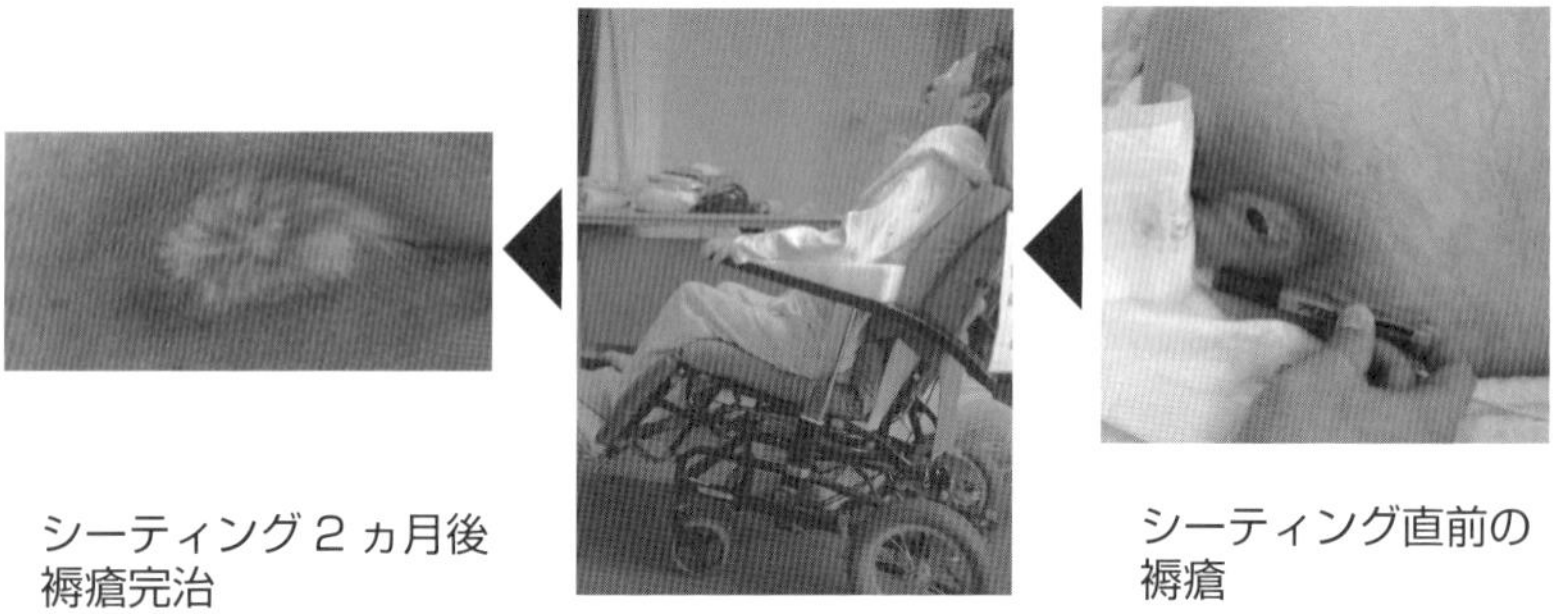

シーティング直前の褥瘡

シーティング 2 ヵ月後
褥瘡完治

膚の毛細血管が圧しつぶされて血流が止まることで褥瘡ができると説明されていました。

そこで「坐圧計」が開発され、坐圧を毛細血管の内圧32㎜HGより小さくするためにさまざまな高機能クッションが福祉用具として発売されるようになります。ところが、坐圧が32㎜HG以上に高くても褥瘡が起こらないことがあり、逆に坐圧がそれより低くても褥瘡が起こることが確かめられるようになりました。いくら高価な高機能クッションを使っても褥瘡は予防できなかったのです。

その後、褥瘡には3つの圧力が働いていることが確認されるようになります。

3つとは、今まで「坐圧」と呼ばれていた「圧《あっ》縮《しゅく》力」のほか、「引張《いんちょう》力」、「圧迫せん断力」です。

「圧縮力」とは、体重（+重力）と床反力を合わせた「合力」です。わかりやすくいうと、何かに坐っている間は、頭、体幹、腕の重さ（+重力）

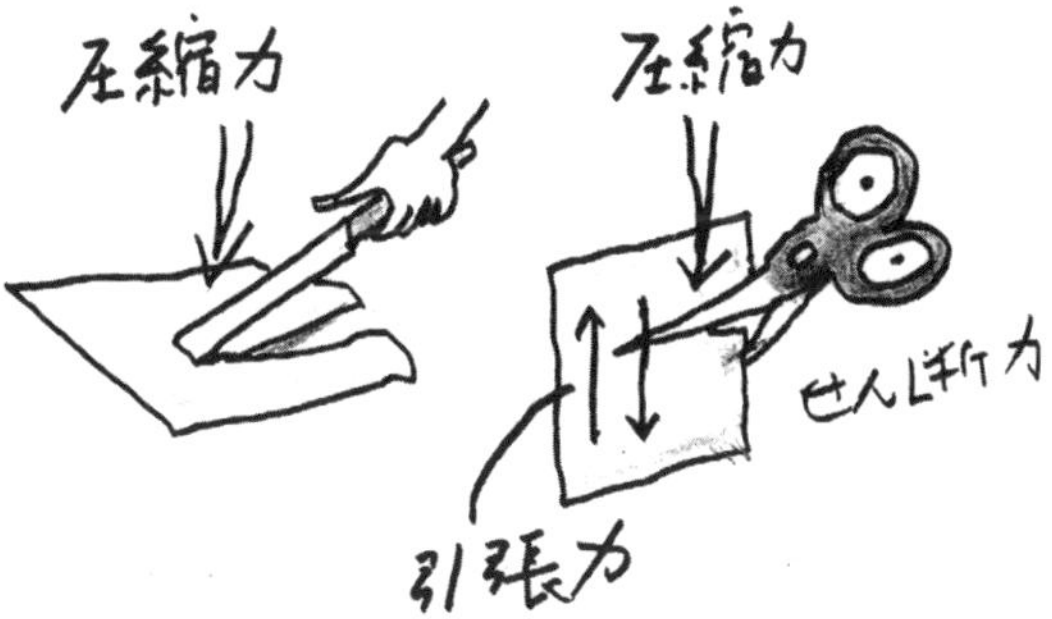

がお尻にかかり、それに対して座面から反発する力もお尻にかかります。お尻からの反発力を「床反《ゆかはん》力」といいます。床反力がなければ身体はどこまでも沈んでいきます。安定した坐位では、圧縮力と床反力がバランスをとっています。

「引張力」とは、互いに反対側に引っ張り合う2つの力です。

「せん断力」とは、圧縮力と引張力のかかる方向がズレたときに起こる力をいいます。たとえば、はさみでモノを切るにはせん断力を使います。カッターで紙を切るときは、カッターの刃を紙に強く当てる圧縮力だけで切れます。しかし、はさみで紙を切るときは、2つのずれた刃先を反対方向から

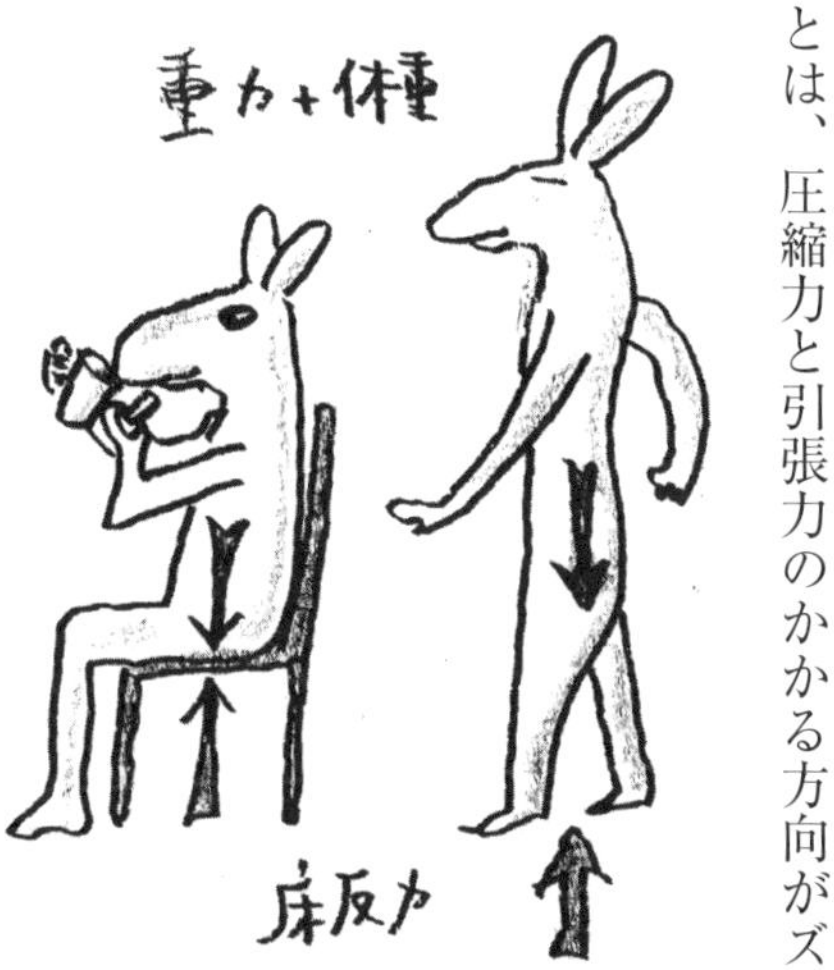

押し当てて圧縮力をかけ、さらに2つの刃で紙を反対方向に引っ張って引張力をかけます。このとき生まれるのがせん断力です。

坐っているとき、お尻の柔らかい皮膚組織が、硬い座面に押されて起こるのが「圧縮力」。そこに、何らかのズレが起こることで、「引張力」、「せん断力」が生じ、皮膚組織の毛細血管が押しつぶされ、皮膚組織が壊死《えし》して褥瘡が起こります。このときのズレ（横からかかる力）の原因が、すべり坐り（ずっこけ坐り）であり、それをうながすのが、ギャッチベッドやフルリク車椅子などです。褥瘡は、圧縮力（圧縮応力）＋引張力（引張応力）＋せん断力（せん断応力）によって起こります。

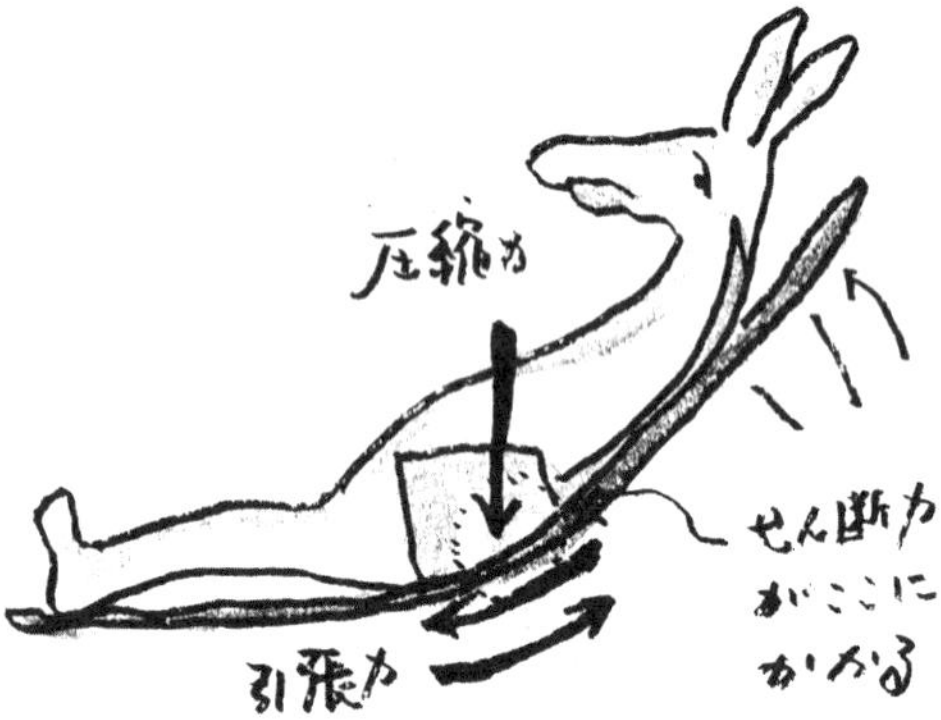

圧縮力、引張力が集中するところにせん断力が働く。引張力は、すべり力に対して、筋肉が押されまいとして起こる

皮膚だけではなく、体内の骨と筋肉の接合部でも同じことが起こります。弱った筋肉組織が、骨との間に何らかの原因で、圧縮力、引張力、せん断力が生じることで、骨周囲の筋肉の毛細血管

図表4-11　皮膚組織の毛細血管は垂直＋水平の力を加えるとつぶれる

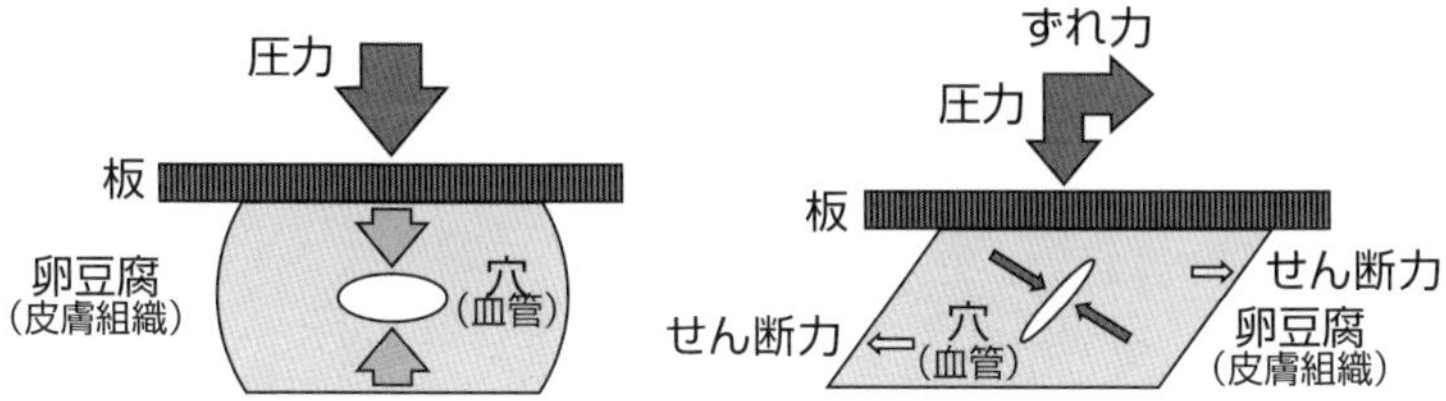

が圧迫され、酸素と栄養がストップして筋肉細胞を壊死させます。

褥瘡の多くは骨の周囲で起こり、細胞壊死が次第に皮膚表面にまで出てきます。その場合、皮膚表面に出たときはかなり重症です。ですから、ギャッチベッドやフルリクの使い方は十分注意を要します。

褥瘡は「坐って治す」

褥瘡の発生メカニズムを工学的に証明したのが、芝浦工業大学の米田隆志先生の実験です。

人の皮膚組織に近い硬さの玉子豆腐の中に、毛細血管に擬《ぎ》した管をつくって通し、そこにさまざまな圧を加えて、実際の毛細血管の状態を観察しました。

玉子豆腐の真上から垂直に圧縮力を加えても、玉子豆腐の中の管はつぶれませんでした。しかし、その力がわずかに横方向にズレると、簡単に管がつぶれることがわかりました（**図表4-11**）。

毛細血管がつぶれると、そこから先の組織に血液はいかなくなり（虚血《きょけつ》状態におちいり）、褥瘡になります。ですから、高機能クッションだけではなく、ズレ力を軽減する骨盤サポートとアンカーサポート（85ページ）を同時に提供しないと褥瘡予防にはならないのです。

尻を20㎝ほど前に出してゆったり坐る「ずっこけ坐り」（すべり坐り）をすると、標準的な坐りと比較して圧縮力で3倍、ズレ力で8倍になるという報告があります。ですから、すべり坐りが怖いのは、前方に転落するからではなく、ズレ力が強く働くからです。フルリク車椅子、ギャッチベッドはその性能ゆえに危険なのです。

介護保険制度のレンタル事業開始の前後は、車椅子専用クッションの認知度が低く、車椅子のスリングシート（折りたたむためにシート状になった座面）にはクッションもなく、長く坐っている利用者が多くいました。スリングシートは柔らかいので、ハンモックと同じで、お尻を包み込み、お尻を固定して血流を阻害します。もちろん、骨盤後傾の状態のままお尻を動かそうにも動かせません。現在でも少なくありませんが、ようやく専用クッションと車椅子がセットで利用されるようになってきました。

しかし、高機能のクッションさえ使用すれば車椅子に関するトラブルがなくなるというのは誤った認識です。シーティングによって「骨盤サポート」を設定することは、褥瘡を予防するだけでなく、治癒も可能にします。

欧米では褥瘡は「坐って治す」ことが常識のようですが、日本ではまだ「寝て治す」という誤った考えが払《ふっ》しょくできていないのが現実です。シーティングを正しく行えば、

コラム 「ずっこけ坐り」はずっこけているわけでない

虚弱な高齢者が普通型車椅子に長く坐っていると、はじめはよくても、疲れて、だんだん骨盤を後傾させてすべり坐りしてきます。

普通型車椅子はスリングシートですから、骨盤後傾のお尻のかたちのままへこみます。このへこみは、坐っている人が坐り直しをしない限り元に戻らず、骨盤後傾の状態が固定されます。その状態を続けると、お尻がうっ血して痛くなるので、ふつうは坐り直しをします。しかし、虚弱な高齢者は、体を持ち上げることができず、お尻を前にずらすしかありません。すると、さらに骨盤を後傾させ、ズレ力が高まります。

「すべり坐り」とは、一見、安定的に坐っていますが、必然的・不可逆的に骨盤後傾を進め、ズレ力を高める坐り方なのです。「ずっこけ坐り」というと、本人が自分の意思で「ずっこけ」ていると思われがちですがそうではありません。ですから、「お尻を前に出さないできちんと坐ってください」といってもムリな相談なのです。

コラム 褥瘡の多発地帯

お尻の骨の周囲には褥瘡ができにくい

臥位による褥瘡の「好発《こうはつ》部位」（発症しやすい部位）は10箇所以上ありますが、坐位では2箇所だけです。

現場でよく見かける褥瘡は、仙骨部、大転子《だいてんし》部、踵骨《しょうこつ》部などですが、これらはおもに寝ている状態でつくられるものです。

坐っている場合は、尾骨部周辺に褥瘡が見つかることが多くあります。これはほとんどが「すべり坐り（ずっこけ坐り）」によるものです。車椅子だけでなく、背上げされたベッドに坐らせられているときもこの部位に褥瘡が好発します。

坐位だけでなく、ギャッチベッドの上げ下げによっても、シーツにしわができるように、皮膚・筋肉にズ

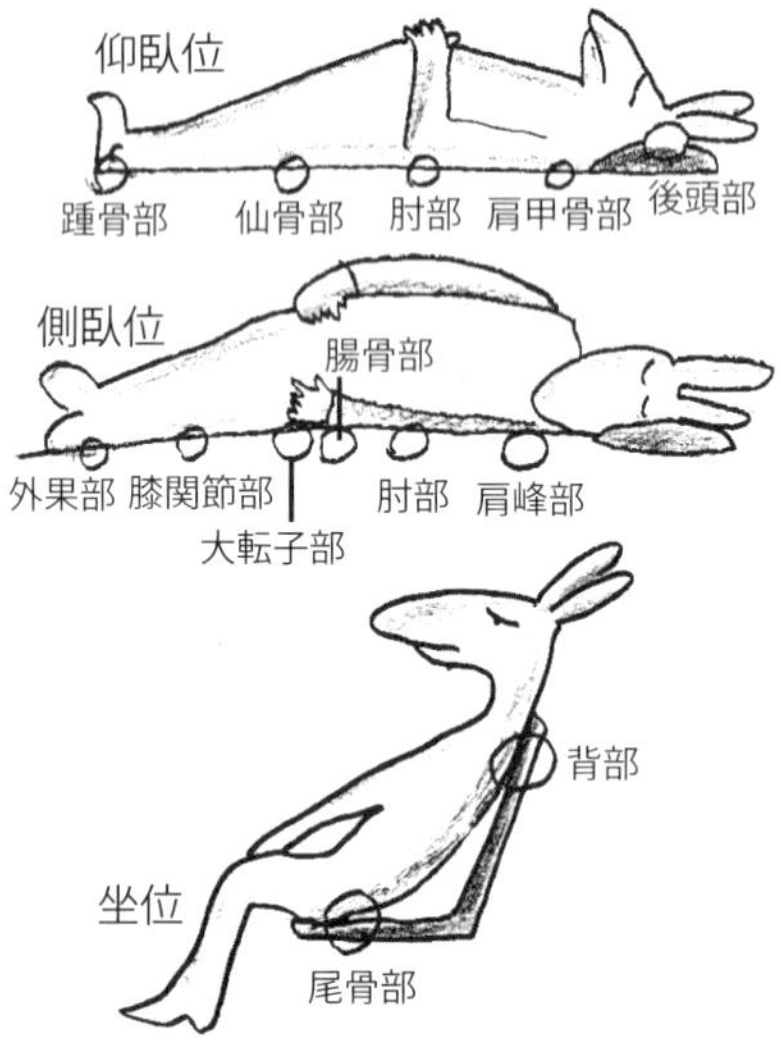

しが起こり、血管がつぶされて褥瘡の原因になります。

ところが、尾骨部より10㎝ほど下に位置する坐骨（坐ったときお尻を支える左右の骨）の周辺には、意外と褥瘡は少ないのです。左右どちらかに褥瘡ができることはあっても左右ともにある人はほとんどいません。というのは、坐骨付近には、太い動脈が骨盤内部から直接下りてきていて血流が豊富なため、多少、圧迫されても組織の壊死《えし》にはいたらないと考えられます。

いっぽう、そのわずか上にある尾骨部周辺が「褥瘡銀座」になるのは、皮膚の下に毛細血管しかなく、その内側は硬い骨になっているからです。坐骨の上側にある仙骨部も同様です。

尾骨部の筋肉と皮膚は、面接のときのように背筋を伸ばして坐るときは、座面とバックレストの中間に位置し、いわば浮いています。このような坐り方をすれば尾骨部は、圧迫を受けることがなく、血流が少なくても組織は破壊されにくいのです。

太古、木から下りたヒトは、進化の過程で、ある程度、坐ってコーヒーブレークをとるための身体構造を手にいれました。犬、猿も、2時間くらいなら、坐ることができますが、それ以上になると、褥瘡を起こします（起こすはずです）。

ちなみに、犬など四足動物のかかとは、ヒトよりずっと上方にあります。ヒトは二足歩行の不安定さを補うために、かかとの位置を下にして足の裏を広くし、かかとに体の重心をおくようにしました（**図表4-12**）。

寝たきり状態では、かかとの裏側も褥瘡の好発部位です（「かかと」とは、足の裏の後部にあるゴルフボール大の踵骨《しょうこつ》という骨とその周囲全体を指す）。かかとには、人間の体重のほとんどがかかり、皮膚がもっとも厚くなっていて、歩いたり走ったりする衝撃に耐えられる構造になっています。ここには、大きな血管はなく、皮膚のすぐ下の毛細血管だけですから、褥瘡が起こりやすいと考えられます（ちなみに、かかとは水虫の好発部位ですが、角質層は皮膚の保湿バリアになっているので、軽石などで角質層を落とすと、皮膚が乾燥しやすく細菌増殖をうながします）。

　また同じ向きで寝たままでは、ベッドに接地しているくるぶし（外果部）も同じく褥瘡が好発します。

図表 4-12　犬とヒトのかかと

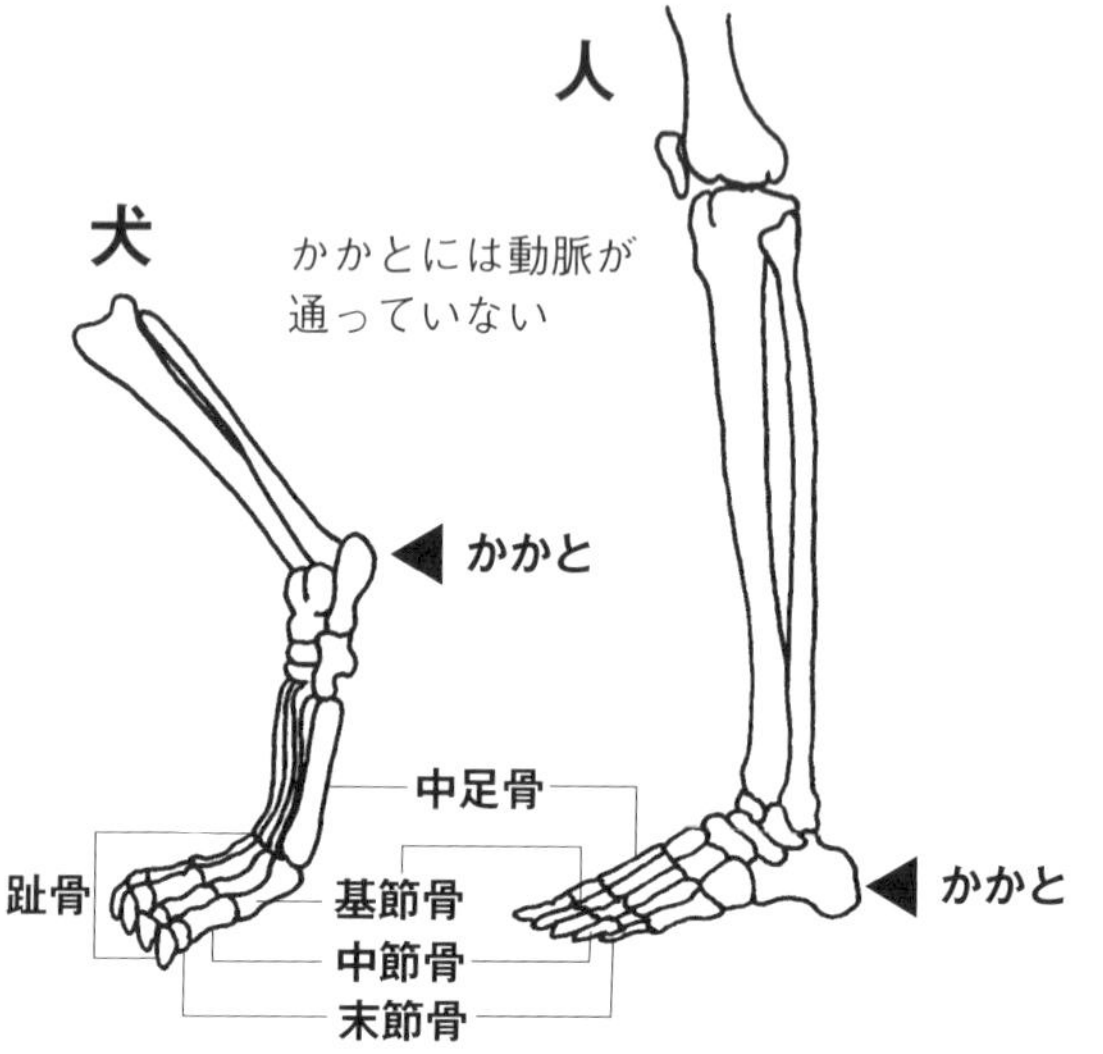

確実に「坐って治す・改善する」ことができます。

3 排泄の基礎知識

重力にさからわない排便を

高齢者施設に入所されている高齢者のほとんどは、便秘を抱えています。

排便には3つの力が必要です（図表4-13）。

1つは、大腸のぜん動運動で便を直腸に送り込む力です。ぜん動運動は、副交感神経（リラックスしたときに働く自律神経）によって支配され、食べたものを消化し、排泄するために自動的に消化器官に起こる筋肉運動です。

仰臥位ではぜん動運動が促進されにくいので、身体を起こすことは消化を促進させるためにも重要です。

高齢者の便秘の多くは、大腸の動きが弱くなっ

図表4-13　排便のための3つの力

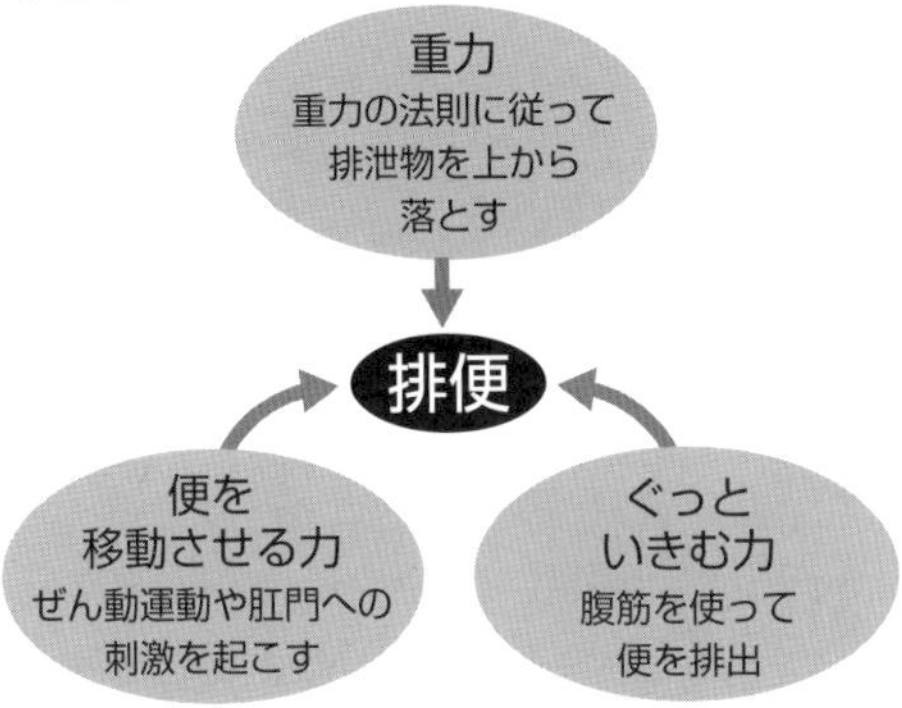
重力
重力の法則に従って
排泄物を上から
落とす
排便
便を
移動させる力
ぜん動運動や肛門への
刺激を起こす
ぐっと
いきむ力
腹筋を使って
便を排出

て起こる「弛緩《しかん》性便秘」と呼ばれるものです。加齢によって運動能力が低下し、終日、椅子に坐ったまま過ごしていると、筋力が低下します。とくに排便には腹筋が関与しており、腹筋と腸の動きは連動しているので、腹筋の筋力の低下で腸の動きも衰えます。

2つ目の力は重力です。重力に逆らわないようにするには臥位より坐位が有効です（図

図表 4-14　坐位では、肛門膀胱から重力方向に排泄できる

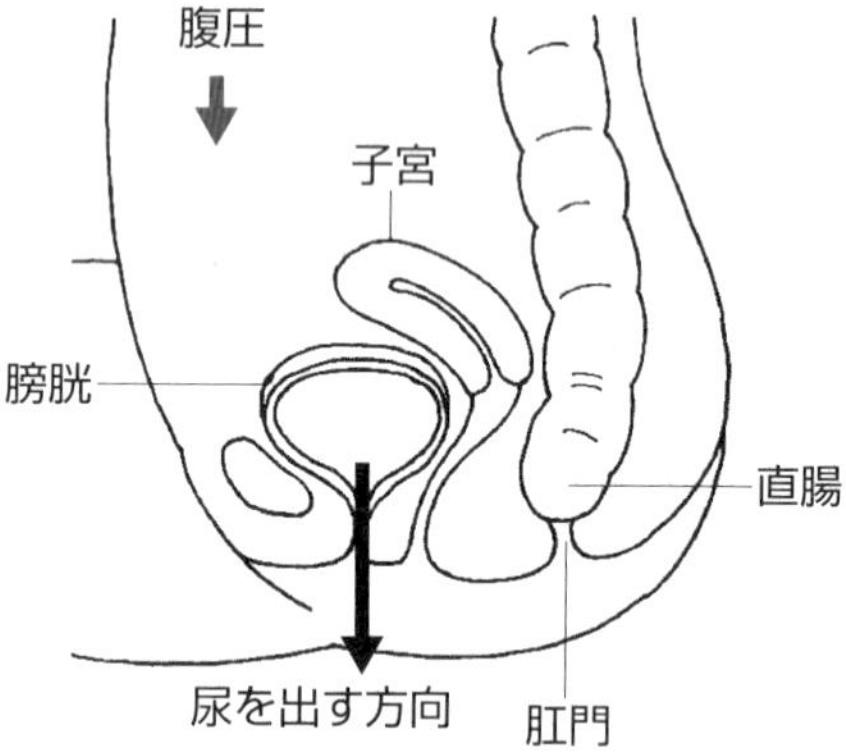

図表 4-15　臥位の場合、肛門は直腸の上に位置し、尿道口も膀胱の上になる

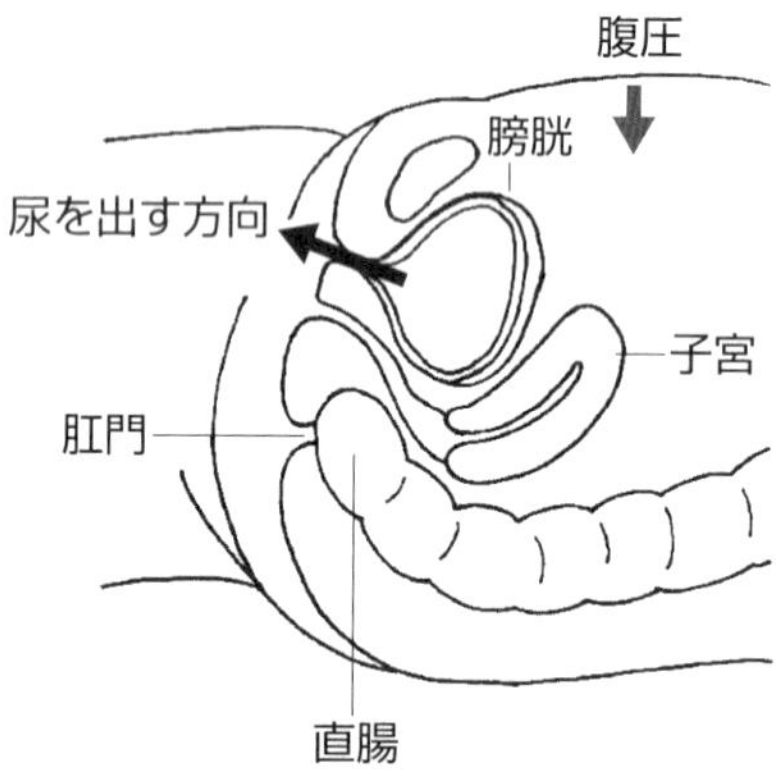

表4-14）。臥位になると、直腸の便の溜まるところが肛門の下になります。膀胱《ぼうこう》の尿の溜まるところも尿道口より下に来ます（図表4-15）。つまり、仰臥位での排泄は重力にさからって行うことになり、出し切れずに、残尿・残便になります。

下剤は「麻薬」

排便のための3つ目の力は、いきむ、踏ん張るチカラです。

排尿と排便の大きな違いは、尿はチカラを入れないで自然に出すのが健康な排尿です。しかし、排便の場合（下痢の場合は別ですが）、直腸に外圧をかけないと出せません。

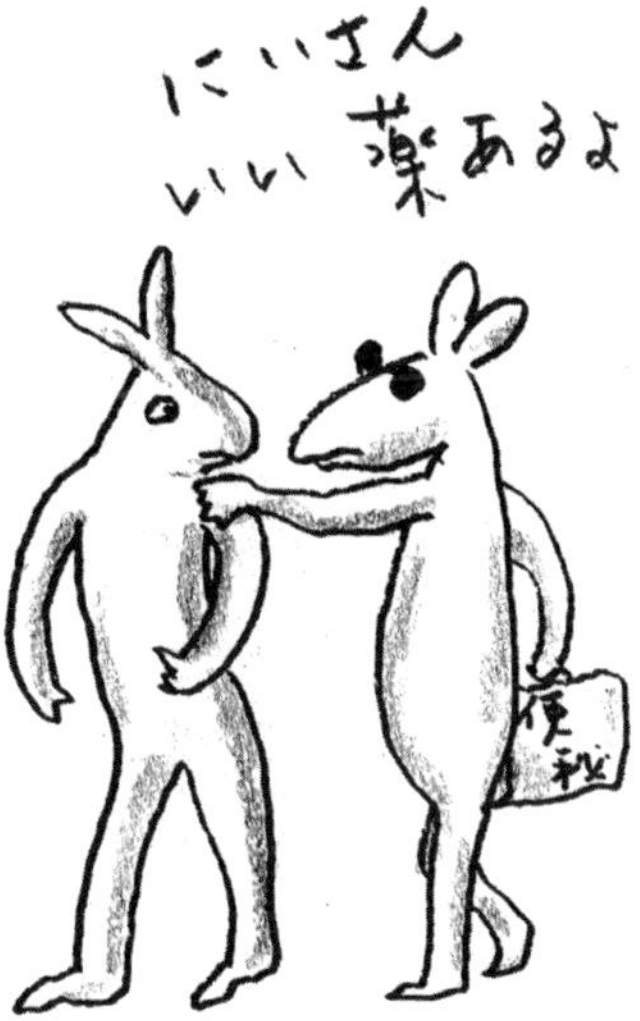

外圧とは、「いきむ呼吸筋」と、「踏ん張る腹筋」です。

排尿と排便のもう一つの違いは、便は便意がないと出せない点で、便意は時間をおくと喪失します。高齢者は運動機能の低下でトイレに行くのに時間がかかったり、自分でトイレに行くことができなくなれば介護者を呼ぶのをためらううちに便意が喪失します。

便意は直腸近くまで便が降りてきたサイ

ンで、これを我慢することで便は直腸に残ります。便秘薬に頼りすぎると、薬がなければ排便できなくなり、次第に薬の量が増えて、腹痛、下痢といった副作用に悩まされることになります。

高齢者施設では下剤が投与されることが多く、その結果、便秘と下痢を繰り返し、やがて便失禁を止めるための止痢剤が投与されるといった悪循環が発生します。不適切な下剤投与は、利用者本人を苦しませるだけではなく、介護量を増大させます。

便秘はなるべく早く解消する必要がありますが、本人の気持ちの問題も大きく関わります。気持ちに余裕がないと便秘になりがちです。また便秘に対してあまりにも神経質になりすぎて、すぐに服薬に走るのも控えるべきです。

便秘対策には、昔から、高齢者だけではなく若い人も、重曹（炭酸水素ナトリウム）、寒天が有効といわれています。重曹（1日1〜2g）は、胃で大量の二酸化炭素を発生させてぜん動運動をうながしたり、pH値を調整して胃散過多に有効です（炭酸水素ナトリウムは現在でも胃薬として使われている）。

寒天（1日4〜5g）は、食物繊維が水を吸収して胃、腸で数百倍にふくらむことでぜん動運動がうながされます。重曹、寒天は便秘だけではなく、さまざまな健康効果があるといわれ、安価で副作用がない点からもすすめられます。もちろん無害といっても、虚弱高齢者の場合、摂取しすぎれば何らかの障害が考えられます。とくに炭酸水素ナトリウムはアルカリ化する薬品でもありますから、過剰摂取は禁物です。

これらのほか食物繊維の多い野菜の摂取も重要ですし、運動、おしゃべり、笑い、深呼吸することは胸筋や腹筋を使い、自律神経のバランスを調整し、便秘対策、排便促進だけではなく、多くの健康効果があります。

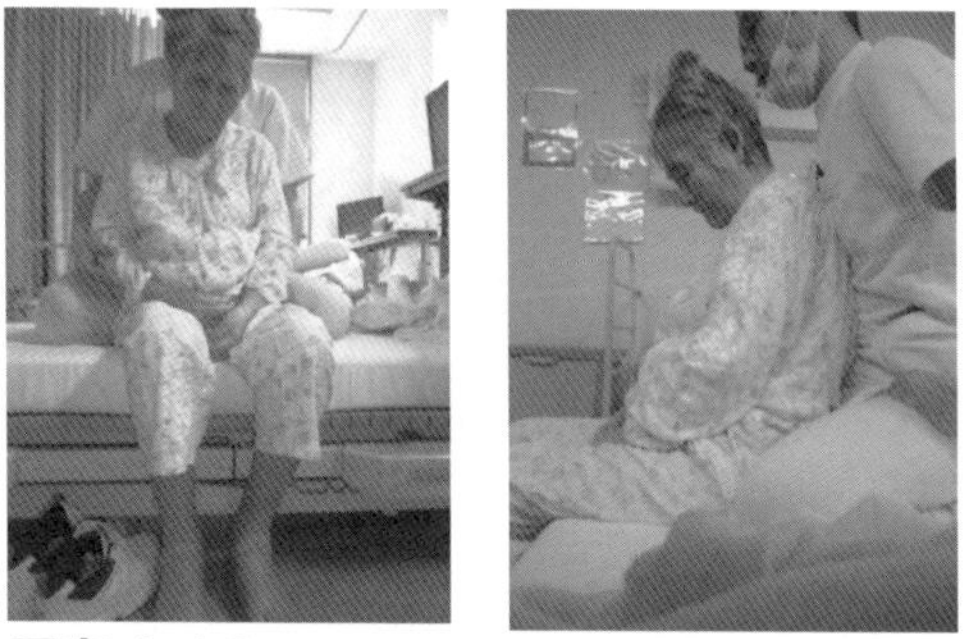

図表 4-16
シーティング・ステップ２坐位の確認

腹筋を解放してあげる

重力、ぜん動運動、いきむ力を維持するためには、坐る時間の姿勢管理が非常に重要です。

筋肉には働きやすい長さというものがあり、骨盤後傾（円背）

図表 4-17
車椅子シーティング後。姿勢のケアで便秘解消

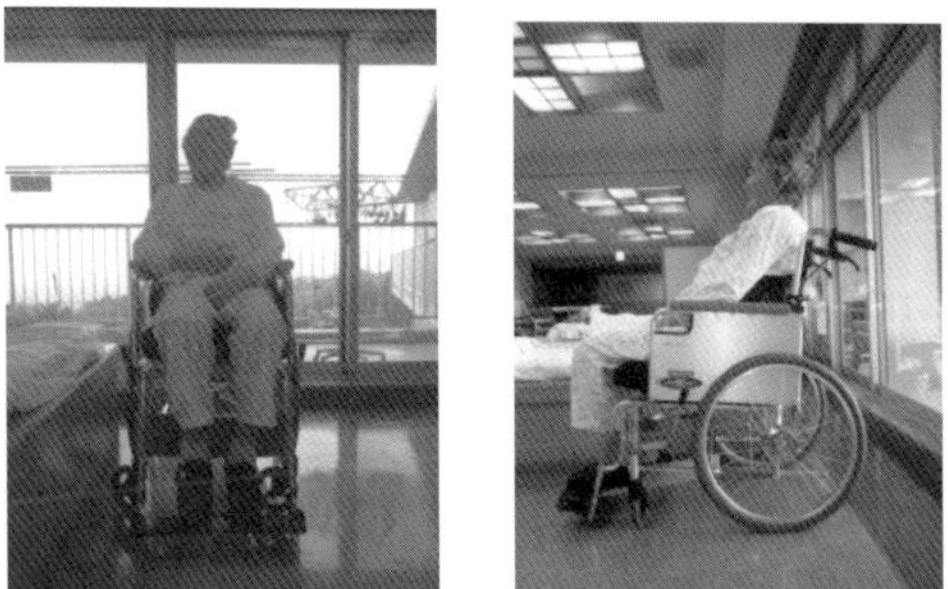

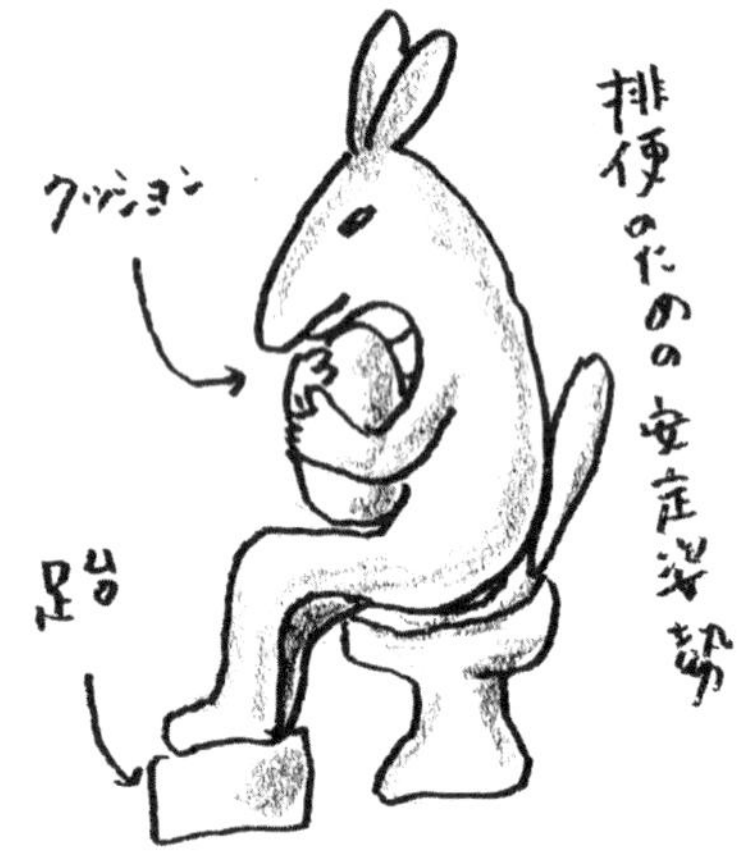

足を台に乗せ、クッションをかかえると排便しやすい

の状態では、腹筋が弛緩し（ゆるんで長くなり）働きにくい状態になります。腹筋と呼吸筋が連動することで、排泄時のいきむ力を生みだします。

図表4-16の方は、入院中は円背が強く、腹筋は機能低下状態で、もちろん便秘傾向でした。緩下剤で排便をコントロールしていましたが、シーティングによって坐位を改善してからは、便秘が解消されました（**図表4-17**）。

腹筋が働きやすければ、大腸のぜん動運動や食物の消化を促進させる効果があります。快適な坐位姿勢で副交感神経は働きやすくなり、腸の動きは活発になります。

便秘が関係する症状としては、消化吸収機能の低下、食欲低下、ぜん動運動の低下、便意の喪失（による便失禁）、肛門括約筋の機能低下（による便失禁）などさまざまなものがありますが、便秘が原因なのか結果なのか、わからないものが多くあります。

便秘の原因としてほかによくあるのは、内服薬が6剤以上の多剤処方があったり、抗うつ剤などの向精神薬、抗生物質を服用しているときに腸内環境が荒れて起こりやすくなります。

4 筋肉の基礎知識

筋肉隆々《りゅうりゅう》は観賞用

骨格を動かすのは筋肉の働きです。安定した姿勢とは、競合し合う筋肉が均等に働いてバランスをとっている状態です。

「競合しあう筋肉」とは、たとえば、ひじを曲げるとき、上腕二頭筋が収縮して短くなり、同時に反対側の上腕三頭筋はゆるんで長くなります。二頭筋と三頭筋は互いを「拮抗筋」といいます。つまり、上腕二頭筋の拮抗筋は上腕三頭筋です（図表4-18）。

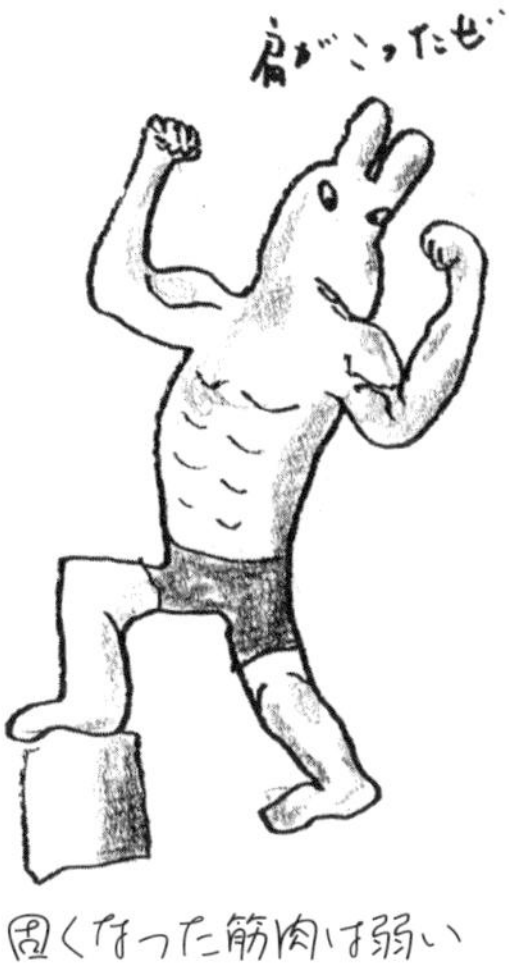

「運動」とはこれらの筋肉を不均等に働かせた結果です。いっぽう、「不良姿勢」というものも、筋肉の側から考えると、競合する筋肉がかみあわないアンバランスな状態といえます。

筋肉を内側から調節しているのが神経系で、外側から調節しているのが環境です。筋肉は両者によって働き方がコントロールされています。シー

図表 4-18　筋肉は競合しあってバランスをとる

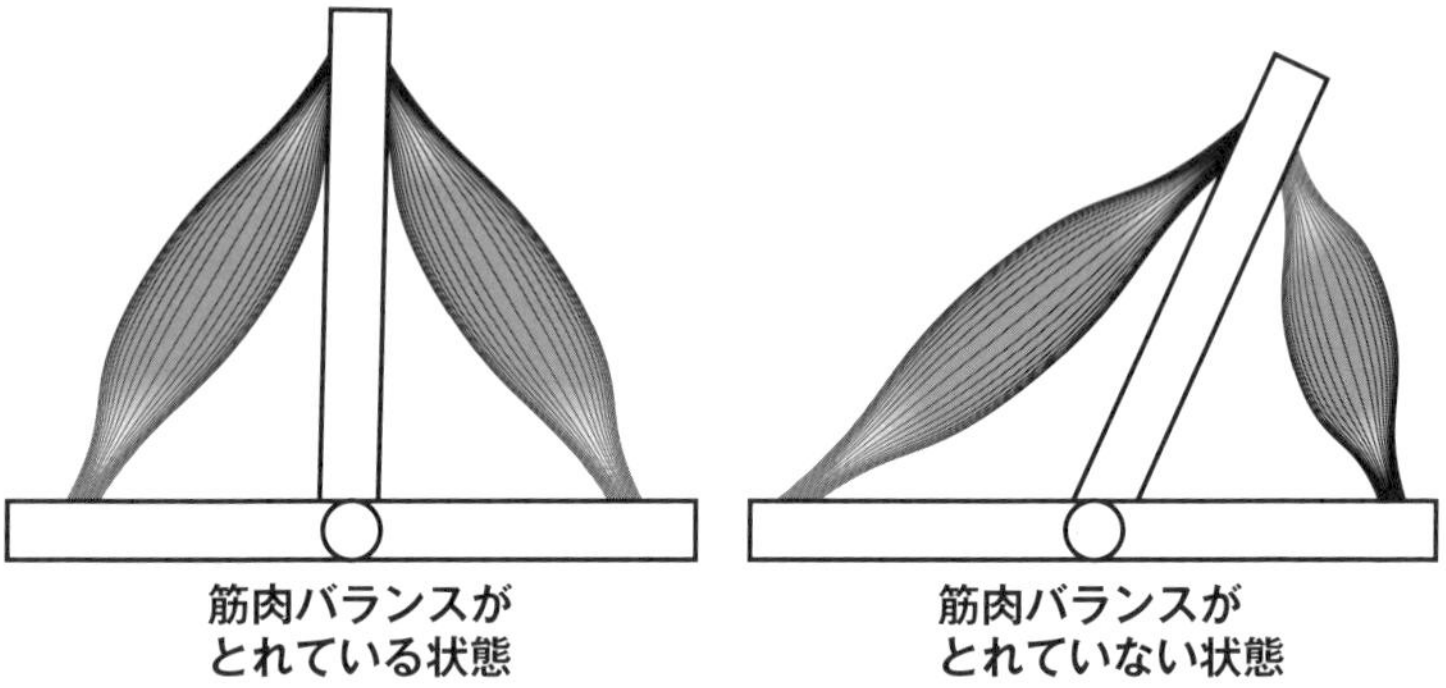

ティングは、筋肉を機能的に作動させるための環境側からの働きかけです。

筋肉はとても身近なものですが、どうも筋肉は誤解されている印象があります。大昔の米国アニメの「ポパイ」のように、腕の筋肉が硬くふくらむと力が出ると思い込んでいるようです。「マッチョ」といえば、トレーニングによって鍛え抜かれた筋肉隆々の姿であり、その筋肉は鋼のように硬いと想像しているかもしれません。

ですから、力こぶをつくって硬くなった筋肉を自慢したり、悦に入りながらトレーニングして、「筋肉が硬くなった!」「パワフルになったぜ」と喜びます。

しかし、これをお読みなっている読者は、「硬い筋肉」と聞いて、「パワーが宿っている」「うらやましい」とは思わないでしょう。辻褄があいませんね。

ぽよんぽよんの力士は一瞬で力を発揮する

そうです。筋力を最大限に発揮するには、年齢にかかわらず、つきたての餅のように柔らかいほうがいいのです。

力士は、取り組み以外では、筋肉がゆるくポヨンポヨンです。しかし、取り組んだ瞬間に筋肉は収縮し怪力を生み出します。筋肉がゆるんだ状態から硬くなる際に力を発揮するのです。柔らかい筋肉をまとう赤ちゃんは容易に寝返りできるのに、長く寝たきりの高齢者は、ゆるみもない硬い筋肉でおおわれ、寝返りさえできなくなります。

筋肉＝輪ゴムとイメージすれば筋肉の特性を理解しやすいかもしれません。近くに輪ゴムがあればいじりながら読んでほしいと思います。

そのままでは輪ゴムには、何の力もありません。しかし、輪ゴムを引き延ばすと、元に戻ろうとする力が生まれます。このゴムの収縮力が、筋力に相当します。つまり筋肉もゴムも元の長さより伸びないと力を生まないのです。

いっぽう、使い古した輪ゴムをイメージしてください。ゴム本来の柔らかさはなくなり、酸化し、毛羽立ち、伸び縮みが悪くなり、容易に切れてしまいます。

機能低下した筋肉はこの状態です。伸ばしたときに復元力がなく、短縮し、ほとんど「筋力」が失われています（**図表4-19**）。皮膚を押して、なかなか元に戻らない状態がそれです。そういう筋肉は、何かにぶつかって「筋損傷」を起こしたり、わずかな力で切れてしまい

図表4-19　硬くなった筋肉は、伸びも縮みもしなくなる

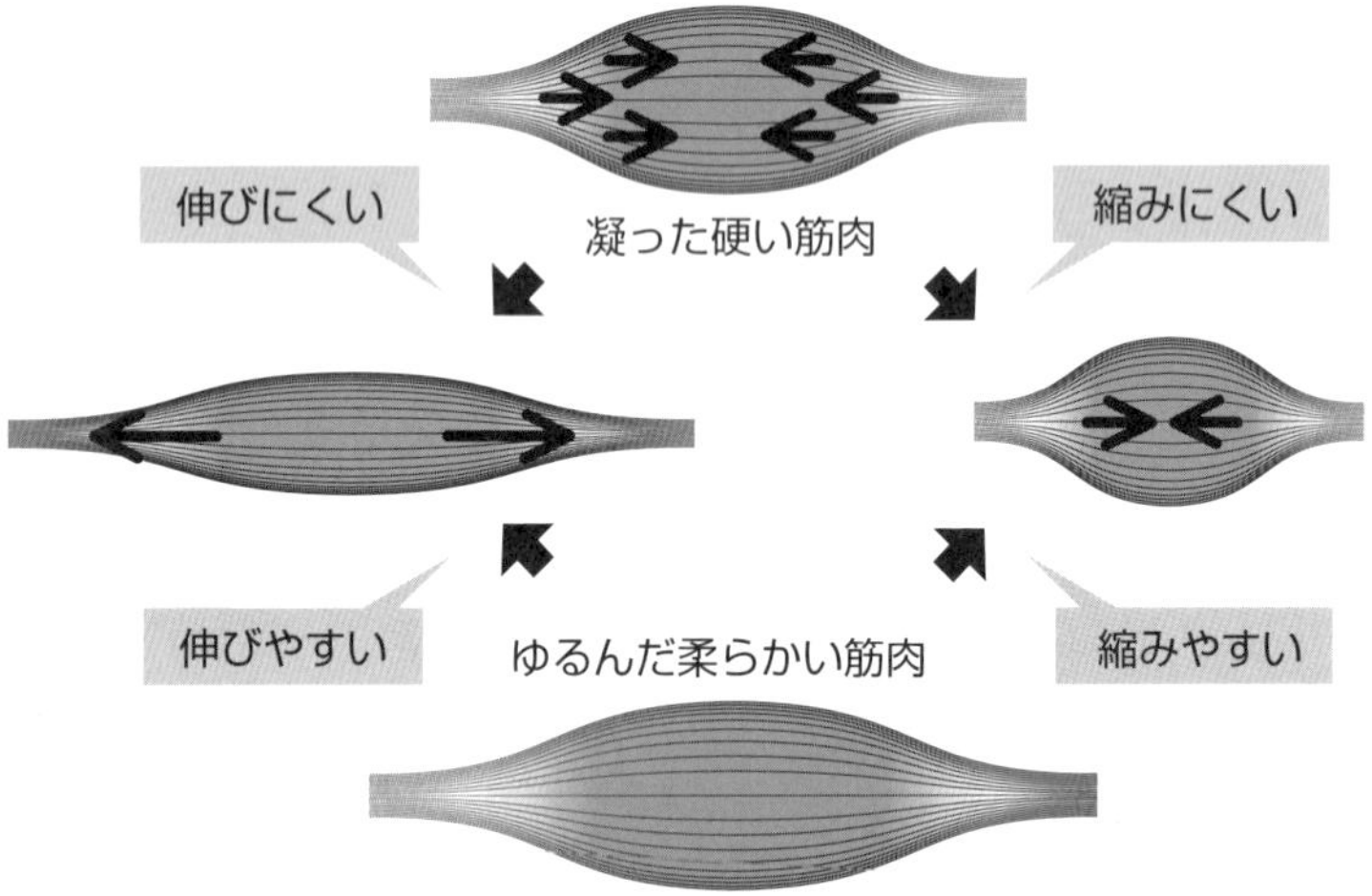

自然な状態で、筋肉に余計な力が入っていないのがゆるんだ良い筋肉

ます（筋断裂）。

坐っていても寝たきりと変わらない

ケガをして長期にギプスで患部を固定したり、疾病によって臥床することによっても筋肉の廃用は起こります。

寝かせきりにすると、大腿部はみるみる細くなります。

原因は、気の落ち込みもありますが、日常生活で多用される筋肉で、最近、話題にされることが多い「遅筋繊維」の萎縮・劣化が関係しています。遅筋は、速筋のような瞬発力はありませんが、持久力があります。赤味が強いので「赤筋」とも呼ばれています。この筋

肉が萎縮することで「廃用症候群」といわれる状態が生まれます。遅筋と速筋（白筋）は、どの筋肉にも混じっていて、どちらが多いかでその筋の特性が決まります。立ち上がりには速筋が使われ、坐位の維持（抗重力姿勢）には遅筋が使われます。

とくに、背中や脚の筋肉などで立位、抗重力（多裂筋、中間広筋、ひらめ筋など）に関わる筋はほかの筋に比べて筋委縮しやすいことも廃用症候群の原因となります。

図表 4-20　廃用とは筋肉の短縮を意味する

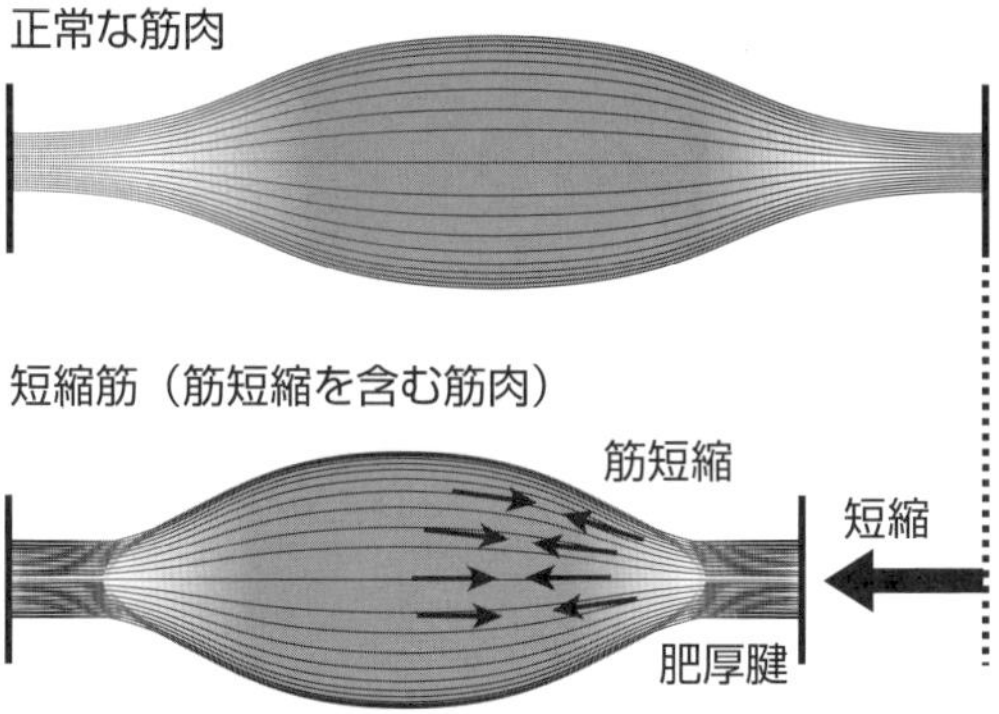

長期臥床などにより、これらの筋肉が短縮し、移乗・歩行困難や、転倒しやすくなったり、トイレ、更衣などの自立が阻害されます。

また不良坐位で過ごすと、筋バランスがくずれて、過度に張った筋と、極端にゆるんだ筋が生まれます。筋肉の萎縮・劣化は、ゆるんだ筋肉からはじまり、筋は硬く短くなります（**図表4-20**）。

すべり坐りによくみられるように、骨盤を後傾させ、ひざが過度に屈曲したまま坐っていると、骨盤とひざ下の骨を結ぶハムスト

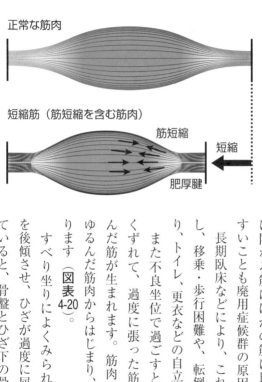

リングス（76ページ）がふつうに坐っているよりも早く短縮します。これによって、あっという間に筋力が低下し、車椅子から立てなくなってしまいます。骨盤後傾をほっておくと、寝たきりの状態とほとんど変わらないのです。

すべり坐りが寝たきりをうながす

瞬発力を生む速筋が減ると、立ち上がりや歩くなど瞬間的な力を出す動作がしづらくなります。これが進めば、人間は徐々に歩けなくなり、坐り優位の生活になり、移動に車椅子が欠かせなくなります。

高齢者のほとんどはハムストリングス（以下ハムスト）が短縮しています。高齢者のひざの変形は一夜にして進むわけではなく、それまでの生活習慣の中での運動不足、ストレスなどさまざまな要因によってハムストなどが短縮して起こります。

高齢の車椅子ユーザーは車椅子を使う前から、健常の若者よりもハムストが短縮しています。ですから若い脊髄損傷者を対象として設計された車椅子のフットレストに足を乗せようとしても届かないのです。

ムリにフットレストに足を乗せようとすると、ハムストが短縮しているためお尻を前にずらして浅く座ることになり、その結果、骨盤を大きく後傾させてすべり坐りになります。虚弱高齢者の多くが、このメカニズムで不良姿勢になっています。

シーティングで着目しなければいけないことは、収縮した筋肉を「どうやってゆるませるか、弛緩しやすい状態を維持できるか！」ということです。

高齢者や精神的に緊張しきった人に、「まぁ、力を抜いてください」といっても、収縮した筋肉を弛緩させることはできません。ある程度「力を抜く」ことはできても、筋肉まで弛緩させるにはさまざまな技術が必要です。

筋弛緩をうながす必須条件は、

①重力を利用する

②収縮した筋肉と反対に作用する拮抗筋の収縮（つまり運動）です（催眠術や太極拳などもありますが、誰でもできることではありません）。

不良姿勢を長時間続けることによって、同じ筋肉が緊張し続けると筋肉は短縮し、劣化し、それだけで自立が損なわれていきます。全身の細胞のエネルギー代謝が低下し、疲労が蓄積されやすくなり、坐っていることさえ難しくなります。

虚弱だからだんだん筋肉機能が低下し、坐っていられなくなるのではなく、すべり坐りをしているから機能低下に拍車をかけ、寝たきりになるのです。一定間隔で体位の変換（立位、坐位、臥位）を行えば、それだけで筋肉はリラックスし、残存筋力の維持や関節拘縮の予防、ＡＤＬ自立がうながされます。

高齢者だけではなく、寝たきり、坐りきり、立ちっぱなしは、すべての人にとって（すべての動物にとっても）危険なことです。

5 認知症ケアとシーティング

危険を知らない介護現場

串田の現在の所属先（ももはクリニック石坂）には、専門職で構成されている認知症ケアチーム（**図表4-21**）があります。

チームの構成メンバーは、認知症専門医、栄養士、看護師、言語聴覚士（ＳＴ）、社会福祉士、事務職員、薬剤師（外部）、作業療法士（ＯＴ）の私です。

在宅や施設（特養、老健、グループホーム、介護付き有料老人ホームなど）で生活している認知症の方を訪問診療し、多職種連携で認知症の方とその関係者を外部から支援しています。

多くの施設で、慢性的な人員不足、スタッフの経験不足、施設備品不足が悩みのタネです。このような環境の中で、認知症の人を支える施設スタッフも大変です。入所者は、認知症以外にも、褥瘡や誤嚥性肺炎、尿路感染症のほか、さまざまなＡＤＬ障害を抱えています。

モーニングケアにはじまり、食事介助、排泄介助、週数回の入浴介助のほかに、見守りや皮膚ケア処置など、就寝まで、休みなく多種多様な業務が繰り返されます。

戦場ともいえるケアの現場で、ＯＴであり、シーティングエンジニアの私は、車椅子上で坐りくずれた高齢者をピックアップして、シーティングを行います。当初は、ほとんどの介護スタッフは、「この忙しいのに何をやっているんだろう」というようなキョトンとした様子でした。それもそのはずで、シーティングの概念を知らず、したがって入居者がすべり坐りしていても、そこに潜んでいるリスクの認識がありませんでした。

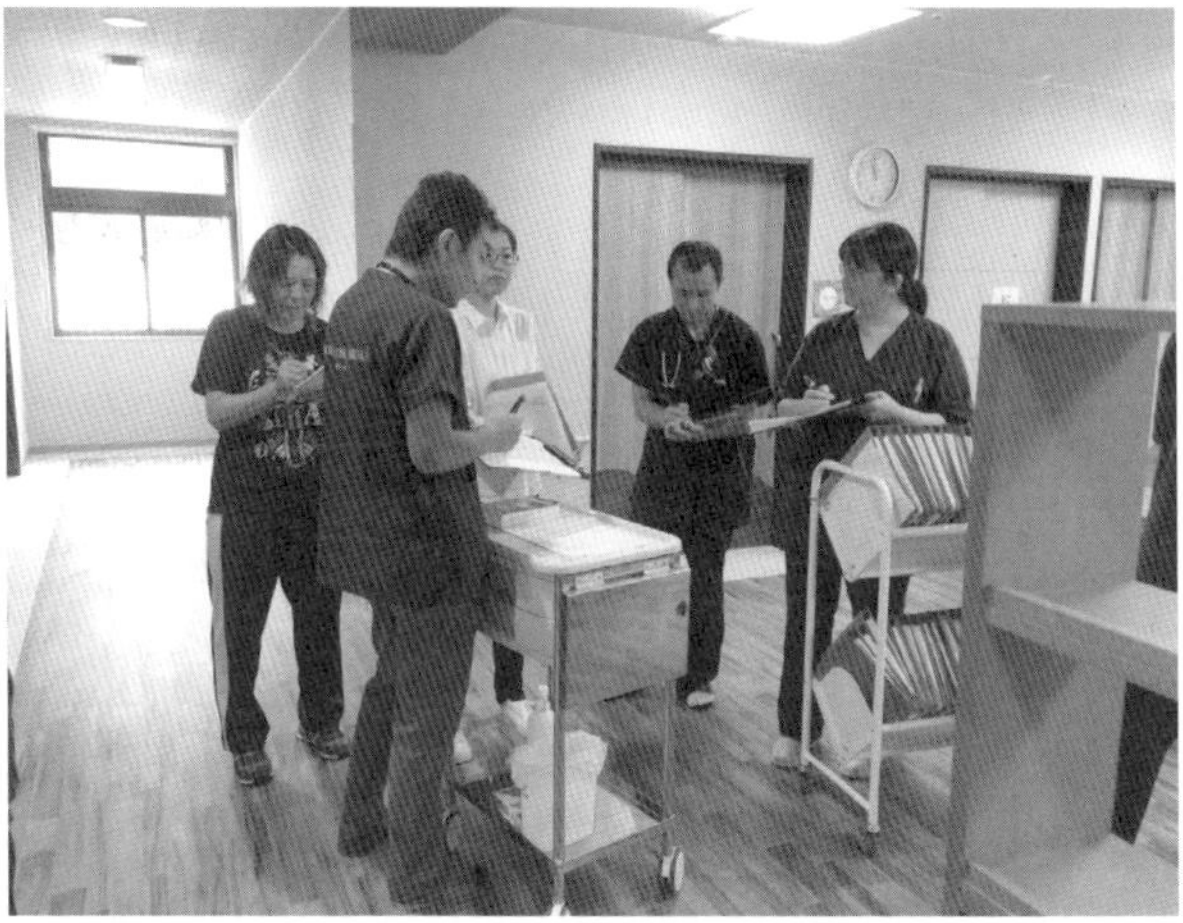

図表 4-21
認知症ケアチーム。多職種がチームを組んで地域の施設などを回る

ところが、私がシーティングの症例数を増やし、次第にシーティングの効果がわかってもらえるようになると、介護職から具体的な突っ込んだ相談が寄せられるようになりました。それによって私も入居者に対する知識が深まり、ともに話し合えるチームがつくられつつあります。
数ある事例のなかで、最近あったKさんの事例を紹介します。

体幹が左に傾き左に注意が向く

80歳のKさんは重度のアルツハイマー病で、FAST7eです（図表4-22）。

ふだんは普通型車椅子に、一日中、うずもれるようにして坐り、ほとんど表情の変化や発語がありません。

食事介助では、注意がほかにそれてしまいがちで、なかなか口も開けてくれません。口に食べ物を入れても、くちゃくちゃと咀嚼を続け、いつまでも飲み込んでくれないため、本人も疲れるし、介助者も時間をとられます。スタッフは「介助拒否」と考えていました。

私への当初の依頼内容は、「殿部骨突出部《でんぶこつとっしゅつ》に発赤があり、褥瘡を予防したい」というものでした。私がKさんのところに行くと食事中で、私より先にチームの言語聴覚士（ST）が、Kさんへの声かけ方法や食事環境（食べる場所、食器のレイアウト、使用道具の形状など）、食形態などのアセスメント（評価）を行っていました。

横から観察していると、Kさんの姿勢は、左に傾き、車椅子に強い円背で坐っていました（図表4-23、4-24）。Kさんは左側に注意がそれやすく、スプーンでお膳を触り続け、左側を凝視したまま動作が止まるといった様子も見られました。

図表4-22　アルツハイマー病進行のステージ
FAST (Functional Assessment Staging) of Alzheimer's Disease

ステージ	診断	特徴
1	正常な成人	機能障害がない
2	正常な高齢者	名前や言葉、約束などを忘れる
3	境界領域	重要な約束を忘れる、複雑な仕事の機能低下
4	軽度	支払い、金銭管理といった日常生活の複雑な仕事ができない
5	中等度	時と場合に応じた衣服の選択に誰かの助けが必要、入浴するのを忘れる、自動車運転能力の低下
6a	やや重度	衣服を着るのに誰かの助けが必要
6b		入浴するのに誰かの助けが必要
6c		トイレの流し忘れ、拭き忘れ
6d		尿失禁
6e		便失禁
7a	重度	言語機能の低下（単語、短いフレーズ）
7b		話したり理解したりする単語が一つになる
7c		一人で歩くことができない
7d	重度（末期）	体を起こして坐ることができない
7e		笑うことができない
7f		背筋を伸ばして頭を上げることができない、意識消失

一人でおせんべいを食べる

そこでシーティングをして、ノビットシステム（第3章88ページ）の座クッション、背クッションと、Kさんの体を左右から体幹パッドで支えるようにしました。また食事中は、周囲に人がいると注意がそれやすく動作が止まってしまうため、周囲を壁や窓で囲まれた空間で食事をするようにしてもらいました。

Kさんは、シーティングで体幹のバランスが整うと、注意が左にそれにくくなり、おせんべいをわたすと一人でボリボリ食べはじめました。この段階ではまだ左を向いていますが、それまで食事介助しても、はかばかしく口を開けず、食べ物を飲み込まなかった人ですから大前進です（**図表4-25**）。

食事動作にともなって見られた身体が左に倒れることがほとんどなくなり、しばらくして、Kさんが注意を持続できる間は、介助なしで、利き手に小スプーンを持ってペー

図表 4-23
Kさんは左側に傾いて坐っている。覚醒は非常に低く反応も乏しい

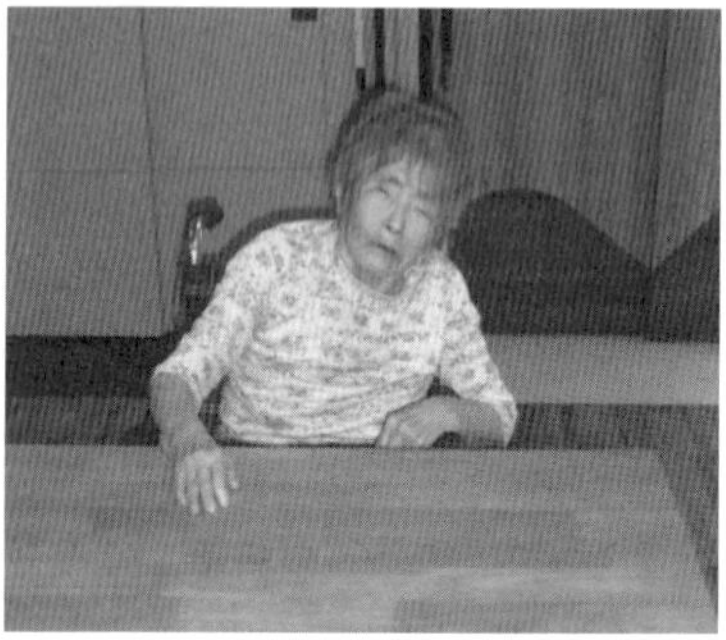

図表 4-24
表情はこわばり、注意は左に集中している。湯呑を安定的に把持することが難しく、手先が緊張して、この後、湯をこぼしてしまう

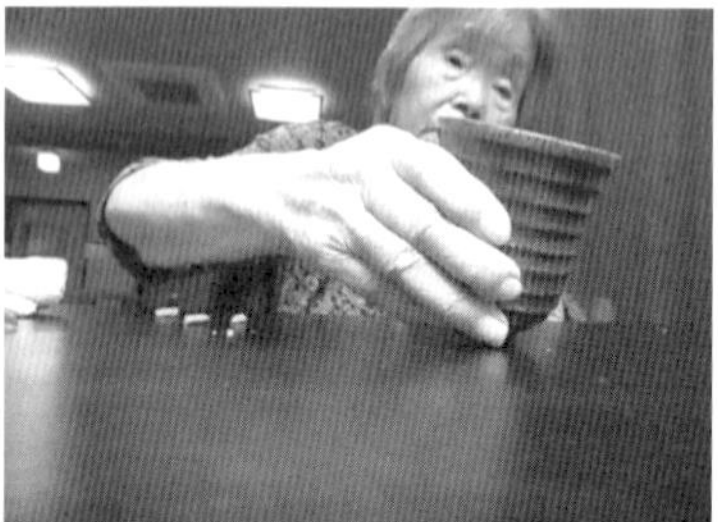

図表 4-25
シーティング後、体幹が安定すると注意が食べ物に集中。覚醒水準も改善された

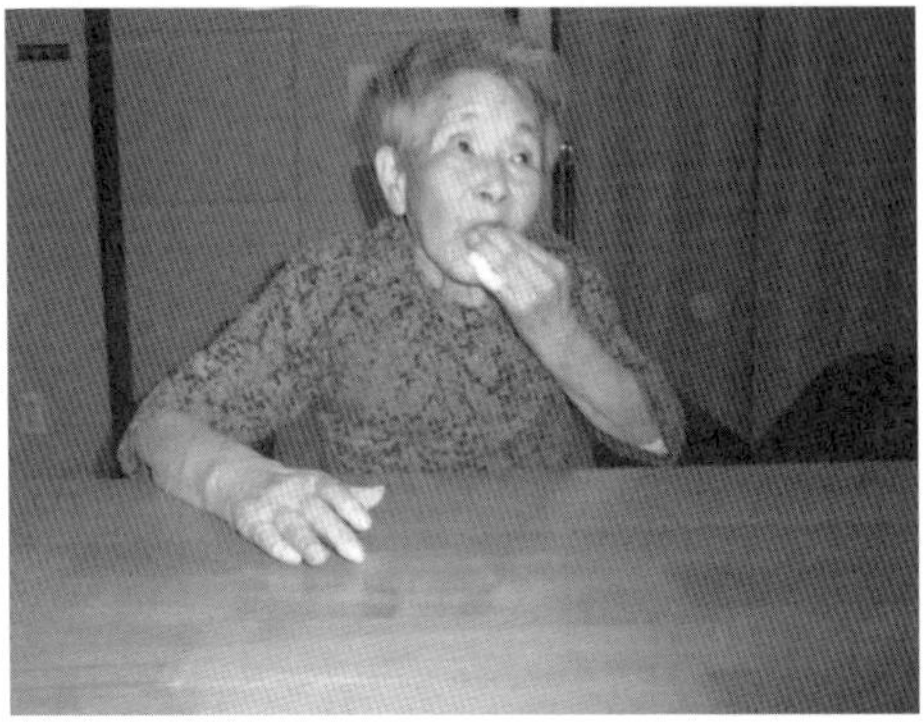

図表 4-26
シーティング後１か月たつと、調子のいいときは介助なしで食事することが可能になった

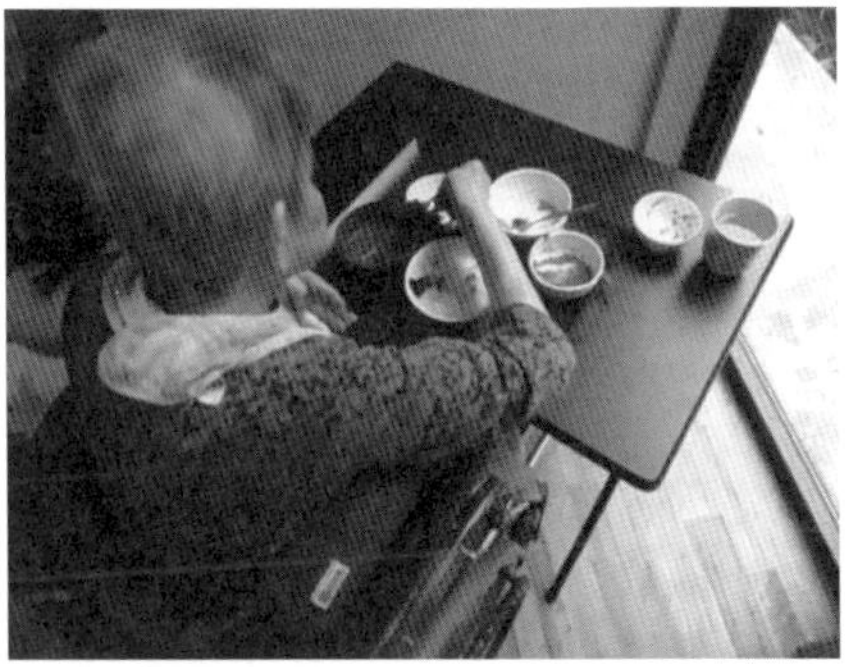

スト状の食事をすくい上げながら食べられるようになりました（図表4-26）。介護スタッフとＳＴが、食事介助量の変化を調査すると、介助量が明らかに減少しました。それにともなって殿部《でんぶ》の発赤が消えました。

不良姿勢による不安、緊張

Ｋさんは努力して坐っても、体幹が不安定であるため緊張して落ち着かず、たえず左側に気をとられ（左に倒れはしまいかと）、食欲もなく、お膳と向きあっていたのではないでしょうか。そこで食事介助されても、納得しがたく、そのとまどいをスタッフは介助拒否と考えたのかもしれません。

シーティングをしてもＫさんの状況理解は変わりませんが、体幹が安定し、身体が倒れるのではないかという不安が払拭《ふっしょく》されると、食欲が起こり、食事に集中できる時間ができたと考えられます。シーティング直後に、口の中で溶けやすい「あかちゃんせんべい」ですが、すぐ食べられたのはそのことを証明しています。

その後は、スタッフの努力で、Ｋさんは食事介助の意味を理解し、気持ち良く介護を受けいれられるようになっています。

介護力アップは地域全体で

アルツハイマー型認知症には、中核症状（記憶障害、見当識障害、理解・判断力の障害、実行機能障害、失語・失認・失行障害）と、それによって引き起こされるＢＰＳＤ（不安、抑うつ、暴言、介護拒否など）があります。

認知症が高度に進行すると、関係性の濃い介護スタッフに対しても介護拒否し、介護量は増大し、介護者の精神的負担も大きくなります。

まして、われわれのチームのように、突然あらわれる人間への不安や疑心暗鬼《ぎしんあんき》、拒否反応は強いのですが、刺激にもなりますし、外部者であるがゆえに、客観的に現象を評価できるのは強みです。

チームは、介護スタッフに、客観的・専門的な視点からの改善点を伝え、次回の訪問診療までに実行してもらいます。次の訪問で再評価することを積み重ねることで、難渋《なんじゅう》していた生活介護が改善することが多くみられるようになりました。

私の立場からは、認知症が進行し常識的な介護が通用しづらくなっても、生活姿勢や道具の選定という、意外と当たり前の情報を提供することで、滞《とどこお》っていた介護が再始動できることを多く経験しました。

認知症の多職種連携チームが、地域の介護に関わることで、認知症の方のADLやQOLが改善するだけでなく、われわれ自身も現場の介護スタッフから吸い上げた情報で、認知症状やそのケアのあり方を蓄積し、日々の臨床行動の洗練につなげていくことができます。

私も、作業療法士、シーティングエンジニアとして、姿勢や環境調整がいかに人間の生活に重要かを実感させられています。超高齢社会になり、地域に埋もれている問題は質・量ともに増大し、根深くなっています。

シーティングだけではなく、当院の認知症の専門家チームと地域の介護現場の相互交流によって、地域の介護力アップが実感できるのは幸せなことです。

6 シーティング臨床マトリクスの使い方

左ページの図の目的――状態像チェックリスト（巻末ページに再掲）

まず、ある人の主症状が、図のマトリクスの中のどこにあてはまるかを探してください。

その症状は、それだけではなく、同じ層（図の年輪）の中にある別の症状をすでに発症しているか、近い将来、発症のリスクが考えられます。

これらの症状には、現在の不良坐位が大きく関連している場合がありますから、坐位の改善によって症状も改善することがあります。

姿勢は全身に関わる

この図は、串田、光野が、おもにリハ専門病院で、回復期から終末期の患者さんの坐位姿勢の改善（シーティング）を行いながら、患者さんの症状の分類、時期を整理したものです。

半円のもっとも外側では、患者さんの状態を便宜的に6分類して、ロコモ系（筋・骨格症状）、内臓系（呼吸・循環器・消化器症状）、メンタル系（精神・神経症状）、皮膚症状、

図表 4-27

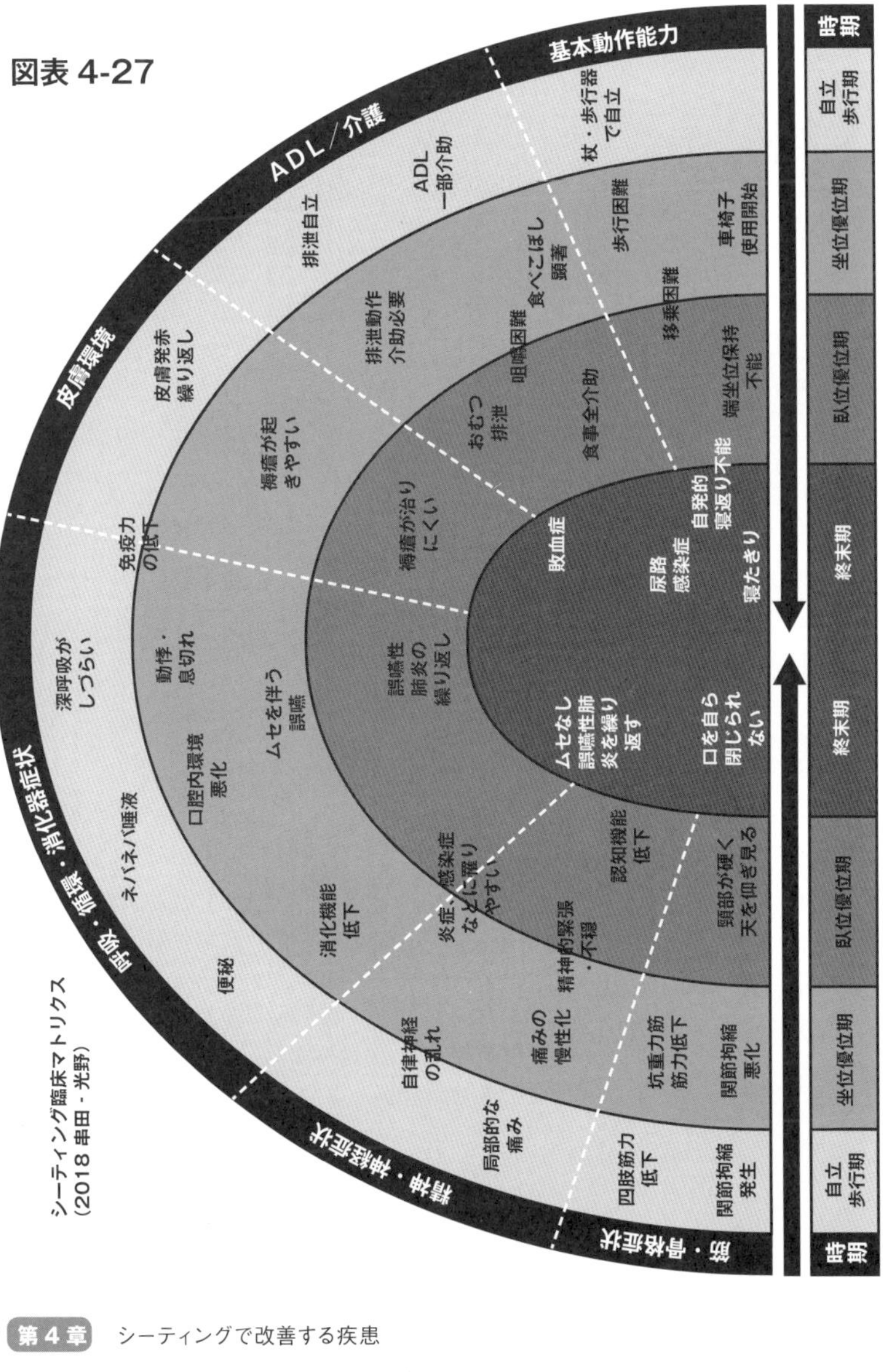

シーティング臨床マトリクス
（2018 串田・光野）

自立度（ＡＤＬ／介護、基本動作能力）としました。「ＡＤＬ／介護」とは、とくに利用者さん（患者さん）と介護者の関係に焦点をあてています。

シーティングは、単に姿勢を改善することではなく、また一部の疾患に有効というものでもなく、精神を含めた人間の基礎的・全体的な生命に関わります。

「終末期」を極力短くする

半円の中の層は、4期（自立歩行期、坐位優位期、臥位優位期、終末期）に分けられ、中心部に進むほど、状態は悪化します。円の中心である「終末期」は諸症状が不可逆的な段階に至るもので、この終末期をギリギリまで短くすることがシーティングの意義のひとつです。

これらの症状はもちろん単独に悪化するものではなく、メンタルでも内臓面でもさまざまな要素がからみあって進行します。たとえば、不良坐位によって褥瘡が起こると、皮膚、筋・骨格、メンタル、内臓のすべてに関わります。褥瘡は、自立度を低下させ、介護量を増大させます。褥瘡だけではなく、単線的に悪化する疾病などありません。

介護保険分類をあてはめる

期間区分のおおよその見当を介護保険分類で表すと次のようになります

自立歩行期（過渡期）：要支援認定を受けていませんが、そのリスクの高い人
坐位優位期（初期）：要支援～要介護２レベル
臥位優位期（中期）：要介護３～４レベル
終末期：要介護５レベル

一つのうったえからわかること

利用者さん（患者さん）の状態をこの図にあてはめてみてください。

たとえば、「腰が痛い」といっている元気なおばあさんがいたとします。このかたをLさんとします。Lさんのうったえは「局部痛」で、トラブルの原因は特定できませんが、Lさんは円周のいちばん外側の層である「自立歩行期」にあります。

しかし、この層にそって、Lさんをアセスメントすると、ほんの少しだけ日常動作を夫に頼っているかもしれません。唾液がネバネバしてドライマウス症状が出ている可能性もあります。以前より坐っている時間が長くなったとか、ため息ばかりついている（呼吸が浅くなる）というのも「症状」の一つです。この段階では、テレビをみながら姿勢を直すだけで改善することがあります。

逆に、この段階を放置すると確実に次の段階に進みます。「それは年だからあたりまえ」とはいいきれません。

一つの症状が次の症状を呼び込む

Lさんも周囲の人も、「高齢になったら、みんな腰痛なんだからしかたない」と思っているかもしません。

しかし、そういって一つのうったえを放置すると、その症状は周囲の組織・臓器を巻き込みながら全体的に悪化していきます。局所の痛みは慢性化し、腰だけでなく、次第に、ひざや背中に広がり、自律神経を乱し、頭痛、食欲低下などをきたし、内臓を圧迫させながら、深刻化します。

Lさんは元気そうなのに、やせた臀部で硬い椅子に座り続けていることで、臀部に小さな発赤を繰り返しているかもしれません。その痛みを避けるために、すべり坐りをして円背を強め、内臓を圧迫し、すぐ疲れるようになって体を動かさないようにしているかもしれません。そのうちに、立ち上がりが困難になり、歩行能力が低下します。

とはいっても大げさに考える必要はありません。まず姿勢を改め、安全な方法でできる範囲の簡単な運動をすることで、全身状態が大きく改善されることがあります。この段階でのシーティングは簡単です。

3日も続かないような運動やリハビリに挑戦するのではなく、日常的な動作を少しずつ変えます。朝の連続テレビドラマのはじまりの曲を聴きながら、あごを引いて姿勢を伸ばしたり、足首を何度か持ち上げるだけで、血行が促進され、筋肉が動きはじめます。

褥瘡リスクを低下させる

在宅のMさんは、ふだん車椅子を使ってデイサービスに通っていますが、「最近、食べこぼしが多くなった」「食事中、ムセが多くなった」と観察され、誤嚥のリスクが高まりました。

マトリクスにあてはめると、「坐位優位期（初期）」で、家族は、トイレの排泄介助が大変になっていることが予想されます。オムツ排泄への移行も考えているかもしれません。ベッドの端に坐ること（端坐位）も難しくなり、転落・転倒のリスクもあります。

普通型（標準型）の車椅子では、不良坐位による褥瘡のリスクがあります。褥瘡になれば介助量が激増しますから、本人にとっても家族にとっても、ティルト・リクライニング車椅子などの特殊な車椅子を検討するときです（介護保険でレンタルできます）。

いずれにしても坐位姿勢の改善に着目してください。放置すると確実に次の段階（臥位優位期）に進みますから、転落、褥瘡、オムツ排泄などを予防するケアプランを策定する必要があります。

シーティングの目的は自立度アップ

「ずっこけて坐っていて、すべり出しそうで危ないからちゃんと坐らせてほしい」という依頼が介護職やセラピストから私たちに寄せられます。

シーティングですべり坐りが改善されると、確実に、「痛みの訴えがなくなり、立ち上がりがスムーズになった」「食べこぼしもムセもせずに食事ができるようになった」「臀部にみられた発赤がなくなった」と依頼者はいいます。シーティング後すぐにみてとれる効果もありますし、数週間後に効果が明らかになることもあります。

シーティングは、姿勢をよくすることが目的ではなく、自立度を高めてQOLをアップすることが目的です。

症状の連鎖に気をつける

入所時のNさんは、ふらつきながらも歩行器を使用し、見守りが手薄になる夜間帯のみ車椅子を使用する取り決めでした。つまり入所時は「自立歩行期」でした。

しかし、次第に、普通型車椅子の上で、首がすわらず居眠りをして過ごすことが多くなり、殿部に軽度の褥瘡を繰り返すようになりました。いつの間にか「坐位優位」の時期に移行していました。

さらに、食事中にムセがひどくなり、途中で口をつぐんで食事を拒否することが多くなり、医師からは低栄養と脱水症状が指摘されました。

しかし、Nさんはなかなか食べてくれません。栄養状態の低下と褥瘡は強い因果関係があることはわかっていても、適切な手段を見出せませんでした。

Nさんの状態を臨床マトリクスで探すと、「ムセをともなう誤嚥」が該当し、「臥位優位期」に移りかかっています。臥位優位期では、「端坐位保持不能」になります。

この段階で、ティルト・リクライニング車椅子を使ってシーティングを行いました。すると、一日中、荒い息で厳しい表情をしていたNさんの息ぎれがなくなり、表情が柔和になり、しばらくすると、スプーンを持って自ら食事をするまでに回復しました。脱水症状、低栄養、褥瘡はすっかり消えて、血圧なども安定してきました。

シーティングは病気治療の基礎

姿勢が健康の基本であることを否定する人はいないと思います。高齢になったり病気になっても同じです。

シーティングによって坐位姿勢を改善することで、さまざまなリスクが低減します。その症状を取り巻いていた負の連鎖にストップがかけられ、正の連鎖へと舵が切られます。

一見関係なさそうな症状が、その人の姿勢に大きく関わっていることがこの図からみてとれると思います。もちろんシーティングですべての病気が治るわけではありません。しかし、不適切な坐位姿勢は多くの疾患に関わり、シーティングは病気治療の基礎になるものです。

7 シーティングは脳に働きかける

恐怖に対する身体の反応は反対

人が恐怖体験をしたときの身体の反応は2つあるといわれます。一つは、頭を守りながら屈《かが》む反応と、もう一つは四肢を伸ばして転ぶ反応です。

たとえば前者は、地震の揺れを感じたときに身をかがめてしゃがみます。頭を守るという意味合いもありますが、自分が置かれている状況を理解している防御反応です。

後者では、たとえば、冬の朝、凍った路面でステンと転んだときです。手足をいっぱいに伸ばして転びます。これを「保護伸展《ほごしんてん》反応」といい、身体を危険から守るときみられる反射です。前者と決定的に違うのは、不意打ちであるため、まったく状況を理解できないことです。

スノーボードやスキーですべるときは、雪面の状況や自身の進行方向などを理解しているので、もちろん保護伸展反応は起こりません。しかし、「危険」を楽しんでいるわけですから、すべるときは適度に身を屈め、ステンと転ぶ

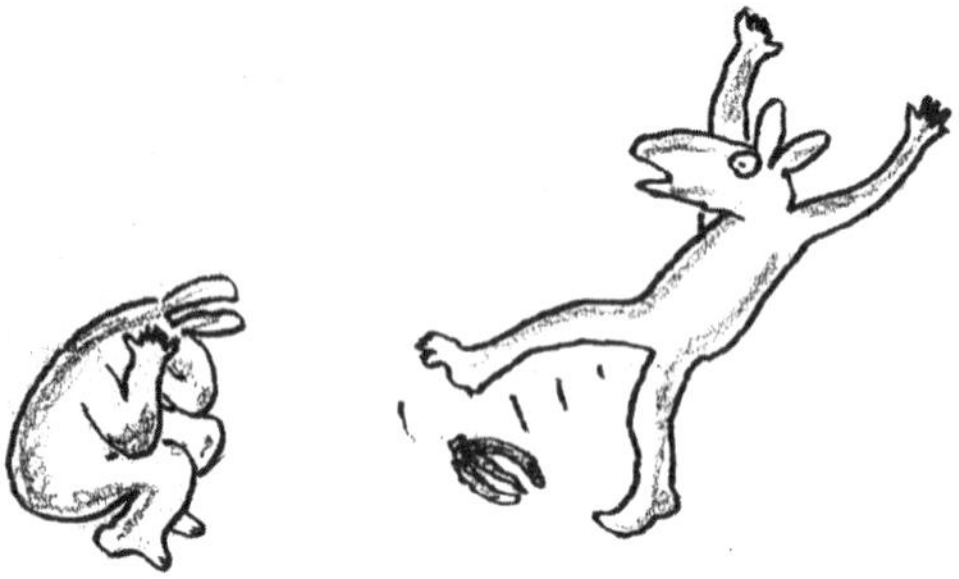

ときは手足をいっぱいに広げます。

同じ恐怖という心理状態でも、自身が置かれている状況理解の有無、未来予測によって、身体の反応が真反対です。

「地面がない」という恐怖

空間の中で自分が置かれている状態は常に脳が把握しています。脳が情報処理にいそしむことで、私たちは安心して動くことができます。

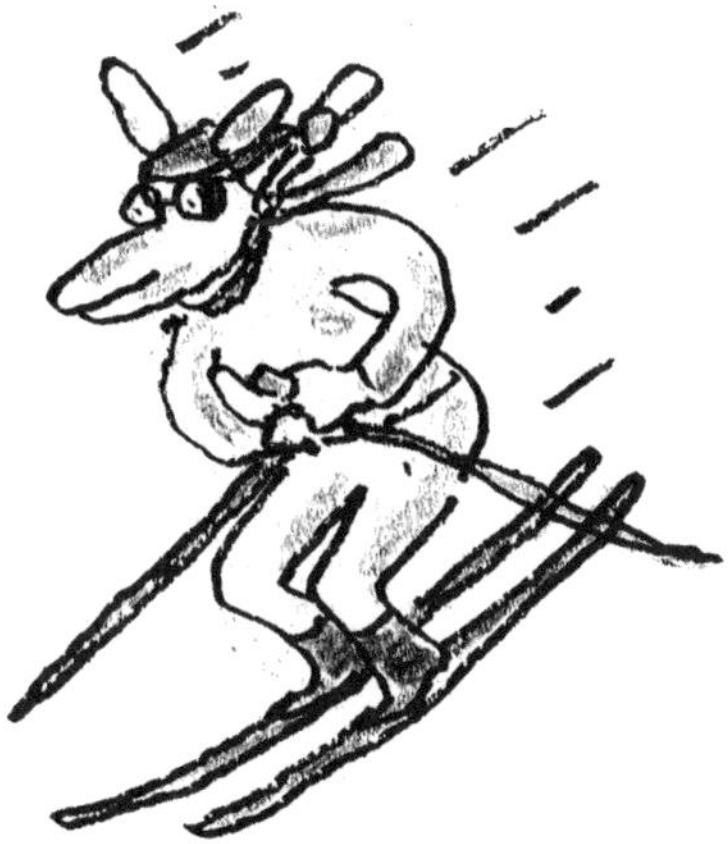

身をかがめて安全をはかる

たとえば、脳は重心と支持基底面の調整を行っています。

支持基底面とは、身体を支えてくれる地面です。自身の重さ（体重＋重力）が支持基底面の中にあるときは、それに対する「床反力《ゆかはんりょく》」が地面のほうから働きます。

床反力はふだん意識していませんが、どこかに落とし穴があることを知らされて歩いたら、一歩一歩床反力のありがたさが身にしみると思います。私たちは、地面は、ふつう、とつぜん陥没《かんぼつ》したりしないという安心感があるから歩くことができます。

私たちが動くと、とうぜん「支持基底面」も影のように移動します。私たちは、重

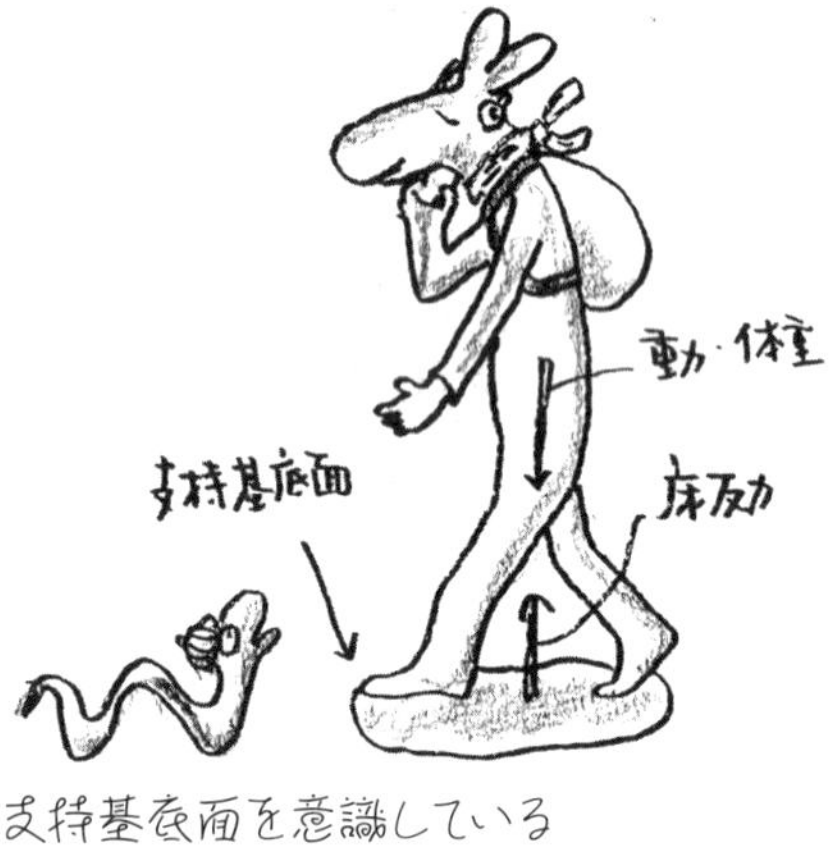
動・体重
支持基底面
床反力
支持基底面を意識している

心と支持基底面の関係を常に感覚的に把握しています。この関係を把握できているかぎり転ばずに歩くことができます。

では、私たちが地球を飛び出して、無重力世界に飛び込んだらどうなるでしょう。

とうぜん床反力はありませんから、一瞬、身体がフワっと浮いて解放感を覚えるそうです。しかし、それが数秒続くと、解放感は一転、恐怖感に変化するといいます。

宇宙飛行士は笑顔の映像を地球に送りますが、訓練されていないと、ジェットコースターが急降下したときの反応を示すそうです

支持基底面も床反力もないため、それらの情報処理に慣れた脳は混乱し、どこまでも落ちていく感覚になるのかもしれません。

坐りは脳の安心によって安定する

自身の身体状況は、脳で情報処理され、常に頭の中にイメージされています。それ

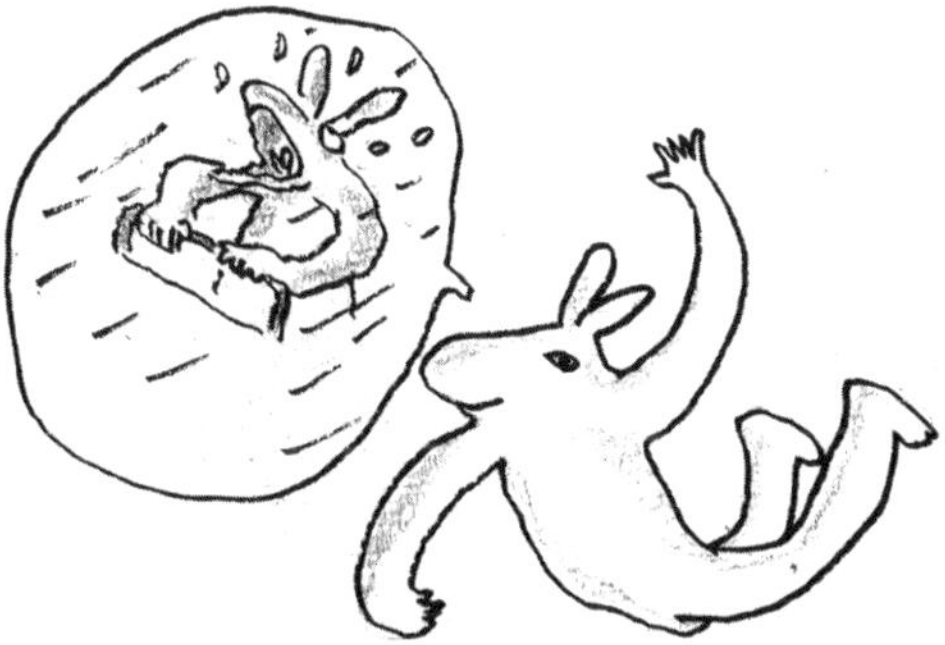

はじめはジェットコースターだった

を「ボディイメージ」（身体図式）といいます。スキーですべっている人は、「今、おれはこんなにかっこういいんだな」と自分のボディイメージを持ちます。

逆に、ボディイメージを持てないと、不安・恐怖を感じます。車椅子上ですべり落ちそうな人も同じではないでしょうか。

よくバックレストの上端やクッション前端に、身体を押し付けて反《そ》り返るように坐っている人をみかけます。Oさんも車椅子に身体を押しつけ、車椅子にしがみつくように坐っていました（**図表4-28**）。

図表 4-28
Oさんは、車椅子にしがみつくように坐っていた

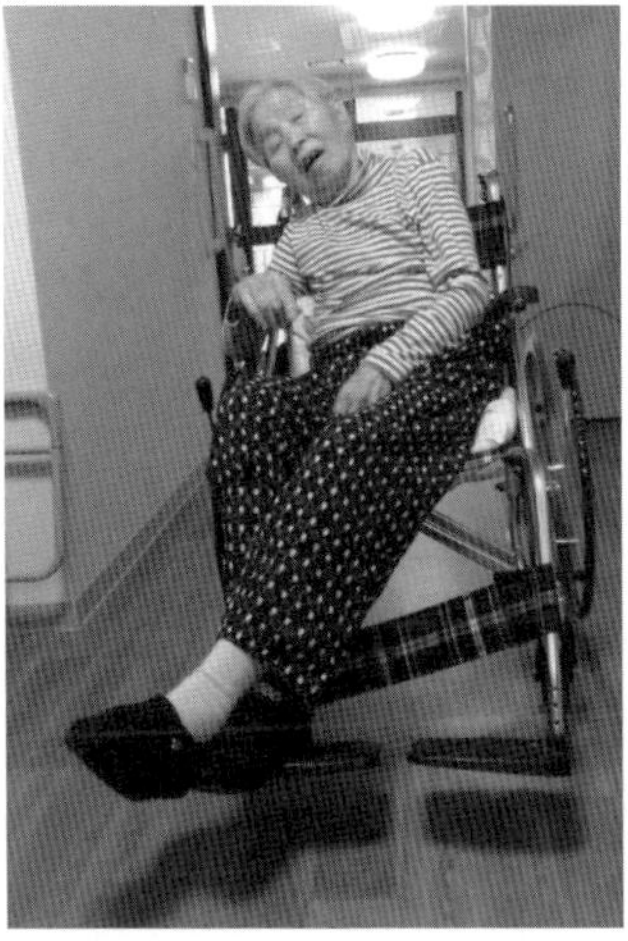

坐位では、人は動いていないように見えますが、実は呼吸を含めて身体は常に微細に動いています。この微細な動きが支持基底面などの環境に働き、環境から情報を微妙に受け

とっています。たとえば、車椅子ユーザーなら、バックレストやフットレストなどと常にやりとりすることで、自分の位置を定め、安心することができます。

意味もなく身体を突っ張って環境に押し付けている姿勢は、自身を定めるための情報が脳に不足しているためと考えられます。自分と車椅子の間に「信頼関係」が構築されていないのです。もしかしたら、ジェットコースターと同じように脳は不安・恐怖におののき筋肉を突っ張らせ、筋肉をコチコチに硬くしている状態かもしれません。

椅子からの前方への「すべり」は、重力・体重によって「物理的」に起こりますが、実際に引き金を引くのは、血管がつぶされることで発生する痛みから逃れるための「すべり」です。

このすべりを食い止めようとして、車椅子ユーザーをY字ベルトで抑制したり、車椅子と身体の間のすきま（側面など）にクッションを適当に詰めて「支え」にしようとする人がいます。しかし、当事者の脳と身体は、それらによって「安全だ」とは知覚できないため、身体をのけ反らせたり、さらに車椅子からすべり落ちていきます。こうなると、ほとんど「虐待」になります。

姿勢の変化で気持ちに変化が

この突っ張り傾向の身体反応を改善させるには、支えるべきところを支えることです。

支えるべきところが支えられることで、脳は、自分が知りたい感覚情報を得られます。自身と椅子環境の間の「信頼関係」を再構築し、不安感・恐怖感が取り除かれてしっかりと坐れるようになります。

Oさんは、当初、こちらの呼びかけに反応しませんでしたが、シーティング直後に、覚醒状態がよくなり笑顔を見せてくれました（図表4-29）。このような反応は珍しくありません。

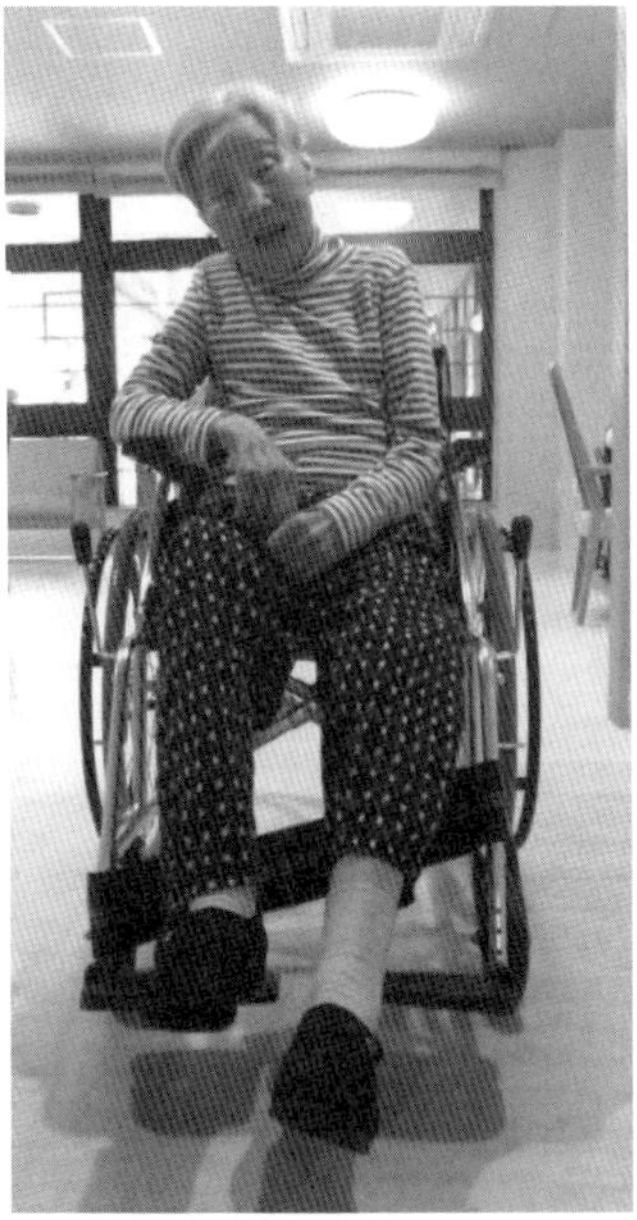

図表4-29
椅子からすべり落ちるように坐っていたOさんは、ゆったりと坐るようになって、覚醒水準も上がり笑顔になった

筋肉からの感覚情報は脳に届けられ、脳の頭頂葉《とうちょうよう》というところで情報処理され、ボディメージがつくられます。頭頂葉は、精神活動に関わる大脳皮質の一部で、加工された情報は、認知、判断、知覚を司《つかさど》る領域で共有されます（感覚情報は、まず脳幹、小脳といった本能的な情報処理を行うセクションに運ばれます。耳の三半規管からの情報や、目で見える地面や周囲の環境情報などもここに集中されます。脳幹は意識に関係し、小脳は筋緊張をコントロールします。頭頂葉に移動した情報はここで加工されて、ボディイメージがつくられます)。

大脳皮質に送られてくる情報は随時アップデートされますから、姿勢の変化によって意識も変化します。たとえば、不安・恐怖で緊張していても、寝椅子にゆったり坐ると意識もゆったりするということは私たちにも経験があります。

姿勢が変わることで、脳の中でさまざま活動が引き起こされます。脳の活動は神秘的です。

人は心で坐る

脳は、つくられたボディイメージを基にして、筋緊張の状態を調整し、姿勢のコントロールをします。

覚醒（意識レベル）が低いと、筋緊張も低くなり、重力に従って身体はくずれます。意識障害や脳卒中の急性期などにみられる状態です。

重い認知症があると、自身でなんとか姿勢を整えようとしなくなり、やはり重力に従って身体を倒し、姿勢調節が難しくなります。

また強い注意障害があると、気になるものに注意がそがれて筋緊張が解け、姿勢コントロールがきかなくなることがあります。

脳卒中や交通事故などで脳障害が起こると、障害直後、リハビリでセラピストの指示に注意が向いているときは筋緊張を高めてなんとか坐位がとれますが、目の前を人が歩いたりすると、とたんに注意がそがれて坐位コントロールができなくなることがあります。

姿勢コントロールができないのは筋力低下が原因と考えられがちですが、脊髄損傷の人の多くはマヒによって筋力低下があっても、意識がしっかりしていれば姿勢コントロールは可能です。パラリンピックのチェアスキー選手はもちろんですが、シーティング後の頸髄損傷《けいずいそんしょう》者でもヘッドコントロールでバランスをとって車椅子坐位をとることができます。

坐位姿勢の改善によって、ムダな筋緊張が消失して快適になるのはとうぜんですが、意識レベルが上がったり、高次脳機能障害のＡＤＬが改善されることもシーティング後によく見られます。

シーティングはそもそも脳に働きかけて、脳に「安心感」を与えることで（「ここにこの筋肉の居場所があるよ」と教えることで）、姿勢コントロールを行う作業でもあります。技術的には引き算・足し算の世界ですが、「右に傾いたから右側を高くしよう」というような積み木細工とは異なります。

その意味では、シーティングは「姿勢を改善する技術」というより、「脳に安心を与える技術」ともいえます。だからシーティング後に笑みがこぼれるのだと思います。

8 良い姿勢の基準

悪い姿勢とは?

シーティングにおいて「坐位姿勢を整える」といいますが、では、坐位に「不良坐位」と「優良坐位」があるのでしょうか。それはどんな基準かと問われれば、実は何も明確な基準はありません。

「はじめに」にも書きましたが、姿勢には良い・悪いがないからです。

私たちは24時間、マネキンのように良い姿勢でいることはできません。マネキンは硬いパーツの寄せ集めですが、動物は複数の柔らかい物質で構成され、多くの関節でデザインされています。

ときに「良い」と思われる姿勢をとったり、疲れると「悪い姿勢」をとったりと、常に動いています。カメラでその一瞬を切り取れば、良い姿勢もあるでしょうが、パリコレのモデルでも、ときには背中を丸めてカップラーメンを食べることもあると思います。

では「坐位姿勢を整える」とは、なにを基準にしての話なのでしょうか。

私たちがある姿勢をとるには目的があります。仕事をするための姿勢、ご飯を食べるときの姿勢、休憩するための姿勢、ゲームをするための姿勢などさまざまです。ところが、ときどき人は横着をして、目的と姿勢を一致させないことがあります。たとえば、ご飯を食べながらスマホをするといったときで、非効率的で、両方の目的の達成度が低くなるはずです。入力ミスをしたり、食べこぼしたり、ご飯がまずくなったりもします。

このように、その場その場の目的に適さない姿勢が「悪い姿勢」、その逆が、「良い姿勢」といえると思います。

人の心を尊重する坐位

私たちが運動するためには、常に姿勢をコントロールしています。難しい言葉で、「姿勢制御」(postural control) といいます。私たちが重力に抵抗して身体を起こし、坐位を保持しつづけることは「坐位姿勢制御」です。これは、神経系、筋骨格系を中心にさまざまな器官が協働することで実現します。

目的にあった坐位は、力学的には「安定」しています。しかし、力学的に「安定」していることと「バランスが良い」ことは異なります。たとえば、臥位はとても安定した姿勢ですが、バランスが良いとはいいません。

「バランスが良い」とは、身体を動かしながら(身体は常に動いている)、身体の重心が常に支持基底面(そこからはずれると転ぶ)の中に留まっていることです。そうすることができる「能力」を指すこともあります。たとえば、「あの人はバランス（感覚）がすぐれている」という場合です。力学的に安定しているだけでは、バランスがいいとはいいません。

坐ったときを考えてください。

お尻の2つの坐骨結節部だけで体幹を支えているとき（面接坐りのとき）は、すぐ次の行動に移れます。とても動きやすくスタンバイ状態です。

しかし、体の力を大きく抜くと、2つの坐骨結節部だけではなく、尾骨も座面に着きます。体幹は3点支持になりますから安定はしますが、動かしにくくなります（図表4-30）。

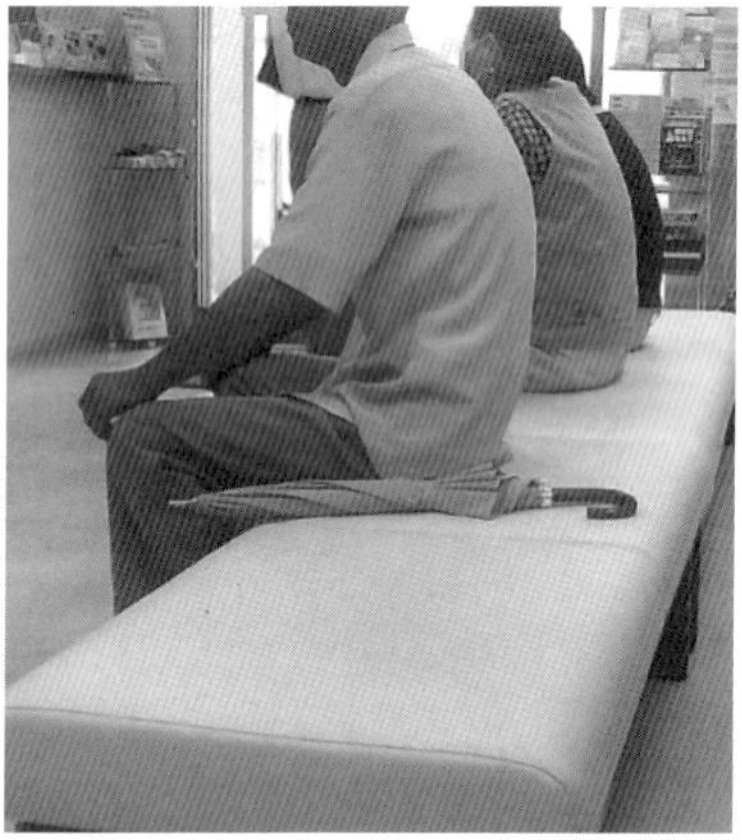

図表 4-30
診療所の待合室で、ふつうに坐ると、坐骨結節部だけではなく尾骨も座面に接地させる

このとき骨盤は後傾していますから、とうぜん背中は丸くなっています。これはリラックスの姿勢ですが、この姿勢で食事をすると、手指《しゅし》の動きが制限され、「巧緻性《こうちせい》」（こまかいことを上手にできること）が低下し、嚥下機能にも影響を与えて、ムセなどを起こしやすくします。

人間は、安定性だけを求めると、非効率的で、エネルギー消費を少なくし、「廃用性」を高めます。これは、身体だけではなく、精神にも関わることであると思います。

シーティングでは、かぎりなく左右の坐骨の2点支持の「良いバランス」に近づける姿勢づくりをします。ですから、「良い坐位の基準」とは何か、と問われたら、「バランスの良い坐位に近づけ、その人の意思を極力尊重する坐位」と答えたいと思います。

9 シーティングで作業療法が効率化する理由

重力と筋力

プールで、シンクロナイズド・スイミングのまねをしようとしても、選手のように自分の脚を水面からまっすぐ立てるのは至難のわざです。スケートをしながら、手指を華麗に動かすのも簡単そうに思えますが、これも修練を重ねなければムリです。

シンクロの場合、水上で脚を挙げようとしたら身体が水中に沈んでしまいますし、スケートの場合は、バランスをとることに必死で、手指の動きまでコントロールできません。

脳卒中で片マヒになった人が、それまでの動きをしようとしても同じことが起こります。ベッドで寝ているときは腕を持ち挙げたり、指折りができるのですが、身体を起こした途端、それらができなくなる人がいます。

姿勢（体位）が変わったことによって、何かが変化したのです。何か？

そう「重力」が加わったのです。脳卒中によって、運動マヒが起こっただけではなく、重力に対抗する体幹の筋力（主に脊柱起立筋《せきちゅうきりつきん》）が低下しているのです。

先述のように、ヒトは立つために進化をとげていて、構造的に坐ることがヘタであり、その構造的なムリを筋力でカバーしています。ですから、筋力がなくなると、自身の体は重力に耐えられず坐りがくずれます。もちろん、重力に加えて自重が加わりますが、自重も重力ゆえに下へと引っ張られています。

片マヒの人は、マヒ側が、重力に抵抗する力「抗重力《こうじゅうりょく》」の筋力を失うので、坐りながら腕を挙げるという行為は、私たちがシンクロのまねをして水面に脚を立てることと同じくらい難しくなります。シンクロナイズド・スイミングはともかく、何かを水平面に立てるには、それを十分に支えられるだけの条件が必要です。

ヒトの上半身も、坐面にしっかり立たせようとするには、骨盤を支えない限り不可能です。健康な人はそれを筋力で行いますが、筋力がなければ、重力にしたがって脊柱を大きく曲げて坐ることになります。もちろん腕をまっすぐ頭上に挙げることはできません。

シーティングによって趣味がそのままリハビリに

Pさんは、脳卒中で右片マヒになり、通所サービスに通っている男性です。ADLは高く、歩行も自立ですが、高い技術を誇っていた習字ができなくなりました。「右手が重くていうことをきいてくれず、ペン習字はできるが、納得のいく字が書けないから書きたくない」といいます。

Pさんに、「練習すれば前のように上手になりますよ」と励ますだけでは安易すぎます。

Pさんの坐位は図示すると**図表4-31**のようになります。

この状態では、腕は非常に重くぶら下がっているため、筆をスムーズに動かすのは困難です。一般的な作業療法では、訓練室にある椅子に腰かけて、「字を書きましょう」とPさんにすすめることになりますが、それではいつ満足のいく字が書けるようになるかわかりません。Pさんも半信半疑で作業療法に身が入りません（**図表4-32**）。

図表4-31
重力にしたがって坐る

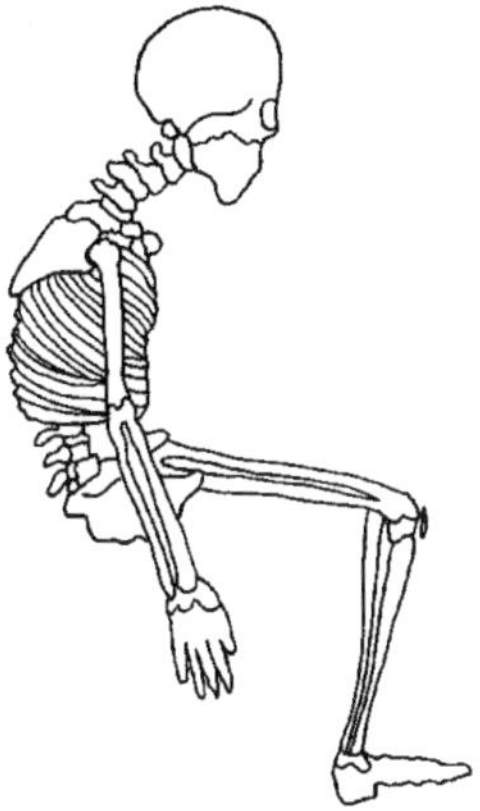

ここでシーティングを行うことで、運筆がスムーズになり、ペン習字の留め・跳ねもできるようになりました。Pさんは運筆が明らかに改善したことで、「また習字をやりたい」と思ってくれるようになりました。このように強い動機に支えられることによって作業療法は

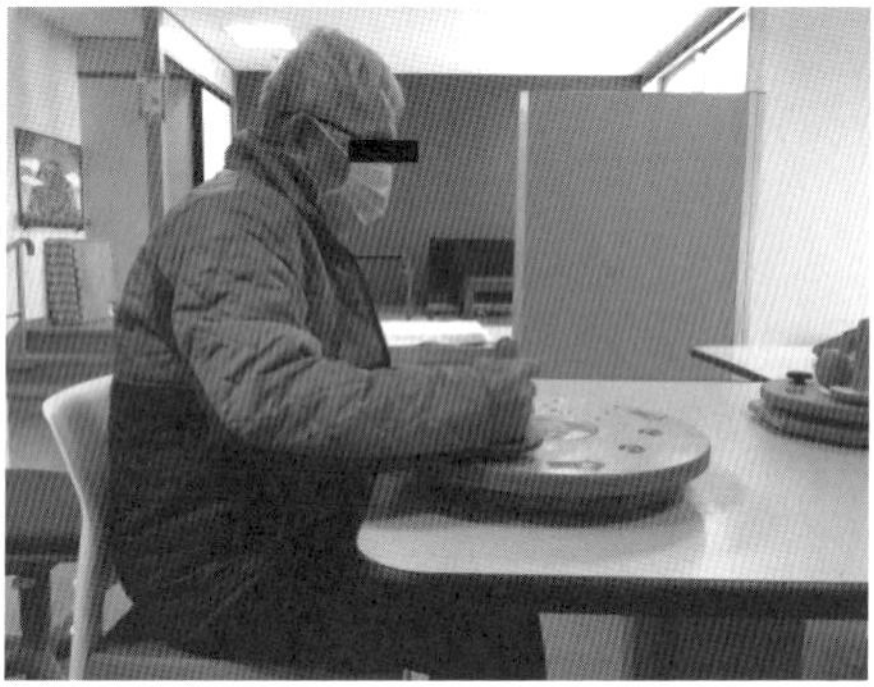

図表 4-32
骨盤の支持がないと上肢機能が低下する

非常に効率的になります。作業療法は、食事、料理など手作業を中心とする日常生活に戻るための手段を身につけることですが、坐位のメカニズムがわかれば、作業療法にシーティングが欠かせないことははっきりします。

シーティングでは、「座位質改善」（光野開発）という骨盤サポート付きのクッション（坐位保持の補助用具）を使用しました。坐位保持装置がない場合は、骨盤サポートとアンカーサポート、タオルなどを駆使してもかまいませんし、車椅子の背ベルト調整も有効です。骨盤がサポートされると、骨盤と下部体幹（腰椎）が座面に立ち上がります（図表4-33）。

シーティングによって、重力に押しつぶされて自由に動かせなかった体幹や上肢を、ねじったりひねったりできるようになり、マヒ側の上肢（右手）も支えがあれば挙げられるようになりました（図表4-34）。

リハビリ訓練中のパフォーマンスが向上することで、その後に得られる上肢機能やＡＤＬに差が出てくることは容易に想像できると思います。

図表 4-33　骨盤サポートで
Sカーブが回復する

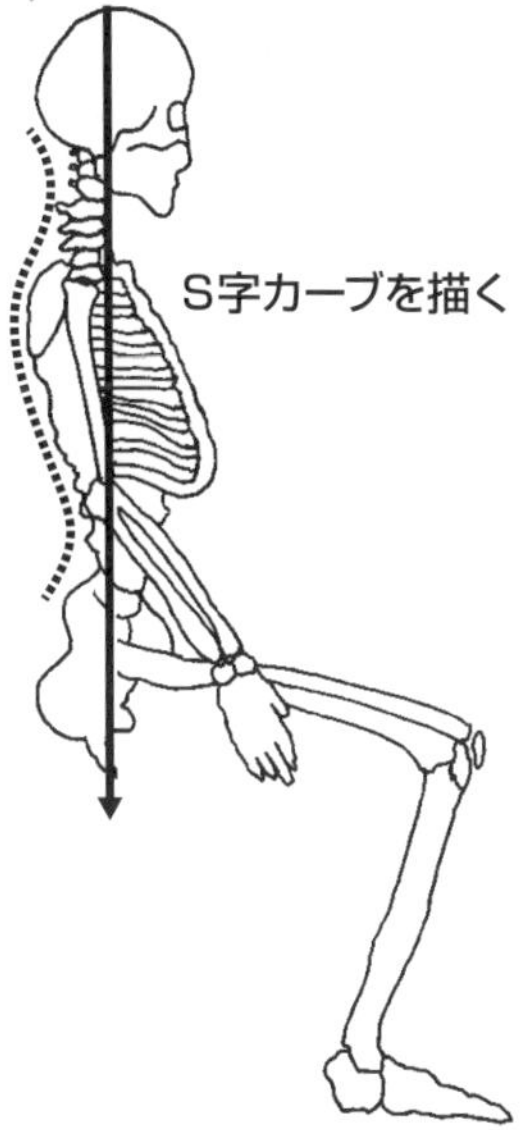

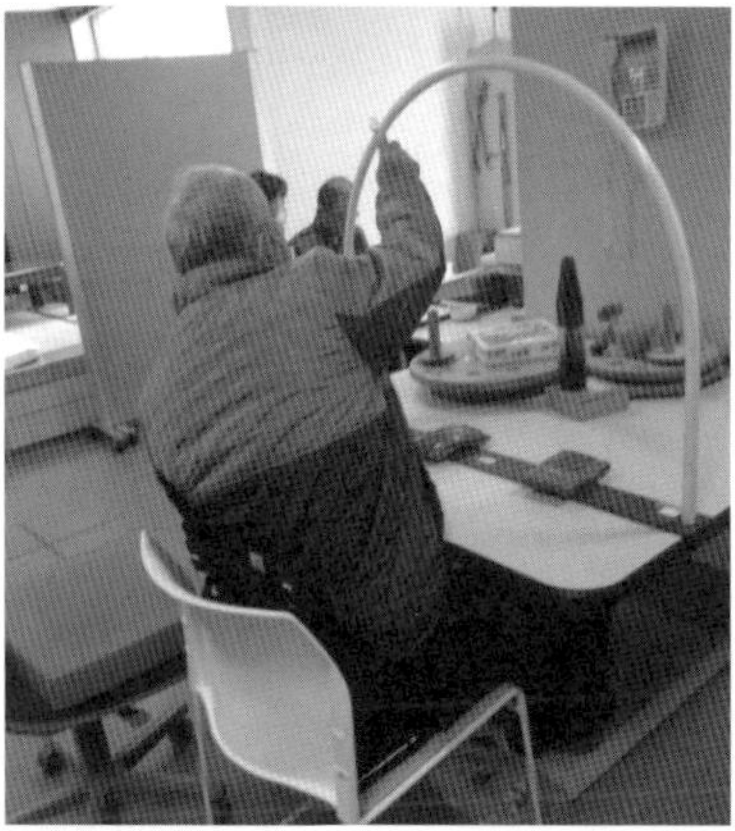

図表 4-34
座位保持装置によって骨盤を支えるとマヒ側の上肢が運動しやすくなる

手が挙がらないのは骨盤支持がないため

坐位の重心線は、支持基底面の端にあり（**図表4-35**）、重心線は簡単に支持基底面の外に出てしまいます。元気な人なら、筋力で坐位の重心を支持基底面の中央に向かって収めることができますが、それができないと重力に振り回され、パフォーマンスが低下します（もちろん若い人でも、「筋疲労」という姿勢保持の限界点がありますが）。

さらに、広背筋《こうはいきん》などの背筋群は、脊柱をC字カーブにさせまいと過緊張した結果、副作用で上肢を引き下げるように働きます。広背筋は、背筋《はいきん》群の中で最大かつ最強で（図表4-36）、肩甲骨、脊柱、骨盤、上腕骨をつないで、体幹のさまざまな動きに関わっていますから、この筋肉を過緊張させると上肢も体幹も自由を失います。このため腕を頭上に挙げるには、重力に打ち勝つだけではなく、自らの背筋群とも戦う必要があるのです。

シーティングの基本である骨盤サポートとアンカーサポートは、重力の餌食になってしまいがちな骨盤を物理的に支持することで、無用に背筋を緊張させることなく楽に姿勢保持を可能にします。その結果、上肢はたやすく頭上に挙げることができます。

手指の巧緻《こうち》性（手指を上手に動かすこと）が改善するのも、この力学的メカニズムが当てはまります。背筋群が脇の下にとどまり、そこから出

図表4-35　骨盤サポートで Sカーブが回復する

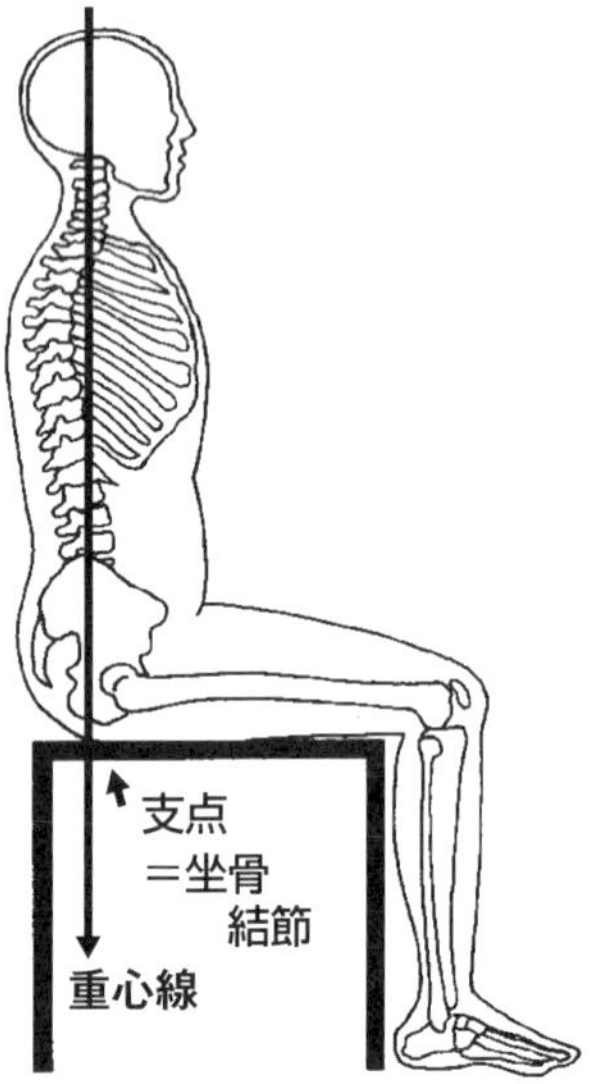

図表 4-36　広背筋はさまざまな関節と連携する

起始　①第６胸椎
　　　　～第５胸椎棘突起
　　　②正中仙骨稜
　　　③腸骨稜、肩甲骨下角
停止　④上腕骨

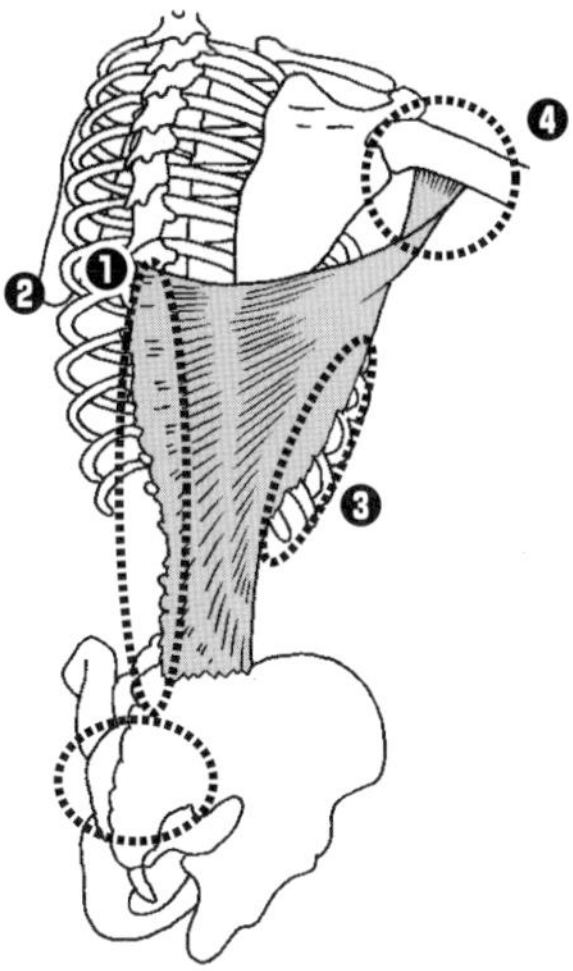

発（起始部といいます）する上腕《じょうわん》屈筋《くっきん》群や手指の屈筋群がその支配下におかれるからです。

　われわれが、ふだん電球が切れたときなど、腕をあげて頭上で作業をするのに苦労するのは、背筋が緊張し、上肢が引き下げられるからです。とくに脚立のいちばん上に乗り、不安定な姿勢になると、手指の巧緻性は格段に落ちてしまいます。

　手指の筋肉はとても非力で繊細な性質であるがゆえに巧緻《こうち》な動きが可能になります。手指にそのような働きをしてもらうためには、背筋群がリラックスする必要があるのです。

　さらにヒトは進化の過程で、体のバランスをとるために、上肢の動きを活用してきましたが、その上肢によるバランス機能を軽減させることで、後発的に獲得した手指の巧緻機能をより高めることができると考えられます。

シンクロナイズド・スイミングは、複数の選手が動きを合わせて華麗に舞う競技ですが、一人ひとりの選手の中でも、それぞれの筋肉がシンクロして華麗な一つの動きをつくっています。

第5章

シーティングにおける「現場」の問題とその解決方法

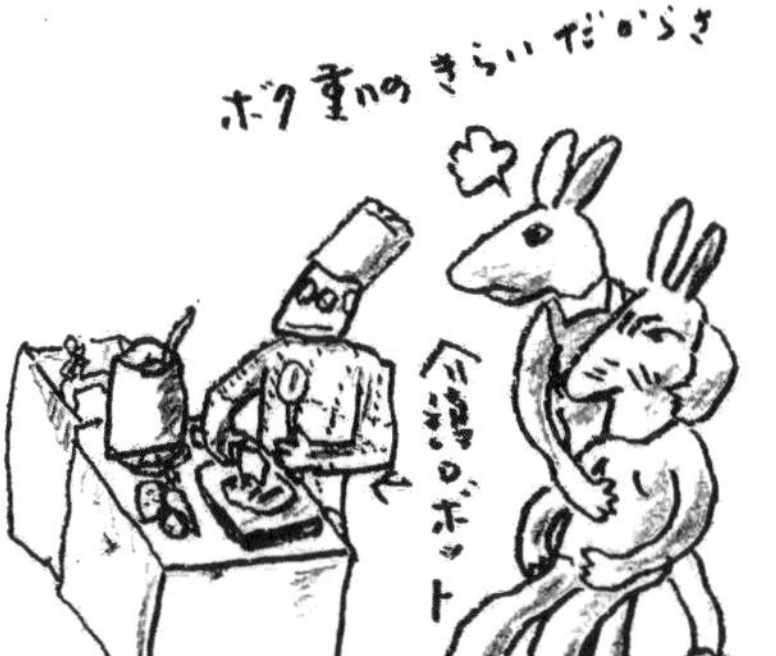

1 用具の選び方や活用法など

超高齢社会の車椅子はメガネと同じ

私たちの生活の中で、昼休みに机に伏せて昼寝をすることはあっても、ソファの上で腹筋をしながら新聞を読む人はまずいません。私たちは坐る目的に合わせて、坐る姿勢と椅子を無意識に選んでいます。

車椅子については、自分自身や家族が使用するようになるまでは別世界のものです。できれば関わりたくないもの、まさか自分が乗るようになりたくないものと考えているのがふつうです。その証拠に、ほとんどの高齢者は、車椅子どころか、杖に対してさえ、最初は抵抗感があります。

「車椅子を使うようになりたくない」という感覚は、車椅子ユーザーへの差別意識（あわれみ）につながっています。しかし、車椅子は、眼鏡や入れ歯と同じで、同情もあわれみも不要です。「車椅子の文化」があることを知っていただきたいと思います。

さらに問題は、日本では、「椅子文化」が定着していないことです。日本人は椅子より畳のほうがリラックスできるのです。このことも、車椅子文化の発展を鈍らせている原因と考えられます。

図表５−１　「坐り」を分類する

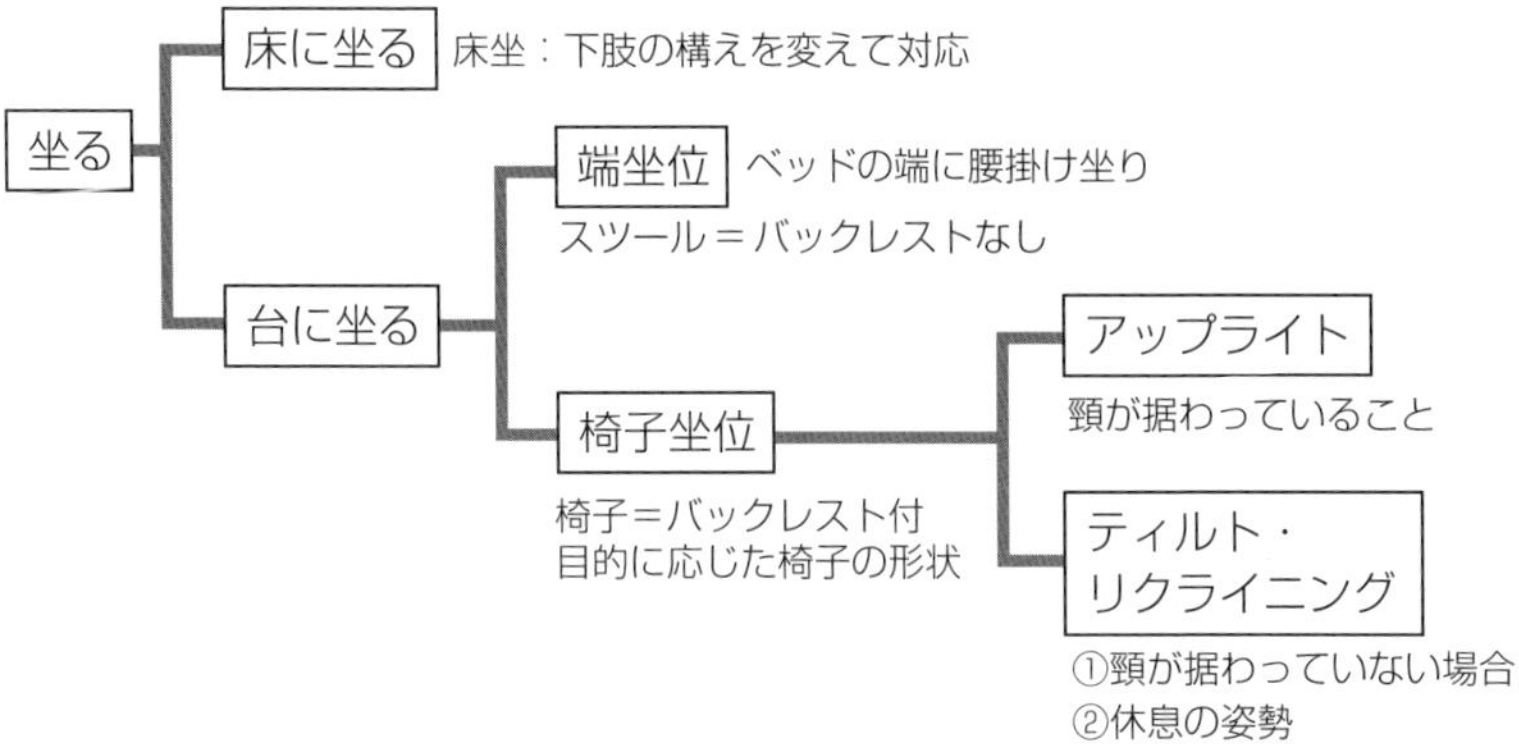

しかし、いつ、誰が車椅子を使うようになるかわかりません。というより、超高齢時代の車椅子は、眼鏡や入れ歯のように身近なものです。

車椅子事情は混乱している

椅子に坐るときには、「アップライト坐位＝活動坐位」と「ティルト・リクライニング坐位＝休息坐位」に大きく分けられます（**図表5-1**）。

アップライト坐位とは、私たちがデスクワークをする、授業を受ける、食事をするなどに適した活動的な坐位姿勢です。

いっぽう、ティルト・リクライニング坐位は、食後にソファでくつろぐなど休息目的の坐位姿勢です。

では、車椅子はどちらを優先したらいいのでしょうか。

車椅子は、椅子に車輪を付けて、移動を手助

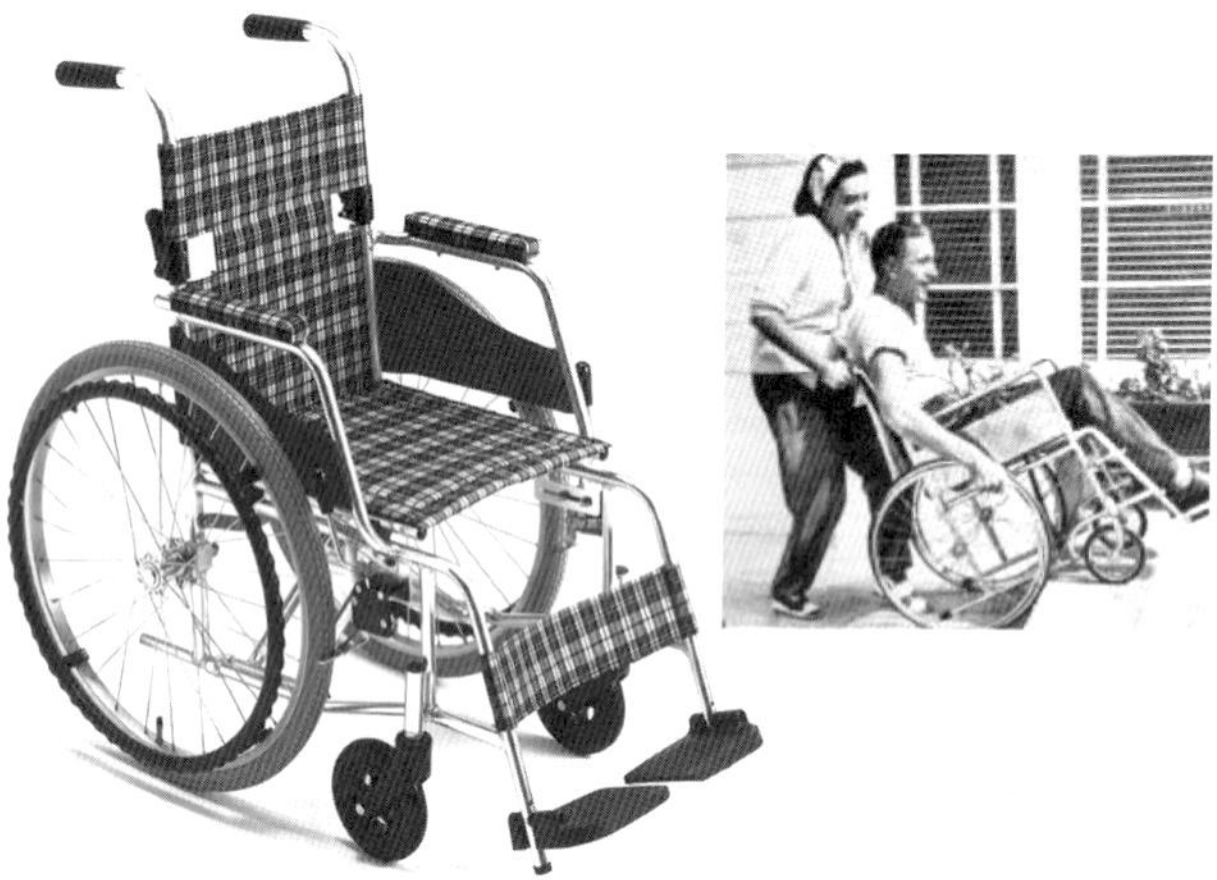

図表５－２　1945年型車椅子　当時の米国人男性の体型に合わせて作られたもの

けする目的でつくられた道具です。車椅子にまつわる混乱は、車椅子を選ぶにあたって、「活動坐位」か「休息坐位」かだけではなく、移動という目的が加わることです。どうも、日本では移動という目的にのみ目をとらわれている傾向があります。

車椅子は移動する道具だから、移動さえできればいい、そのうえに「付加価値」としてリラックスできればいいし、食事もできればいいと考えてしまう。

だから、介護現場では、移動目的限定の「普通（標準）型車椅子」に終日坐って過ごすことが日常化しています。普通型車椅子は、スーパーや駅、病院など、誰でも、短時間、使える移動手段としてとても便利で、メガネより汎用性があります。しかし、これを日常生活で、椅子として使うのは誤りです。

車椅子を選ぶにあたり、たとえば次のように考えてみます。重要なことは目的をはっきりさせることです。

①移動目的のみ（**図表5-2** 病院外来に置いてある１９４５年型車椅子）

②移動に加えて、アップライト坐位目的として使いたい（**図表5-3** アニマート）

③移動に加えて、アップライトの坐位からティルト・リクライニングできて、休憩用としても使いたい（**図表5-4** モデラート）

また車椅子に坐る利用者の身体状況の考慮も車椅子を選ぶポイントになります。自力で坐位姿勢をとることが困難な人や坐ったときに頚《くび》が据わらない方は、ティルト・リクライニング車椅子が適応となります。坐位保持ができるのであればアップライト車椅子が適応になります。

このように、車椅子は利用者の身体状況、使用目的、使用環境（屋内・屋外やお風呂など水回りで使う）に合わせて選択する必要があります。ふつうの椅子を選ぶ感覚で、色や価格だけで安直な買い物をすると失敗します。福祉用具専門相談員などの有資格者に相

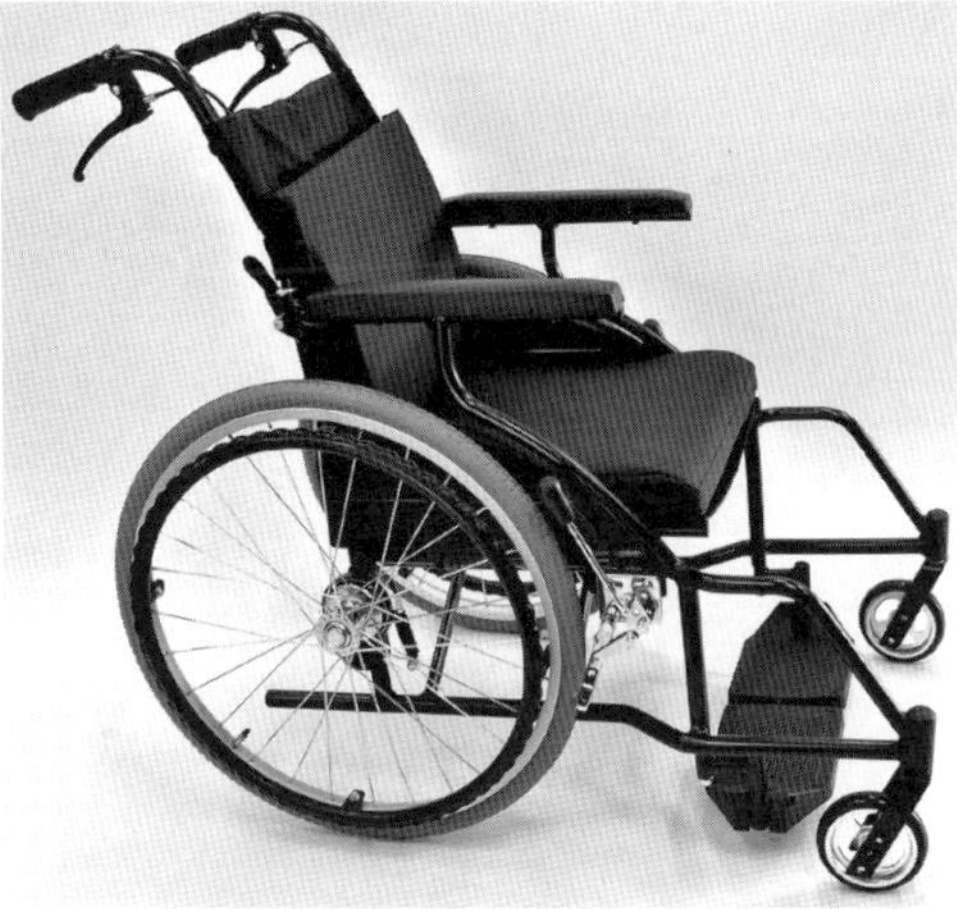

図表 5-3　アニマート

談することをおすすめします。

　また、身体障害者手帳や介護保険などを利用することもできるので、その点も専門職や役所に相談しましょう。

クッションの種類

　車椅子に長時間坐るのであれば、車椅子専用クッションも考えなければなりません。普通型車椅子はメーカーとしては移動補助目的で生産販売しているため、長時間、車椅子に坐ることが想定されていません。そのため座席はペラペラの布地（座布）もしくは

図表 5-4　モデラートの使用例

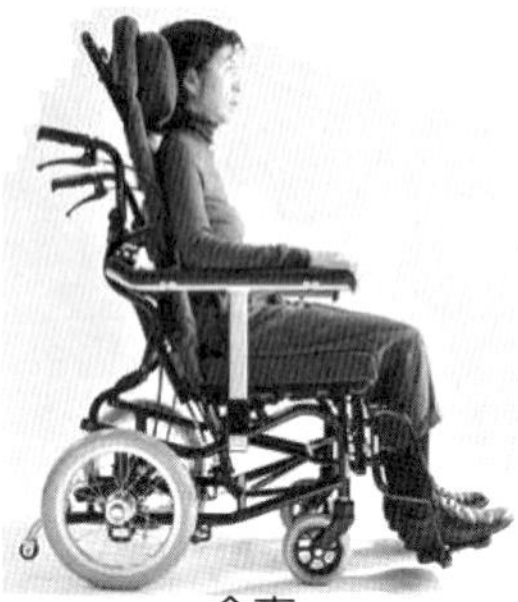

食事

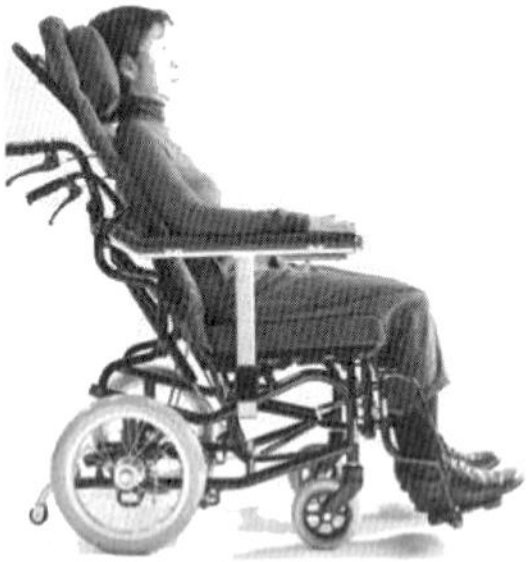

テレビ

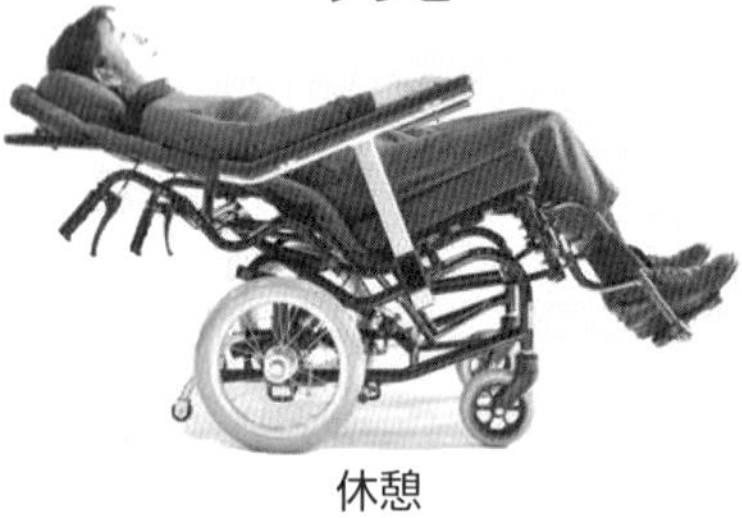

休憩

スポンジ（単層ウレタン）しかありません。
そのため、昔は座布団を敷いて坐ったり、最近では100円均一のクッションやタオルを重ねたものに坐っている人を見かけます。このような座面に骨ばった高齢者が坐ると褥瘡などを発生させ、本人は疼痛《とうつう》で苦しみ、結局、寝たきり生活になります。また家族も、褥瘡などで通院や介護の手間が多くなり、経済的な損失も生じます。費用対効果を考えると、車椅子クッションを選ぶほうが賢明です。

図表5-5　車椅子クッションの素材と性質

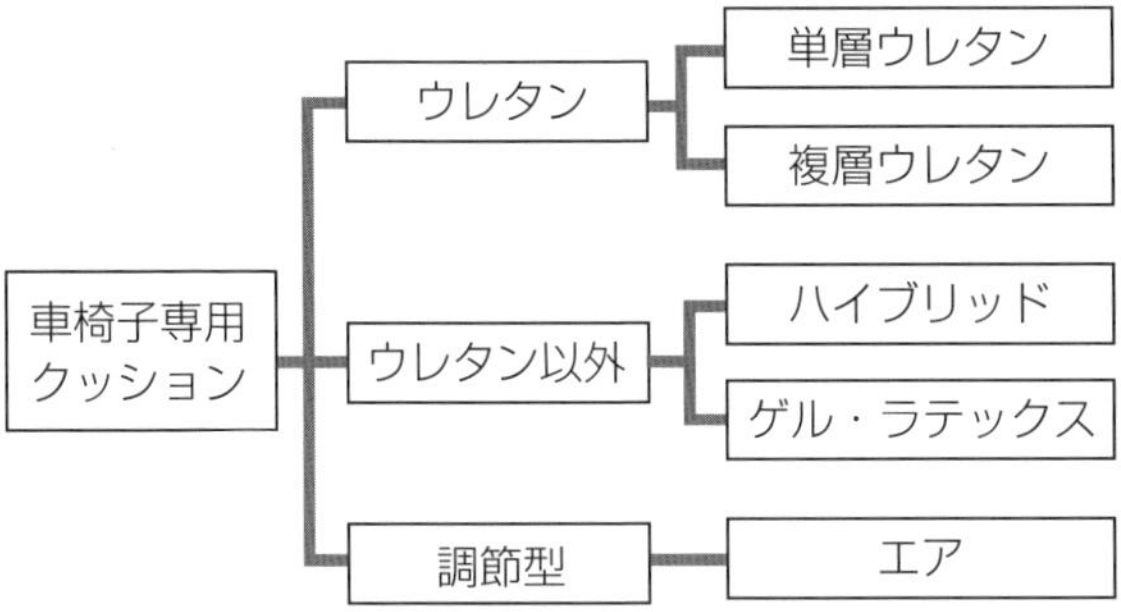

素材は、上側ほど安定性が高く安価、下側ほど除圧性能、耐久性が高いが高価

車椅子クッションは、**図表5-5**のように、さまざまな素材でつくられています。主にスポンジ（ウレタン）とそれ以外に分かれます。ウレタンは加工性が高く、目的に合った形状があり、適度な柔軟性があるため安定感があります。価格もその他の素材に比べ安価ですが、圧力でへたり、経年劣化しやすいという弱点があります。また、防水カバーがなければ、失禁の尿が内部にしみこみ、臭《にお》いがとれなくなることもあります。

ウレタン以外の素材では、ゲル素材やエア（空気式）があります。これらはウレタンの弱点を克服した素材ですが、ウレタンに比べ高価格です。最近では、この2つの良い点をミックスしたハイブリッドクッション（ウレタンベースにゲル材もしくはエア機構）も流通しています。エア式は除圧性に優れ、褥瘡リスクの高い人に向いていますが、空気の流動性が高いため坐位バランスの低い人には不安定です。また、定期的なクッション管理が必要になります。クッションが厚くなるので、使用するテーブルの高さとの兼ね合いや、移乗の状況も事前に確認してください。

車椅子クッションも車椅子と同じく、用途や身体状況、制度ごとの免除有無があるため、安易なネット購入はやめて、福祉用具専門相談員などに相談するといいでしょう。

車椅子を使用する人は健常者に比べ坐位能力が低いため、適切な使用がなされているかを評価することが大切です。そのような手順を踏むことで、ＱＯＬが高まるだけではなく、心身へのリハビリ効果もあります。

2 身体拘束と姿勢保持（シーティング計画書の活用）

身体拘束と姿勢保持はコインの裏表

「シートベルトを外すことができない人にシートベルトを使うのは身体拘束」、「カットアウトテーブルをはずせない人にカットアウトテーブルを使うのは身体拘束」、「ティルト・リクライニング型の車椅子を自分で起き上がれない人に使うのは身体拘束」というような声が聞かれますが、杓子定規《しゃくしじょうぎ》にそう考えるのは間違いです。

シートベルトは安全に移動するために必要なものです。シートベルトが身体拘束になるのは、介護者が、利用者を長時間、放置しておくために使う場合です。

カットアウトテーブルも、それがあれば自力で姿勢を保持できる人には必要な用具です。ティルト・リクライニングにいたっては、QOLを高めるためにぜひ必要なものです。

自力で坐位を保てない人の姿勢を保持する「座位保持装置」には、胸ベルト・腰ベルト・足部ベルト、各種パッドなどがさまざまに工夫されていますが、これらも見方を変えれば身体拘束になってしまいます。

「身体拘束」と「姿勢保持」はどちらも、その手段（方法）は同じですが、目的は反対です。これらの用具は、利用者の目的（食事や外出など）を実現するためのものですが、介護者や施設運営者の都合が優先されれば身体拘束になります。そもそも自力で姿勢を保持できない人から、姿勢保持に必要な用具を取り去ることも身体拘束といえます。

「身体拘束ゼロ」という名目で利用者を拘束しているケースは多く見られます。厚生労働省から2001年に出された「身体拘束ゼロの手引き」（**図表5-6**、原文・光野）をご覧ください。

図表 5-6「身体拘束ゼロへの手引き」(2001 年厚労省)より

身体拘束をなくすための「車いす」や「いす」

寝たきり老人ゼロ作戦の推進などにより、日中ベッドで寝たきりになっている高齢者は激減したが、一方で、車いすに座っている高齢者を多く見かけるようになった。

ところが、介護保険施設等で使用されている車いすの多くは、座面と背面が2枚のシートで構成された簡単な折たたみ式のもので、短距離の「移動」には便利だが、「座る」ための用具としては十分な機能をもつものではない。30 分以上同じ姿勢で座り続けることは困難であり、人によっては苦痛を伴う場合もある。

そのため、立てる人は立ち上がってその車いすから離れようとし、自力での立位が困難な人は滑り出してその状況から逃れようとする。それを防止するために、ベルトや拘束帯が使われる例が少なくない。

うまく座れないのは本人の能力というよりは、車いすに原因がある場合が多い。うまく座れないからといって、車いすに拘束するべきではない。ある一定時間以上座るのであれば、「座位保持機能」の高い車いすやいすを用いるべきである。

本人のためと思っていても、「転ぶとあぶないから歩かない・歩かせない」というのと同じで、結局、「寝かせきり」へと廃用症候群を進めてしまいかねません。本来、介護は自分の頭で考えながら柔軟に行うものです。本人や家族と行うコミュニケーションも介護の一つです。

でく工房ですすめている「シーティング計画書」(**図表5-7**)は、介護者が自分の頭をまとめるうえで非常に大切です。坐る・坐らせることの意味を意識し、2時間以上の「坐らせっぱなし」を防ぐためにも活用していただきたいと思います。

シーティング計画書

ご使用者氏名		作成日	20　年　月　日
計画者	本人・家族・介助者		
	医療関係者(Dr.・セラピスト・看護師)		
	ケースワーカー・ケアマネジャー		
	用具供給者・シーティングエンジニア		
施設名		更新予定	20　年　月　日

主に使う場所	自宅・施設(病院)・学校・その他(　　)
介助する方	家族・ホームヘルパー・施設職員・その他(　　)

使用場面	用具	使用時間(分) ※注
食事	車椅子・座位保持装置・食堂椅子・ソファー・その他(　　)	約　分×　回=　分
休憩	車椅子・座位保持装置・食堂椅子・ソファー・その他(　　)	約　分×　回=　分
作業・学習	車椅子・座位保持装置・食堂椅子・ソファー・その他(　　)	約　分×　回=　分
移動・散歩	車椅子・座位保持装置・食堂椅子・ソファー・その他(　　)	約　分×　回=　分
レクリエーション	車椅子・座位保持装置・食堂椅子・ソファー・その他(　　)	約　分×　回=　分
	車椅子・座位保持装置・食堂椅子・ソファー・その他(　　)	約　分×　回=　分
		1日の合計時間　分

※注 1回の使用時間は原則 120分(2時間)以内としてください。

図表 5-7　坐りの意味を考えるためのシーティング計画書（でく工房のホームページ http://www.deku-kobo.com/ からダウンロードできます）

です。

回復期リハの車椅子使用のポイント

車椅子を利用する前に使用目的や使用時間などシーティング計画を立てることは大切です。

早期離床・リハビリテーションの定着とともに、車椅子に坐る時間は確実に増えてきました。車椅子は、本来の移動目的に使われるだけでなく、食事時、作業時などに使われることがあります。患者さん自らがそれを望むなら問題はありませんが、介護・看護の都合かどうかを再検討してみる必要があります。患者さんのためを思って坐ってもらう場合にも配慮が必要です。

私たちが椅子に坐るのは何らかの目的があります。食事や仕事以外にも「疲れたから休んでいる」、「誰かとおしゃべりをするために坐っている」のであり、決して「体を鍛えるために坐っている」と答える方はいないはずです。

しかし、「坐って待つのも訓練です」と坐ることを押し付けていないでしょうか？

坐るリハビリテーションも必要ですが、忙しさにかまけて、坐り心地の悪い椅子や車椅子に一時間以上も坐らせていることはないでしょうか。そのうちに、患者さんは姿勢がくずれて、テーブルに伏せるなどしていませんか。

シーティングとは、私たちが坐るように、当たり前に「気持ち良く坐ってもらうこと」です。シーティングを行うことで、自然に笑顔がこぼれたり、沈黙していた人が急に話をはじめることもあります。食事やトイレが自立したり、行動半径が広くなります。
これらによって、回復期リハビリテーション病棟では、「機能訓練」以外の時間を患者さんが有意義に使うことができ、訓練効果が高まります。もちろん廃用症候群、褥瘡などの二次障害をある程度予防することもできます。

「坐り」の目的を意識する

私たちが、家や仕事でお客様を迎えるとき、相手の身体状況だけでなく、坐る環境（椅子、畳、座布団など）や目的（商談、雑談、食事、休憩など）、時間などを配慮します。お茶をするなら庭でもいいし、低いテーブルやソファでいいのですが、食事に招待したら、一定の高さの椅子とテーブルが食べやすくなります。足の悪い人には畳より椅子のほうが快適でしょう。

通信事業などで世界有数の企業を抱えるフィンランドでは商談でサウナを活用するそうです。サウナで商談してから、湖にドボンと飛び込むのでしょうか。

同じように、入院患者さんにも、治療計画、看護計画を土台にして多職種協働で、シーティング計画を作成することがベストです。

「漫然坐り」は二次障害の原因

シーティング計画書作成には次の点に留意します。

①更新予定日と責任者名の明記

②椅子の使用時間の明記

1回の椅子使用は、原則120分以内とします。人体構造は、120分以上同じ姿勢で椅子に坐り続けることに向いていません。大学の講義は90分ですし、映画や芝居も長くて120分、車の運転もおおむね120分ごとに休憩が必要です。

ですから、食事、作業など使用場面ごとに坐る時間を設定することが大切です。坐り時間を意識することで、漫然とした目的のない坐りを予防できます。漫然とした坐りは血行障害、褥瘡などの原因になります。坐り計画は、本人にとっても入院生活にメリハリをつけ、より能動的に過ごせるようになります。

③坐位姿勢の観察

基本的に、回復期リハビリテーション病棟専属の療法士がシーティングを行う場合、看護師やケアスタッフにとってもっとも大事なことは、坐っていただく患者さんの坐位姿勢のトラブルをよく観察して、早期に療法士に報告することです。

坐位姿勢のトラブルとは、たとえば、「傾いている」、「ずっこけている」、「長時間テーブルに伏している」、「食事での食べこぼしやムセが激しい」、「臀部《でんぶ》に褥瘡症状が出現

図表 5-8　5つの虐待類型

身体的虐待	高齢者の身体に外傷が生じ、又は生じるおそれのある暴行を加えること
心理的虐待	高齢者に対する著しい暴言又は著しく拒絶的な対応その他の高齢者に著しい心理的外傷を与える言動を行うこと
性的虐待	高齢者にわいせつな行為をすること又は高齢者をしてわいせつな行為をさせること
ネグレクト	高齢者を衰弱させるような著しい減食又は長時間の放置、養護を著しく怠ること
経済的虐待	高齢者の財産を不当に処分すること、その他高齢者から不当に財産上の利益を得ること

高齢者虐待の防止、高齢者の養護者に対する支援等に関する法律
（高齢者虐待防止法）2005（平成 17）年 11 月9日

した」、「腰が痛いなどの不定愁訴《ふていしゅうそ》がある」、「机を叩くなどイライラがある」、「頻回に立ち坐りを繰り返す」ことなどです。

病棟生活を患者とともに過ごしている看護師やケアスタッフしかわかり得ない小さな変化を観察して報告してください。

「坐らせきり」は高齢者虐待につながる

車椅子利用で考えられる虐待は、「ネグレクト」、つまり椅子に坐らせきりで長時間放置することです。

高齢者虐待防止の分類の「身体的虐待」の説明からは見落とされますが、長時間坐位で放置されることは、これまで述べてきたように健康被害を引き起こします（図表 5-8）。

3 新しい車椅子の開発

ソファの使い方は難しい

今、わが国の住宅様式はずいぶん洋式化してきて、おもに食事に使われるダイニングセットはすっかり定着した感じがしますが、シーティングの研修会に参加される方に尋ねてみると、一日一度は床の上に腰を降ろして食事するという人が、いまだ半数近くはいるようです。

そのなかでソファはあまりうまく使われていないこともわかります。ケーキに紅茶やコーヒーという場面では問題はないのですが、そこで親しい仲間と宴会をはじめると、気が付いたら、皆、床に腰を降ろし、ソファにもたれかかっていたということは、どこでもあるようです。そもそも、ソファは食事するための椅子ではありません。

いっぽうソファが2～3人掛けなのに対し、「リラックスチェア」といわれるパーソナルチェア（一人掛けの椅子）があります。ゆったりとお茶を飲んだりテレビを見たり、音楽を聴いたりするときに使われる椅子ですが、食事するには不向きです。

食事用の椅子とは座面や背面の角度が異なります。食事用の椅子は、座面は水平面から5度前後傾き、背座角は95度から100度位です。それに対しリラックスチェアの座面は水平面から10～15度ほど傾き、背座角は115度前後です。これより後方に傾けるとヘッドレストや枕など頭部の支えが必要になります。

先ほども述べましたが、西欧の椅子文化には、食事などの活動の時のアップライトの坐位姿勢と、リラックスや休息を目的としたティルト・リクライニングの坐位姿勢を保つための椅子がそれぞれ存在しています。それらの使い分けについては、椅子の文化がなかったわが国では、あまり知られていないようです。

日本の家庭で椅子が使われだして50～60年ほどの歴史しかありません。欧米の椅子文化をさかのぼっていくと、古代エジプト文明より以前の今から4000年以上前に椅子は発明されていたことがわかりますが、日本でダイニングセット（食事用の椅子とテーブル）が普及するのは、「つい最近」のことといえます。

ですから、ほんとうは椅子の機能やデザインについて、義務教育のなかで、きちんと学習すべきものなのです。教育関係者の中にそのことに関心を持つ人が非常に少ないのは残念です。ＡＤＨＤ（注意欠如多動症候群）の子どもが、学校の椅子を変えることで症状が落ち着いたという事例もあります。

椅子の使い方は、「見ればわかる」というほど単純ではないことは、この本の読者にはご理解いただけていると思います。

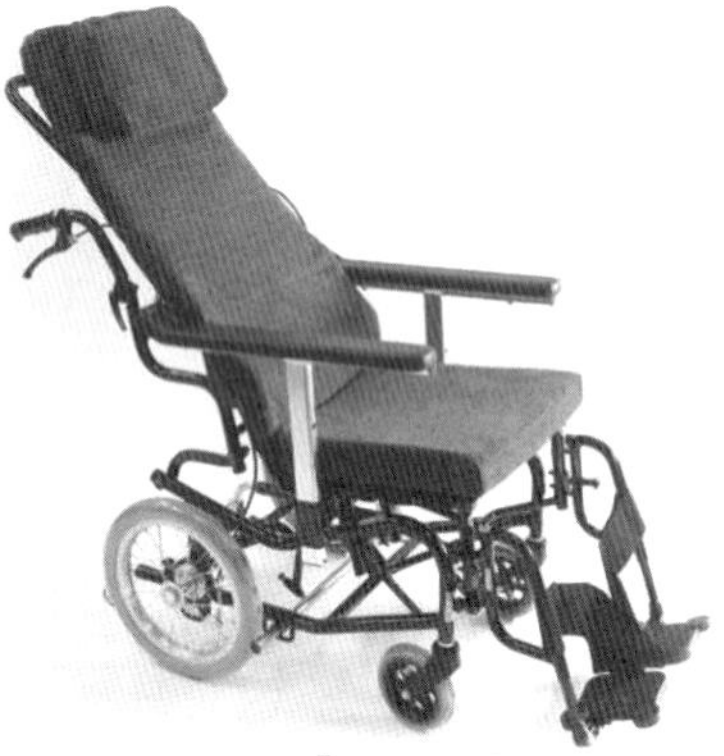

図表 5-9
リクライニング、ティルトができる介助型車椅子。モデラート

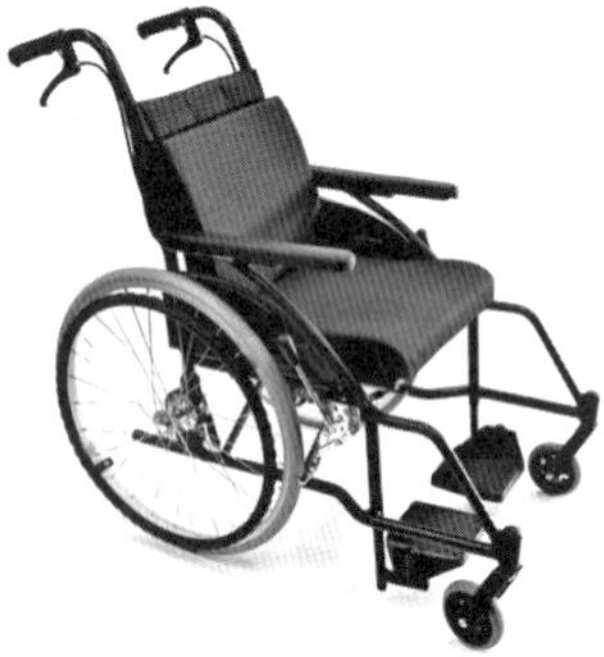

図表 5-10
自走式で快適な坐位をとりやすい。アニマート

いろいろな生活シーンを一台の車椅子で

たとえば自動車の運転中はアップライトの坐位姿勢です。ヘッドレストに頭を乗せると左右の確認ができませんので、頭を乗せて運転する人はいません。ヘッドレストというより、追突されたときに頸《くび》を守るためのモノです。つまり「むち打ち症」の予防装置なのです。

サービスエリアに駐車して背シートを傾けて休憩をするとき、アップライトの坐位姿勢から（ティルトはしませんが）リクライニングの坐位に変化します。そのときにヘッドレストは役に立っています（34ページ図表2-7参照）。

車椅子も近距離の移動ならいわゆる普通型と呼ばれる１９４５年型の車椅子でも構わないのですが、食事や休憩をするには適したものではありません。

著者の一人である光野は長年、座位保持装

置や車椅子の製作に携わってきていますが、まず介助用の車椅子を2013年に開発し、「モデラート」と命名しました（図表5-9）。

図表5－11

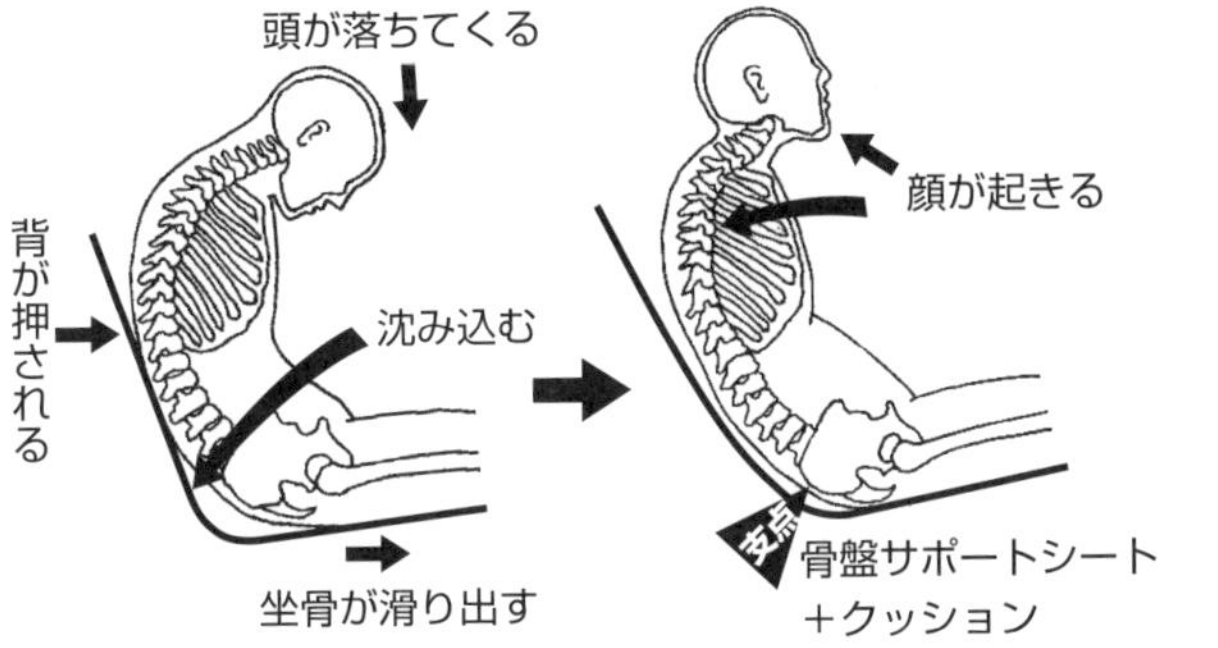

円背の方の場合は、座クッションを前に引き出し背座角を広げることで適合できる

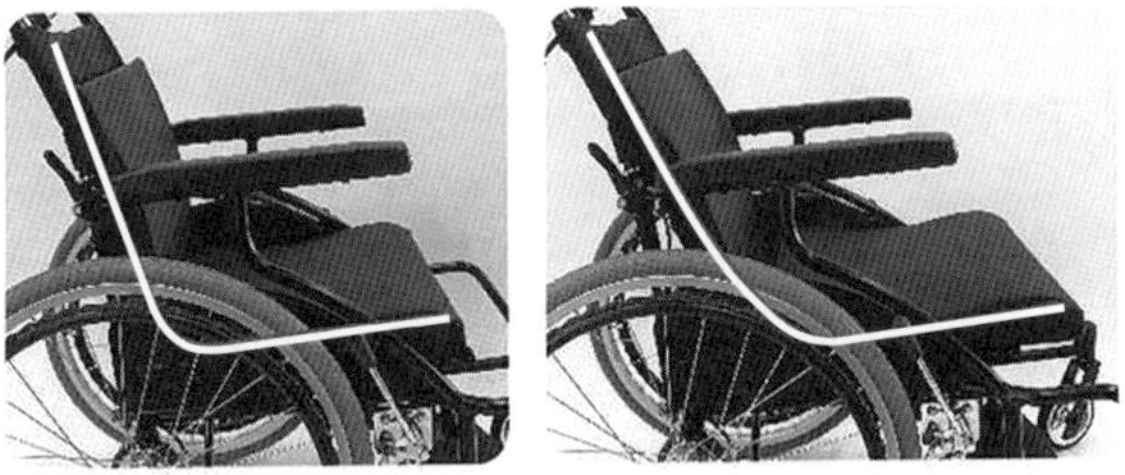

レバー操作一つで、バックレストがリクライニングするのに連動して、座席全体もティルトできるようになっています。そのとき背中にズレ（せん断力）が発生しない工夫がされています。小柄な介助者でも楽に倒したり起こしたりの操作ができるようになっています。

いっぽう、自分で動きまわりたい方のため

に、５年後（２０１８年）に、「アニマート」と名付けた車椅子を世に出しました（**図表5-10**）。快適なアップライトの坐位姿勢をとることができ、車輪を操作して移動できるものです。これは食事場面でも使えることを前提にして開発したものです。円背の方にも使えるようにバックレストを工夫しています。以前開発した「ノビットシステム」をこの車椅子のシートユニット（座席）に応用しました（**図表5-11**）。

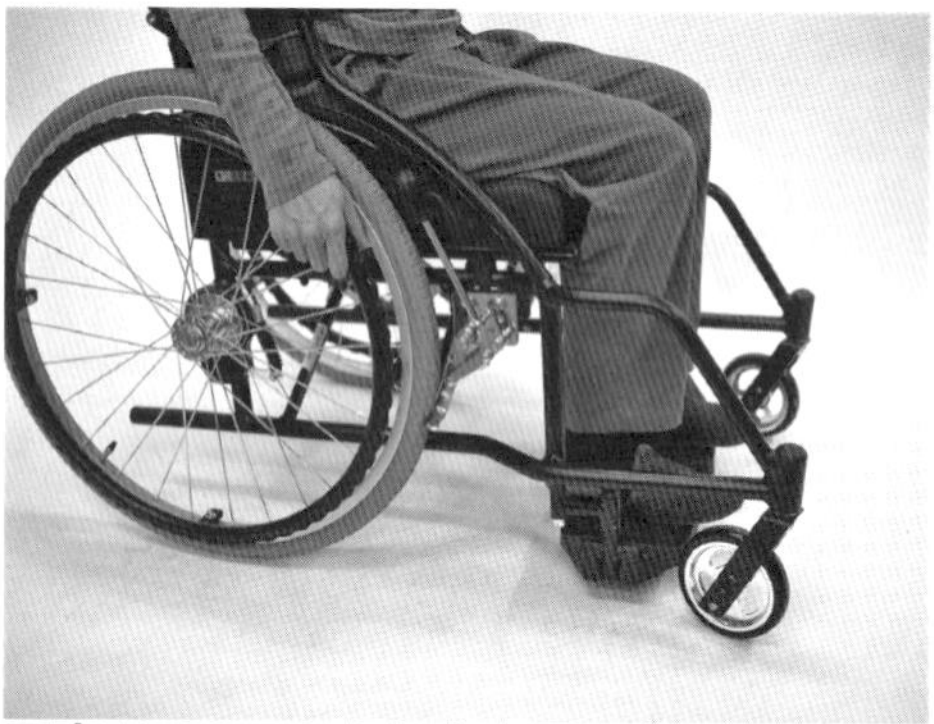

図表 5-12　かかとを座面の真下に下ろせると骨盤が起きやすい

コロンブスの卵

車椅子に気持ちよく坐ることのできない高齢者の多くは、ハムストリングスが短縮していて、ひざが伸びにくく、うまく坐れません。

普通（標準）型車椅子は、キャスター（前輪）の動きを邪魔しない位置にフットプレートがレイアウトされているので、ひざが伸びないと足がフットプレートに届きません。

もともと普通型車椅子は、第二次大戦の後期に、おもに脊髄損傷や下肢欠損《けっそん》のある若い軍人のために開発されたものです。彼らは、ひざが

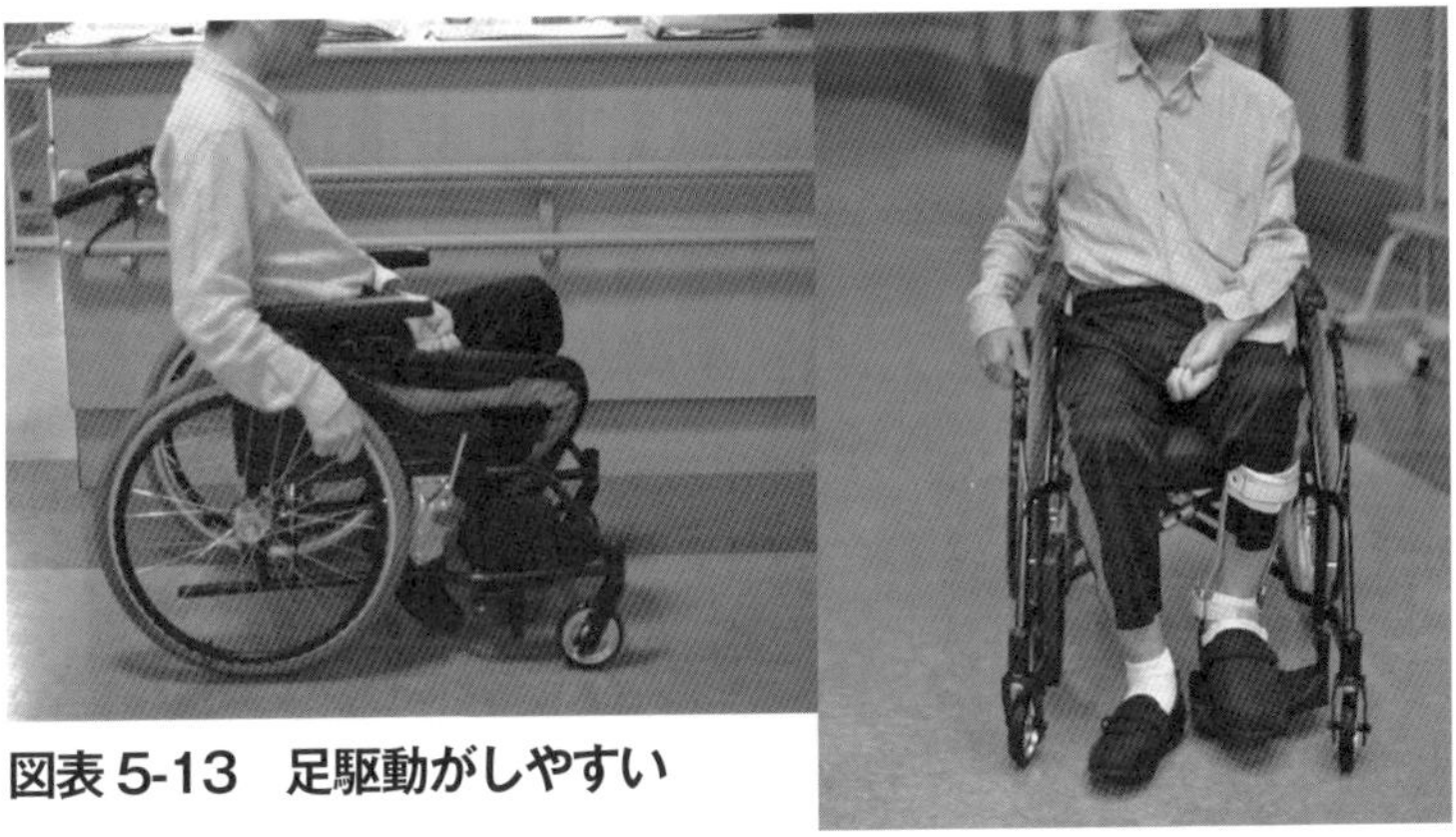

図表 5-13　足駆動がしやすい

伸びますから、前方にフットプレートがあっても困らないのです。しかし、高齢でハムストリングスが短縮した方には不向きです。

「アニマート」は、足台と前輪のレイアウトを前後逆にすることで、踵《かかと》を座面の真下まで持っていくことができます。こうすることで、骨盤は起きやすくなります（**図表5-12**）。

また、片マヒで足駆動する人は、前輪がフットプレートの手前にあると、足が前輪にぶつからないように足を前に出して駆動しなければならず、とくにハムストが短縮した人は、そのときお尻を前にずらします。そうすることで知らず知らずにすべり坐りになっていました。そのため、骨盤が後方に倒れ、苦しい体勢になります。アニマートでは足の位置は手前になるので、骨盤の後傾が予防できます（**図表5-13、5-14**）。

ときどき車椅子の足台から足を降ろさずに急

に立ち上がる人がいます。そういう人は、前方に転倒する可能性がありますが、足台のレイアウトを変更したことで、その危険が解消されました（**図表5-15**）。

モデラートとアニマートの大きな違いを図示すると、**図表5-16**のようになります。

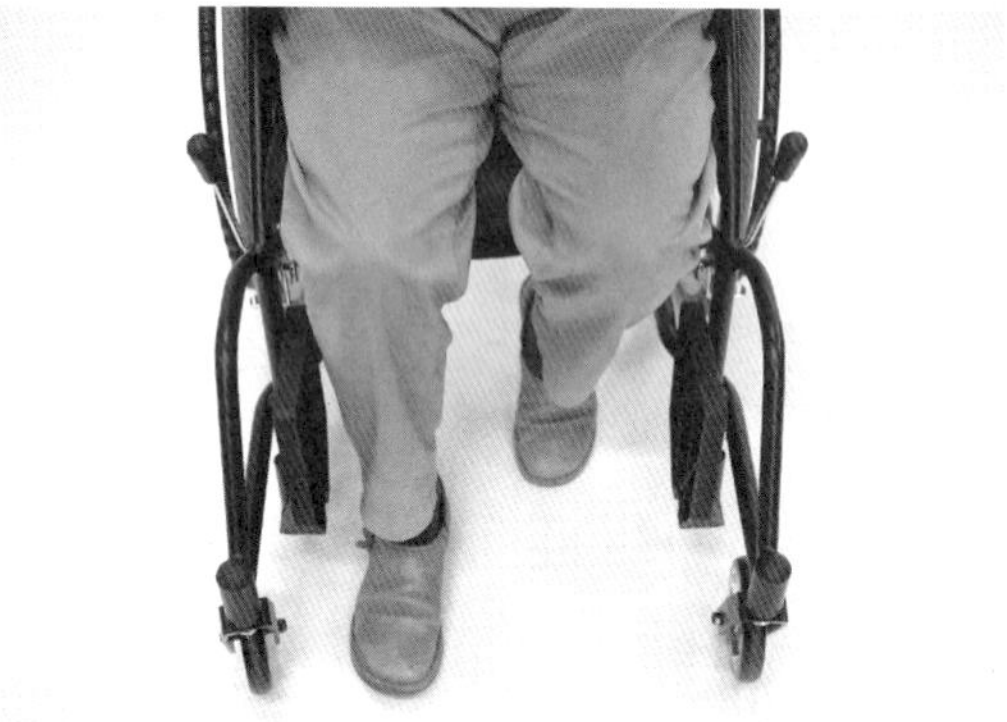

図表 5-14
キャスターが足の先にあるので、足が動かしやすい。キャスターが手前にあると、骨盤をすべらせて、脚を前に出さないと足こぎができない。

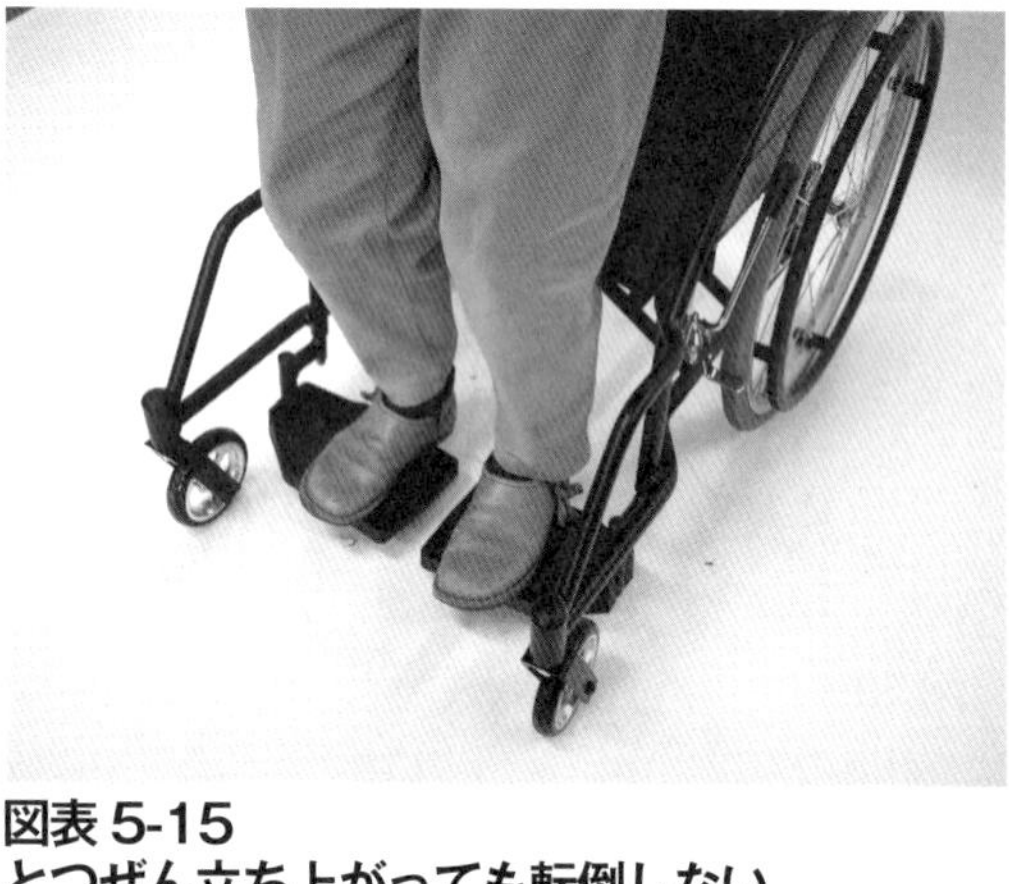

図表 5-15
とつぜん立ち上がっても転倒しない

図表5−16 「坐り」の分類と適応する車椅子

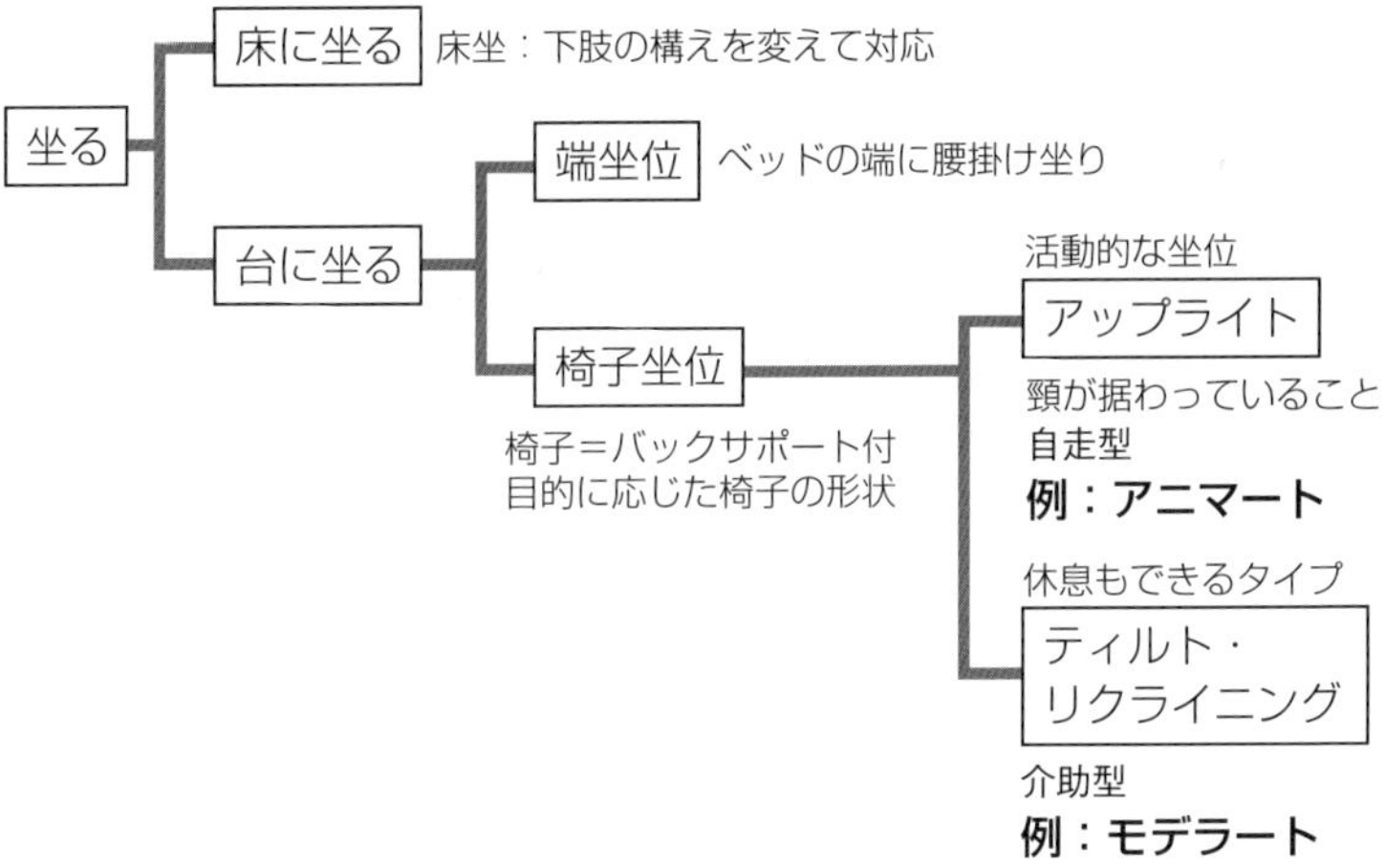

用語解説

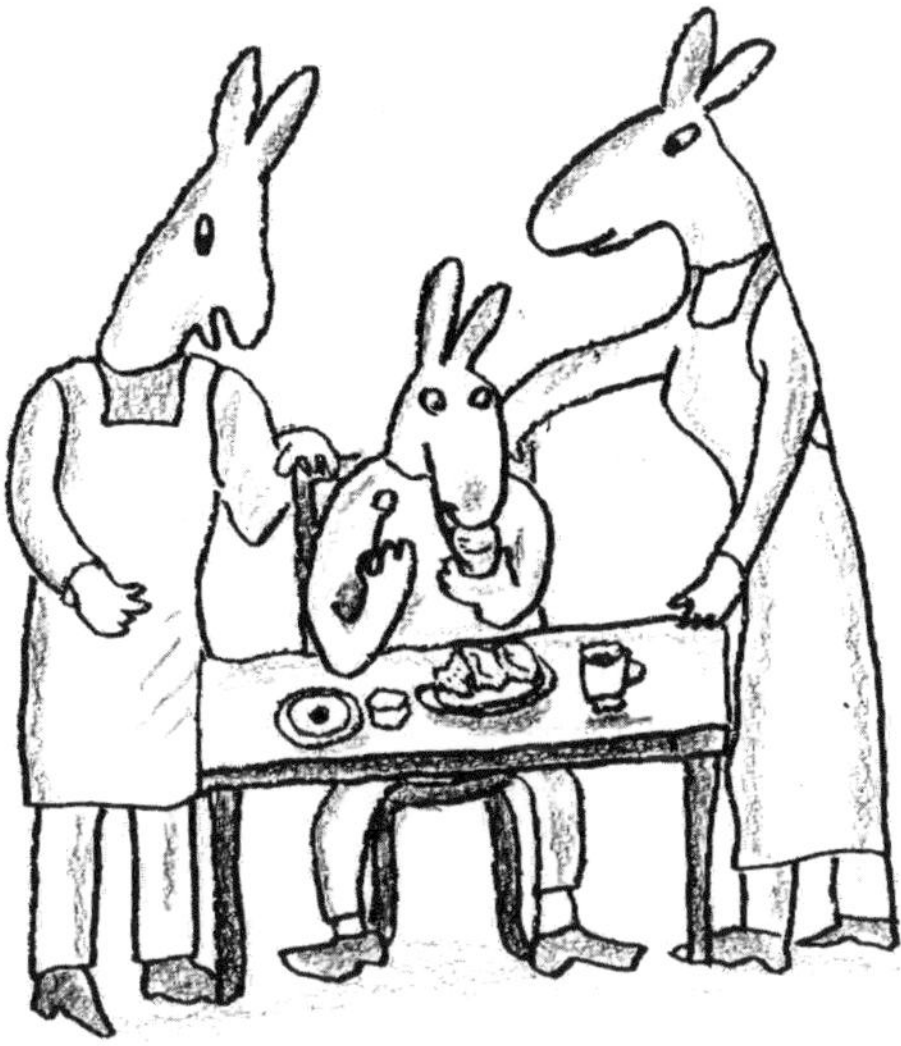

全身骨格図

前　面　　**後　面**

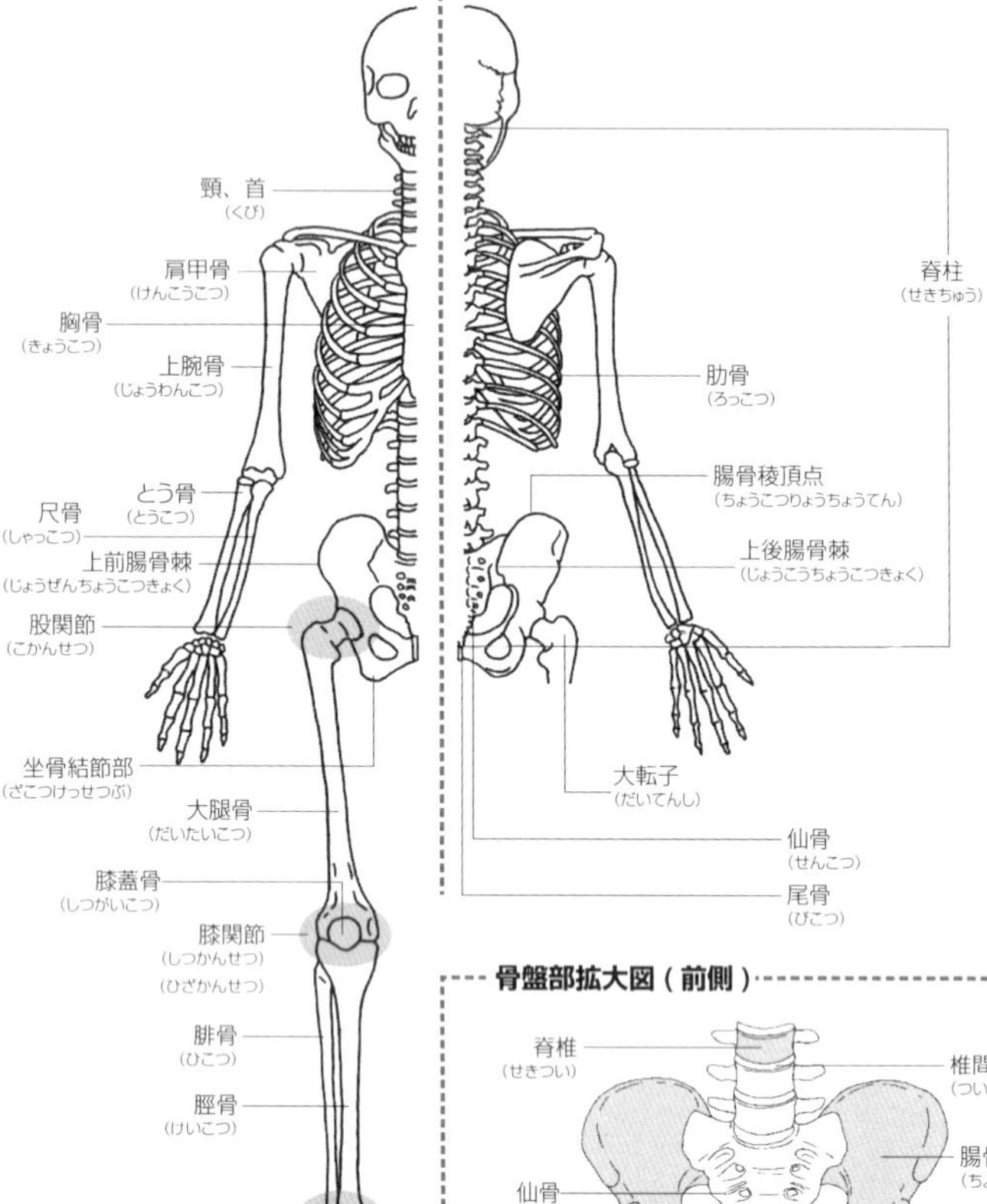

骨盤部拡大図（前側）

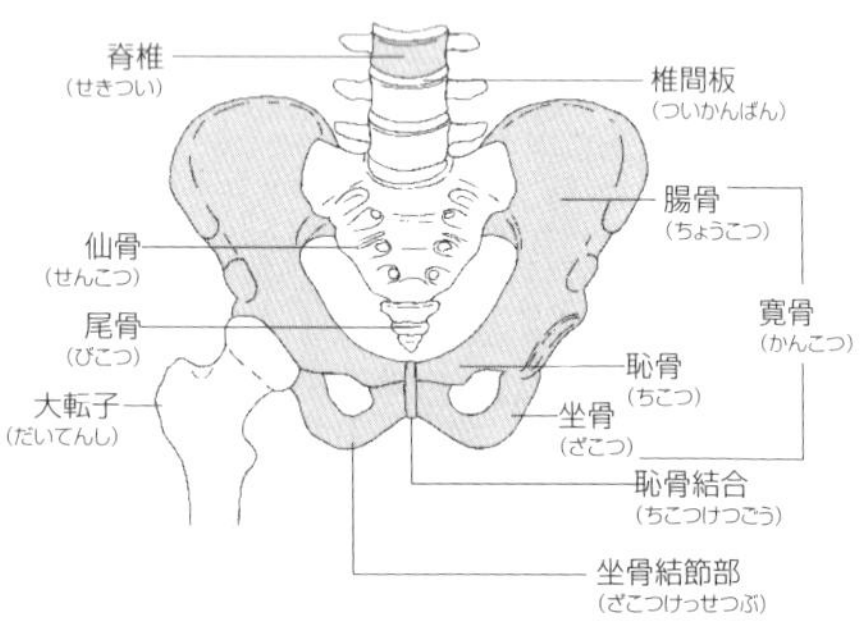

「普通型車椅子」（1945 年型車椅子）

一時的な搬送用に適しているが長時間は使えない

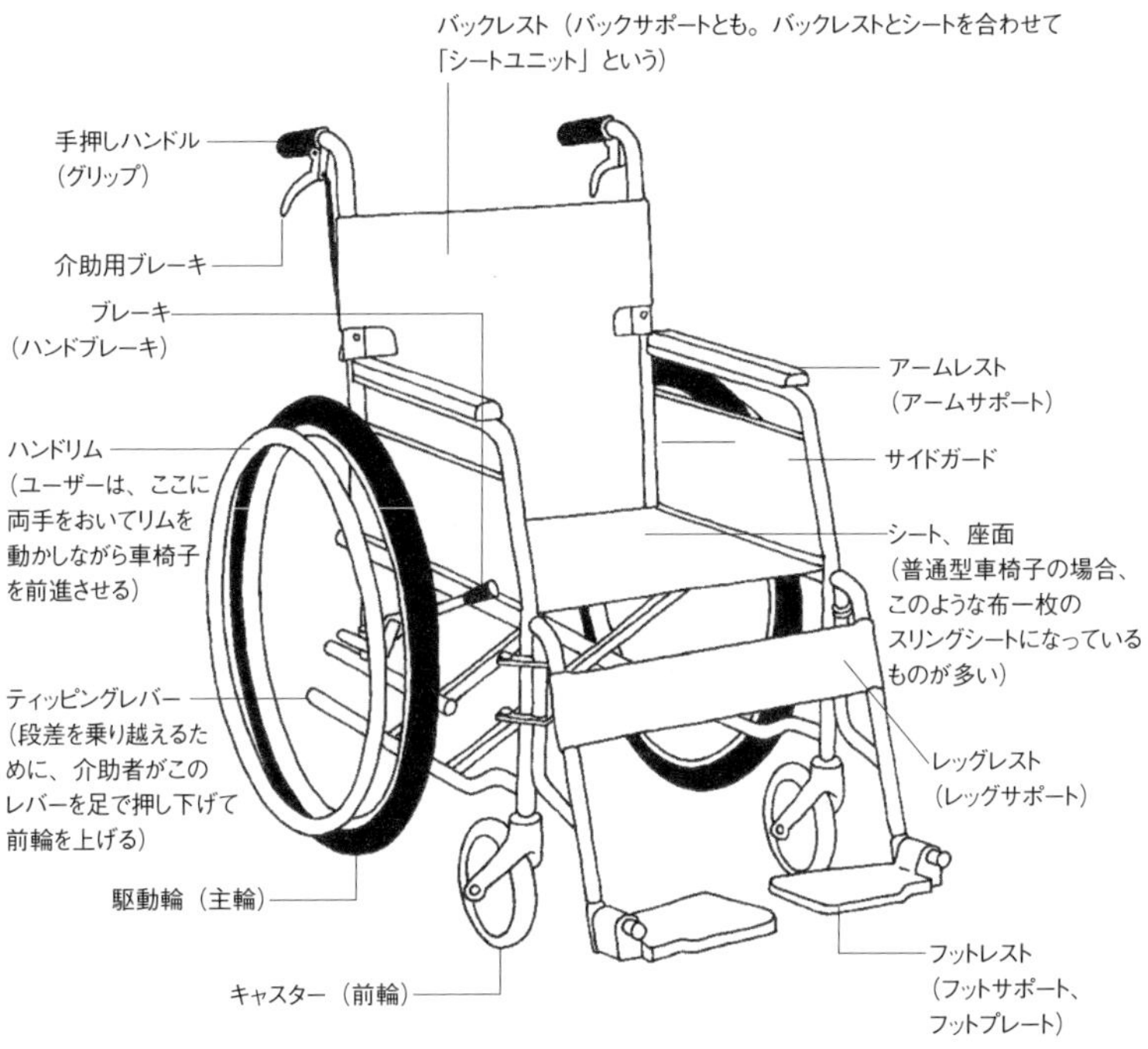

【あ】

アームレスト　椅子の脇にあって腕の重さを受け止める台。

ROM（あーるおーえむ）　Range of Motion の略で、関節の可動域（動かせる範囲）を指す。

アウターマッスル　表層筋。主にパワーを生むことに特化された筋肉。

圧迫骨折（あっぱくこっせつ）　骨粗しょう症などで脊柱の椎骨が弱まり、ちょっとした圧力で椎体がつぶれて骨折すること。

アップライト　まっすぐな状態。垂直姿勢。抗重力姿勢。

アライメント　英語の原義は「整理」「並び」を意味し、医学的には「骨、筋肉の並び」を意味する。

アンカーサポート　座面の前端部を水平より高くして、骨盤のすべり出しを抑制するための支え。骨盤の動きを止めることからアンカー（いかり）。

【い】

医療療養病床（いりょうりょうようびょうしょう）　回復期リハビリ病棟への入院条件が合わず、また在宅生活をするには高度に医療行為を必要とする患者が入院する病床。

咽頭（いんとう）　鼻、口の奥で食道につながる部位。気道の入り口である喉頭ともつながる。

インナーマッスル　外から触れることができない内部筋。「深層筋」ともいい、背骨、関節周囲などにあり、姿勢の維持、体の回転、微妙な体の動きを担う。赤筋（遅筋）が多く、収縮力は弱いが、持久力に富む。

内股（うちまた）　両ひざが内側を向いた状態で、X脚ともいう。股関節が内旋した状態。

【う】

ウレタン　本書ではウレタンフォーム（発泡ウレタン）のこと。石油由来、植物由来があり、マット、椅子、ソファ、枕などさまざまなものに用いられる。弾力性もさまざま。

【え】

エコノミークラス症候群（――しょうこうぐん）　飛行機などの座席で長時間じっとしていて急に立ち上がったときなどに発生しやすい。下半身にできた血液のかたまり（血栓）が、肺の血管（肺動脈）に詰まり、胸の痛み、呼吸困難、循環不全などをきたす。正式な名前は「肺血栓塞栓症」。

ADL（えーでぃーえる）　Activities of Daily Life の略で、「日常生活活動（動作）」と訳される。食事、トイレなど日常の基本的な動作、活動。

エレベーティング機構（――きこう）　車椅子の部品で、フットレスト（フットサポート）とレッグレスト（レッグサポート）が一体的に動き、下腿を持ち上げることができる機構。ひざが曲げられないときに使う。ひざが伸びにくい人には使えない。

嚥下機能（えんげきのう）　飲食物、唾液などを飲み込む機能。

円背（えんぱい）　「猫背」、医学的には脊柱後弯症。

【お】

横隔膜（おうかくまく） 胸部と腹部の間をへだてる筋肉の膜（筋膜）。血管、消化管、神経などが通る穴（孔）がある。胸の容積を広げたり、腹圧を高める働きがある。

オーダーメイド車椅子（――くるまいす） 利用者個人の身体寸法、生活スタイル、環境に合わせて製作した車椅子。

【か】

臥位（がい） 体を横たえた姿勢。仰臥位（ぎょうがい＝あおむけ）、伏臥位（ふくがい＝うつぶせ）、側臥位（そくがい＝横向きの臥位）などがある。仰臥位は背臥位（はいがい）とも呼ばれる。「伏臥位」は腹臥位（ふくがい）とも表記される。

回旋（かいせん） 上肢、体幹、下肢など体の一部が回転、ねじれること。

外旋（がいせん） 脚の場合、がに股状に股関節が開くこと。あおむけになり、両脚をそろえて、力を抜くと脚は自然に左右に開き、外旋する。

外転（がいてん） 脚の場合、股を開いて立ったときの股関節の状態。正中線（体軸）から脚が開いて離れた状態。あぐらは脚を外転、外旋させた坐り。

外反（がいはん） 足関節、つま先が外側に倒れること。あおむけになると自然に外反する。このとき、股関節も外旋している。

回復期リハビリテーション病棟（かいふくき――びょうとう） 患者が急性期を脱し、社会復帰や在宅生活を可能にするために、一般病棟よりもリハビリスタッフを多く配置し、リハビリに特化した病棟。

下肢（かし） 股関節から足の指先まで。

下腿高（かたいこう） 椅子などに坐ったとき、踵（かかと）から太ももまでの高さ。下腿長（かたいちょう）も同じ。

カットアウトテーブル 車椅子などで個人の体にフィットするように、体に接触する部分を半円形にカットしたテーブルあるいはテーブル板のこと。カットアウトテーブルの上に、ひじを支えて体幹の安定をはかることがある。

可動域（かどういき） 関節の可動域（ROM）とは、関節を動かせる範囲のこと。

がに股（――また） 両ひざが外側を向いたO字脚。股関節が外旋した状態。

関節（かんせつ） 骨と骨の連結部位。結合組織で覆われ、靭帯で補強され、ほとんどが可動する。ヒトでは（数え方によるが）260～300個あるといわれている。

患側（かんそく） 障害を受け機能低下した側。「マヒ側」のこと。最近ではあまり使われない。「健側」（非マヒ側）の対義語。

【き】

ギャッチベッド 第二次世界大戦後、傷病兵の早期離床を目的に米国の外科医ギャッチ（Wills D Gatch）が開発したベッド。現在、「介護ベッド」と呼ばれることが多い。ベッドの上半身や下半身が部分的に挙上（きょじょう）するほか、ベッドの高さを調整できるものがある。「ギャッチアップ」は和製英語。

キャンバー角（――かく） 車椅子の安定走行のために、両車輪を正面からみて「ハ」の字型に傾斜させたときの角度。

QOL（きゅーおーえる） Quality of life の略で、「生活の質」と訳されることが多いが、「life」は「命」や「人生」の意味も含まれ、重層的な概念としてとらえるべき。快・不快というレベルから、生きがいや尊厳に関わることまで幅広く使われる。

胸郭（きょうかく） 心臓、肺、食道などを保護する鳥かご状の骨を主体とした構造で、鳥かごの床の部分は横隔膜。

胸鎖乳突筋（きょうさにゅうとっきん） 頸部にある筋肉の一つで、首を曲げたり回転させる働きを持つ。図表4-5（118ページ）参照

胸椎（きょうつい） 脊柱（背骨）を構成する胸部の骨。図表1-3（10ページ）参照。脊柱は、脊椎と椎間板が筒状に積み重なり、その中を脊髄という神経の束が通る。胸椎は12個の脊椎で構成される。

筋肉群（きんにくぐん） 筋は、その働きによって、グループ分けされている。たとえば、ハムストリングスは、大腿二頭筋など、太ももの真ん中より後ろ側にある筋肉を総称している。

【く】

屈曲優位（くっきょくゆうい） 体が全体的に屈曲している状態。

頸、首（くび）「首」は、本来、頭部全体を指す漢字だが、一般的には頭と胴体をつなぐ頸部にも使われる。頭と胴体の間にある部位は正しくは「頸」と表記する。

【け】

頸椎（けいつい） 脊柱（背骨）の頸部を構成する骨。図表1-3（10ページ）参照。脊柱は、脊椎と椎間板が筒状に積み重なり、その中を脊髄という神経の束が通る。頸椎は7つの脊椎で構成され、頸椎の中を通る脊髄をとくに「頸髄」といい、この部分の損傷を「頸髄損傷」という。

頸髄損傷（けいずいそんしょう） 頸椎の内側を通る頸髄の損傷。交通事故やスポーツなどで頸椎を骨折・脱臼することで、内部の頸髄が損傷すると、四肢マヒなど重い障害が残る。自発呼吸ができず人工呼吸器に頼る人もいる。

腱（けん） 骨と筋肉を固着させる結合組織で、伸縮性はないが強固な組織。なお靭帯は骨と骨をつなぐ組織で、関節を構成する。

肩甲骨（けんこうこつ） 両肩にある大きな一対の骨。肋骨の一部を後ろ側から大きくおおい、鎖骨を軸にして、腕の動きに合わせて、肋骨の上を、上下前後にスライドする。

言語聴覚士（げんごちょうかくし、ST） ST（Speech Therapist）。発語・発音、聴覚、嚥下などの障害を改善・治療するためのトレーニングを行う国家資格の専門職。

健側（けんそく） 障害を受けず機能低下していない側をさすが、最近ではあまり使われない。片マヒでは、廃用性の機能低下などで、患側だけではなく、健側の動きも制限されることが多く、患側、健側の区別が難しい。そのため、健側は、「非マヒ側（ひまひそく）」とし、「マヒ側」と区別する。

肩峰（けんぽう） 肩甲骨上部の前面で、前方にもっとも盛り上がった部位。本書では、姿勢分析の際に、目印（ランドマーク）として注目する。

【こ】

高次脳機能障害（こうじのうきのうしょうがい） 交通事故や脳卒中などで脳の一部が損傷されることによって引き起こされる認知機能障害や行動障害および人格変化などの総称。

抗重力筋（こうじゅうりょくきん） 脚部から首まで、重力に抵抗して姿勢を保持する筋肉の総称で、じっとしていても緊張して働いている。

喉頭蓋（こうとうがい） 嚥下時に気管に蓋をするように動き、嚥下内容物が食道へ流れこむように動く。

拘縮（こうしゅく） 一つの関節を構成する組織の一部の変化によって、関節全体の動きが制限されること。

誤嚥（ごえん） 本来、食道に入るべき食物や飲み物、唾液などが、気管に入ること。

誤嚥性肺炎 誤嚥によって、細菌が気管から肺に達して発症する肺炎。

巧緻性（こうちせい） 外界の状況に応じて適切に行動し、目的を果たす尺度。筋力的な要因よりも、神経系に左右されることが多い。広義には、「器用さ」「不器用さ」といわれる能力に関わる。

股関節（こかんせつ） 骨盤と脚をつなぐ関節。骨盤側のソケット部（寛骨臼）に、大腿骨の骨頭部がゆるく包みこまれて、脚の自由な動きが可能になる。

呼吸補助筋 呼吸のために使う筋肉は、通常の呼吸時と、努力呼吸時で異なる。通常は、横隔膜などが使われるが、努力呼吸では、呼吸補助筋（両首筋にある胸鎖乳突筋など）が動員され、呼吸の負担が重くなる。

骨盤（こつばん） 寛骨（腸骨、坐骨、恥骨）、仙骨、尾骨で構成され、脊柱と大腿骨をつないで、体を支える一体的な骨。57ページ図表3-5参照。

骨盤サポート（こつばん――） 起こしづらい骨盤を適切な位置で安定させる機能あるいは道具。アンカーサポートと一緒に使われることが多い。

コルセット（こるせっと） もともと女性の胸部から腰部を被いウェストを細くみせる装具。医学的には側弯症などの矯正や、腰を支持するのに使われる。

【さ】

座位保持装置（ざいほじそうち） 何らかの身体的原因により坐位を保つことができない人をサポートするための道具。ADLを向上させ、QOLを高めるために使用される。

作業療法士（さぎょうりょうほうし） 国家資格の一つ。対象者が社会生活を可能にするために、食事、入浴、料理などの日常的な動作のトレーニングを行う。道具を使った作業を中心に専門的な訓練を行うリハビリ専門職。OT（Occupational Therapist の略）。

坐骨（ざこつ）、坐骨結節部（ざこつけっせつぶ）　坐ったとき、座面に強くあたる骨張った部位。坐骨、坐骨結節部は、ほぼ同義に使われる。左右の坐骨の間隔は、12～14センチくらい。57ページ図表3-5参照。

坐底長（ざていちょう）　本書では仙骨面からひざ裏までの長さ。「座底長」とも表記される。

【し】

シーティングエンジニア　シーティングの研修を受け、試験に合格した者。シーティングをする場合、用具についての専門職。

シート奥行き（――おくゆき）　座面長ともいい、座面前端から後ろの端までの座面の奥行き。坐底長と座面の奥行きがマッチングしているとベスト。

支持基底面（しじきていめん）　自重を支える面。支持基底面（Base Of Support、BOS）が広く、重心が低いと物体は倒れにくい。逆の場合、バランス能力が要求される。

膝関節（しっかんせつ）（ひざかんせつ）　大腿骨と脛骨を結ぶ関節。大腿骨の先端部は丸く、ほぼ平らな脛骨の先端部の上をころがるようにしてひざが動く。ヒトの体重のほとんどがここにかかるので、変形などトラブルが起こりやすい。

上後腸骨棘（じょうこうちょうこつきょく）　ＰＳＩＳ（ピーエスアイエス）と略される。骨盤の上端（腸骨稜）を確認し、背中に回ったところにある突起部。

上肢（じょうし）　肩甲骨から手の指先まで。

上前腸骨棘（じょうぜんちょうこつきょく）　ＡＳＩＳと略される。腰に手を当てたとき、腰の前に指先で触れることができる突起部。57ページ図表3-5参照。

上腕骨（じょうわんこつ）　208ページ全身骨格図参照。

褥瘡（じょくそう）　体の一部に、圧とずれ力が強く継続的にかかることによって、毛細血管がつぶれ、組織に栄養、酸素が届かないなどの理由で、組織が壊死すること。重度の場合、損傷は骨組織にまで至り、感染症を引き起こしやすくなる。

自律神経失調症（じりつしんけいしっちょうしょう）　自律神経のバランスがくずれることで、だるさ、疲れ、めまい、頭痛、冷え、うつ、頭痛などさまざま症状が引き起こされる。

神経細胞（しんけいさいぼう）　情報伝達、情報処理に特化し、神経系をかたちづくる細胞。ニューロン。

身体障害者手帳（しんたいしょうがいしゃてちょう）　身体障害者福祉法や児童福祉法に基づいて認定された身体障害者に、都道府県知事が交付するもの。

伸展優位（しんてんゆうい）　体が全体的に伸展した状態。

【す】

スリングシート　持ち運びに便利なように、軽く簡易な折りたたみ式椅子に用いられるハンモッグ状のシート。

【せ】

脊髄（せきずい）　脳から続く中枢神経の束で脊椎に守られている。ここから末梢神経が全身に枝を伸ばす。

脊髄損傷（せきずいそんしょう）　交通事故や転落などで、脊椎が損傷し、脊椎の中を走る中枢神経（脊髄）が冒されることで、運動や感覚機能などにマヒが生じる。

脊柱（せきちゅう）　背骨。椎骨が管状に重なり、脊柱管を構成し、この中を脊髄が走る。頸椎、胸椎、腰椎からなり、断面はS字カーブを描いている。10ページ図表1-3参照。

脊柱起立筋（せきちゅうきりつきん）　脊柱をS字カーブに維持するなど、抗重力姿勢に使われる筋のグループ。腸肋筋（ちょうろくきん）、最長筋、棘筋（きょっきん）など。

脊柱後彎（せきちゅうこうわん）　本書では、何らかの原因によって脊柱がC字カーブを描き、円背になること。

脊椎（せきつい）　脊柱を構成する小さな骨。脊柱（背骨）は、脊椎が積み木のように積み重なっている（10ページ図表1-3参照）。脊椎は、円形の椎体と、その後部にある複雑な形状の一対の椎弓（ついきゅう）からなり、椎体と椎弓の間にある穴（孔）を、神経の束である脊髄が通っている。脊椎は、頸椎（7個）、胸椎（12個）、腰椎（5個）、仙椎、尾椎に分けられ、それぞれ形態が異なる。

背座角（せざかく）　椅子において背面（バックレスト）と座面がなす角度。

背ベルト（せ――）　車椅子のバックレストを支持する左右のパイプ（フレーム）の間に渡されたベルト。ベルトの締め具合を調節することで、骨盤、体幹を安定させ、バックレスト機能を高める装置。「背張りベルト」ともいわれる。

仙骨（せんこつ） 脊柱の下部に位置して、通常5つの脊椎が癒合（ゆごう）したもので脊柱の土台を構成する。骨盤と寛骨でつながり（仙腸関節）、骨盤の一部。10ページ図表1-3参照。

仙骨面（せんこつめん） 本書では仙骨背面のこと。「臥位の評価」を行うときにマット面に仙骨の背面（お尻側）が均等に設置するところを基準にしている。

尖足（せんそく） 底屈（つま先を伸ばした状態）のまま、足関節が拘縮すること。

ぜん動運動（ぜんどううんどう） 食物を食道から直腸までの消化管内を移動させるための不随意運動。

【そ】

側臥位（そくがい） 体を横向きに横たえる姿勢。

足関節（そくかんせつ） 足首にある関節。

側屈（そっくつ） 体幹を側方に曲げること、曲がること。

【た】

体幹（たいかん） 胴体。一般的に肩から腰までを指す。

代償的（だいしょうてき） 本来の働きを担当する身体部位が機能せず、その周囲の部位がその機能を代替すること。「代償的動作」などと使う。

大腿後面筋（だいたいこうめんきん）　太ももの裏に位置し、大腿二頭筋、半膜様筋、半腱様筋の3筋の総称。ハムストリングス。

大腿四頭筋（だいたいしとうきん）　太もも前面の筋で、大腿直筋などいくつかの筋からなり、足を前に出したり、膝関節の屈曲などに使う。ハムストリングスの拮抗筋。

大転子（だいてんし）　大腿骨の上部の外側の突起部。

立ち直り反応（たちなおりはんのう）　中脳の指令で、身体が不随意にバランスをとること。

端坐位（たんざい）　背中、手などの支えなしに、足を床に下して台の上に坐る姿勢。腰かけ姿勢。

短縮（たんしゅく）　本書では、廃用などによって筋肉組織が弾性を失い、短くなること。

【ち】

中枢神経（ちゅうすうしんけい）　脊椎動物では、脳と脊髄を中枢神経といい、そこから各部位に派生する神経を末梢神経という。

腸骨稜頂点（ちょうこつりょうちょうてん）　腸骨稜は、腸骨上部の弯曲した縁。

腸腰筋（ちょうようきん）　腰椎と大腿骨を結ぶ筋肉群の総称で、おもに股関節の屈曲、腰椎のS字カーブの維持に使われる。

【つ】

椎体（ついたい）　脊椎を構成する円形の骨。管状に連結し、中を脊髄が走る。椎体と椎体の間に椎間板という軟骨がある。

【て】

底屈（ていくつ） つま先立ちをするときのように足先が伸びた状態。ふつう臥位で底屈する。

ティルト 英語の原意は「傾斜」。ティルト機構は、座席（シートユニット）全体を傾斜させる機能。

ティルト・リクライニング 座席をティルトさせ、さらにバックレストを倒してリラックス可能な坐位を得ること。40ページ参照。

臀部（でんぶ） お尻の周辺。大臀筋のあたり。

【と】

トランスファー 「移乗」と訳される。医療福祉分野では、ベッドと椅子の間、椅子と便座の間など、用具と用具の間の移動をさすことが多い。

【な】

内旋（ないせん） 脚の場合、股関節が閉じ、内股になること。両つま先が内側を向いた状態。

内転（ないてん） 脚の場合、両脚を交差させたときの股関節の状態。脚を組むとき、上の脚は内転している。

内反（ないはん） 臥位で、足関節、つま先が内側に倒れること。

軟部組織（なんぶそしき） 骨・軟骨組織などの硬組織に対して、結合組織、筋肉、脂肪、血管などの柔らかい組織の総称。

【に】

認知症ケアチーム（にんちしょう――）　本書では、認知症の人とその家族が、ともに在宅生活を維持できるように、医療福祉の専門職が連携して訪問する支援チーム。「認知症初期集中支援チーム」と異なり、初期に限定せず継続した支援を行うことを目的としている。148ページ。

【ね】

ねじれ（ねじれ）　本書では、脊柱など体の一部が上下で互いに逆方向に回転して、ぞうきんをしぼるような状態を指す。

【は】

肺活量（はいかつりょう）　VC（vital capacity）と省略される。息を最大限吸い込んだ後に、肺から吐き出せる空気量のこと。性別や年齢によって異なるものの、標準的な肺活量の値は、男性4000～4500mL、女性3000～4000mLとされる。

背屈（はいくつ）　底屈と逆に、足先が上に反った状態。

ハイバック　バックレストを高くして、背中を広い支持面で支えられるようにしたもの。

廃用症候群（はいようしょうこうぐん）　不活発病ともいい、身体を使わないことにより、身体機能が低下した状態。二次障害とも呼ばれる。

バックレスト　一般に「背もたれ」と訳されるが、上半身の重みを支え、背中を休ませるための装置。バックサポートともいう。

パッド　詰め物。あてもの。クッションなどを意味する。

ハムストリングス　大腿二頭筋などで、坐骨のすぐ後ろから、ひざの下の骨まで、太ももの裏側に伸びる筋肉群。大腿後面筋ともいう。58ページ参照。

反張膝（はんちょうひざ）　ひざを伸ばしたとき、ひざの関節可動域を超えて伸びた状態。

【ひ】

BOS（びーおーえす）　Base of Supportの略。支持基底面。

尾骨（びこつ）　脊柱の最下端に位置し、ヒトの場合、「痕跡器官」といわれる退化した器官だが、台の上に坐り、力を抜いたときに支えとなる。骨盤後傾により、この周囲の筋肉に褥瘡ができやすい。

非マヒ側（ひ――そく）　片マヒのある人では、マヒのない側。「健側」（けんそく）ともいわれるが、まったく問題がないとはかぎらない。

【ふ】

腹横筋（ふくおうきん）　腹筋群の一つ。腹部の両サイドにあり、呼吸に際して、横隔膜の拮抗筋として働く。お腹を引っ込めるときに使われ、体幹の安定に関わる。

不随意運動（ふずいいうんどう） 筋が、自分の意思とは無関係に自律的に動くこと。

腹筋（ふっきん） 腹横筋など、腹部を構成する筋の総称。内蔵を守り、排尿、排便、分娩、呼吸などにも関わる。

腹腔（ふっくう） 一般的には、横隔膜より下のお腹の内部。

フットレスト 「足台」ともいわれ、車椅子の利用者が足を乗せる台。フットサポートともいう。

フルリクライニング バックレストを水平まで倒し、椅子、ベッドとして使われる機構あるいは車椅子のこと。すべり出し姿勢をつくり、褥瘡をつくりやすい。36ページ参照。

【へ】

ヘッドコントロール 自分で頭の動きをコントロールすること。本書では、「頭がすわり、頭部が支えられている状態」という意味でも用いている。「ヘッドコントロール可能・不可」など。

ヘッドレスト 車椅子などで、首をサポートする「枕」。ヘッドサポートともいう。

変形拘縮（へんけいこうしゅく） 関節が拘縮し、変形している状態。

【ほ】

保護伸展反応（ほごしんてんはんのう） とっさにバランスを復元しようとする反応の一つ。坐位のとき、とつぜんバランスをくずされたときにもみられる。床に向かって上肢、手首、手指を広げて体重を支えようとする。

補装具費支給制度（ほそうぐひしきゅうせいど）　児童福祉法や障害者総合支援法にもとづく制度。

発赤（ほっせき・はっせき）　皮膚表面が血管の炎症などで赤くなること。

ボディイメージ　自分の身体に関する知覚やイメージなど、自己概念の重要な要素となる。

【ま】

マヒ側（――そく）　神経系（中枢神経、末梢神経）の障害により、筋肉に電気信号が伝わらず、運動器、感覚器が機能を失うことをマヒ（麻痺）といい、マヒ側は機能を失った側。患側ともいわれる。反対側は、非マヒ側（健側）。

【も】

モジュール　建築物では各部分を一定の大きさの倍数で統一するとき、その基準となる大きさ。車椅子など工業製品の場合は規格化され交換可能な部品のこと。モジュール型車椅子は、ユーザーの身体状況、生活スタイルに合わせて、細かく部品を交換できる車椅子。

モールド　「鋳型」のことで、モールドクッションとは個人の体形に合わせた立体的なクッション。平面クッションに比べるとサポート力が大きい。

【よ】

腰椎（ようつい）　脊柱下部にあり、５つの脊椎からなり、前弯している。重い体幹を支えるために、ヘルニア、脊柱管狭窄症など、脊椎の中でもっともトラブルが多い。10ページ図表1-3参照。

【ら】

ラテラルサポート　ラテラル（lateral）とは、「側方」を意味する。本書では、車椅子の座面やバッ クレストの左右端など、サイドから体幹を支えるクッションやパッドなど。

【り】

理学療法士（りがくりょうほうし）　国家資格の一つ。ＡＤＬ機能を高めるため、筋力トレーニングなどの運動療法を用いて、関節、筋力などの機能の改善を行うリハビリ専門職。ＰＴ（Physical Therapist の略）。

離床（りしょう）　病気などから回復してベッドから離れること。

リハビリエンジニア　リハビリ技術を応用し、障害のある人、高齢者などの生活道具・機器の開発、研究を行う専門職。リハビリテーション工学技士とも呼ばれる。

【れ】

レッグレスト　車椅子でひざから下の重さを支えるベルトあるいはクッション。レッグサポートともいう。

【ろ】

ローバック バックレストを低くして、背中を小さな支持面で支え、利用者の背中の自由度を確保したもの。

肋骨（ろっこつ） 胸部を外からおおい、心臓、肺などの臓器を守る骨。左右12対ある。一本一本は弱く、外部からの衝撃のほか、強い咳こみでも骨折することがある。

おわりに

シーティングはすぐに使える技術

光野　有次

シーティングは霧の中からはじまった

シーティングに関する著作は翻訳も含めるとこれで4冊目になる。毎年のように来日しシーティング研修会をやってくれたスウェーデンの理学療法士ベンクト・エングストロームさんとの最初の出会いは1994年のストックホルムだった。彼の著作を当時の仲間たちと翻訳し、はじめて納得のいく車椅子シーティング理論を身につけることができた。この翻訳がシーティングに関してのはじめての出版となった。

バリアフリーの仕事に専念した時期もあるが、車椅子やシーティングの仕事を1974年からずっと続けてきた。もうすぐ半世紀になる。

最初の20年間はお手本も関係書もない中で、いわば手探り状態で仕事をしてきた。エングストロームさんの理論は、部分部分をとれば、ほとんど僕らも経験してきたもので、特別な違和感はないものだったが、一冊のまとまった本によって、枝と幹、そして根っこ、また葉っぱの形も確認でき、樹木全体がくっきりと見えた感じであった。あるいは「樹をみて森をみず」のたとえのように、ディテールはよくわかっているものの全体像がわからなかったものが、霧が晴れるように見通せたという感じだった。

褥瘡の治療費よりはるかに安いのだが

僕らの仕事は最初からセラピストや介助者（保護者や保育者、教師そして介護士ら）と一緒にやってきた。利用者を中心にして何が問題なのかを明らかにし、どこをゴールとするかを定めながら、時にはゴールを変更したりしての試行錯誤の仕事であった。

今回も前著『寝かせきりにしない！「坐り」ケアの実践』と同じく、高齢者のリハビリテーション病院で長く勤務している作業療法士の串田英之さんとの共著である。前著ではリハビリ専門医の鈴木禎氏にもご協力をいただき、多くの方に読んでいただだいた。

この間、全国各地でシーティング研修会を多いときは毎月数回やってきた。受講前は「シーティングはむずかしい」「ベルトの張り調整の方法がわからない」という方々も、終わったら「よくわかりました。すぐに使えそう」と笑顔でお礼を述べていただくことが多い。

しかし「用具の大切さはよくわかったが、タオルなどで何とか代用したい」という声がいつも残る。車椅子を変えるための資金がないというのである。日本の高齢者現場はとても貧困である。実際は医療費も含めると高齢者介護には多くの資金が投入されているが、用具にあてる資金が限定されているというか、ほとんどないといったほうがいい。

褥瘡をつくると治療には100万円以上かかることが多いと聞くが、褥瘡をつくらないために用具を選ぶという発想がない。わが国では近距離の移動用の車椅子（1945年型）で食事をするのが常識化してしまっているが、椅子の文化のある欧米では非常識なことである。

「姿勢保持」「身体拘束」はコインの裏表

「椅子を、使う人の身体に合わせる」という話しをしても、ピンとこない人が多いようだ。

靴を例に出し、足の大きさに合うサイズを選び、紐を使って微調整するという話しをして、やっと椅子のことを理解してもらうが、話しとしてはわかっても、それを実現する手段がないというのが実情だ。

また車椅子は施設備品という考えが根強い。図書館や市役所などに、備品のメガネがあるように施設備品でも間に合う場合もあるが、通常は自分の目の状態と使用目的に合う最適なメガネを眼鏡店でつくるように、椅子や車椅子に対してもメガネのように自分に合うものをと考える人はまだまだ少ない。

夜間に徘徊する人をベッドに縛りつける身体拘束が2000年ごろ社会問題になり、身体拘束ゼロ推進会議が厚生労働省ではじまった。その折に適切な車椅子がないために車椅子に縛り付けられている高齢者の存在を厚生労働省の担当課長に知ってもらい、僕も途中からメンバーとして参画し、翌年には「身体拘束ゼロへの手引き」が出された。

その結果、改善されたことも多かったが、「シートベルトは自分で外せる場合は身体拘束に当たらないが、はずせない人には身体拘束になる」とか「ティルト型の車椅子は自分で降りることができないから身体拘束だ」などという迷信がはびこり、萎縮してしまっている現場も出現してきている。

本文中にも述べたが、姿勢保持と身体拘束はコインの裏と表のような関係で、手段（方法）は同じだが、目的が正反対という点を理解していただけるなら、現場の工夫がもっと生かせるはずだと思っている。

実は、「姿勢保持」という用語をつくったのは僕らのプロジェクトチームだったし、先に述べたように車椅子における身体拘束を問題化したのも僕たちなのである。このあたりの誤解を解くためにも、この本は役に立つはずだ。

本書は混然一体型

本書は串田さんとの共著であるが、これまでのようにパート（章）を決めて、それぞれが分担して執筆するという方法をとらなかった。もちろん姿勢や疾病などに関することは串田さんの専門分野だし、用具については僕が専門なので、最初はそれぞれが分担はしたが、そこにお互いが書き加え、途中で何度も打ち合わせして修正し、混然一体としたものができあがった。これこそが今回実現したかったことである。共著者の息が合うことは当然だが、この本に記載した内容についてお互いが共通理解をできないと、こうはいかない。

串田さんの勤務先で定期的に開催される症例検討会や勉強会以外にもシーティング研修会を全国各地で串田さんと一緒にやる機会が増えてきたことが、この著作の実現を後押ししてくれた。

ホントの最後になってしまったが、二人の存在を記しておきたい。編集者の枠を超え、一部執筆もしてくれたし、何といっても表紙絵から本文のいたるところに、ユーモアたっぷり、時にはエスプリの利いた「ヘタウマ絵」を描いてくれた小平慎一さん、また、一定の正確さが要求される解剖学的なイラストは装丁者でありデザイナーである徳升澄夫さんのお世話になった。お二人のお仕事に感謝し、後は読者の熱い反応を期待します。

おわりに

シーティングは潜在力を回復させること

串田　英之

人的サービスだけではない介護

前著『寝かせきりにしない～笑顔を引き出すシーティング～』発刊から6年たちました。

当時は、療養病棟でシーティングを行いながら離床に向けた活動を行っていました。私の印象としては、シーティングによって、死亡退院、感染症による発熱、関節拘縮の緩和による褥瘡などが減少したと思います。その結果、薬剤使用量、医療資材のコストなどが削減されたはずですが、どこまでがシーティングの効果かはわかりません。

現在、配属が変わり、通所施設の作業療法を担当しています。

ひところより臨床現場では寝かせきりは減っていますが、そのかわり、施設や病棟のデイルームに、「坐らせきり」が目立つような気がします。離床さえすればいいというのは間違いです。

ケアマネジャーの多くが、通所やショートステイといった「人的サービス」にまとをしぼりすぎて、シーティングや新しい福祉用具の活用といった介護の効率化、介護技術の開拓にあまり熱心ではないように思います。このことは担当者会議に参加しながら実感します。人的サービスはもちろんとても重要ですが、それだけではとても追いつかない局面が多くあります。実際、介護人材の不足も深刻で、キーパースンの離職で、せっかく築いてきた利用者の生活が崩壊してしまうこともあります。

シーティングで心のケアを

多くの高齢者にとって、坐位時間は一日のうちでもっとも長いかもしれません。虚弱になることで、椅子は、入れ歯や眼鏡と同じくらい、その人の生活の中に深く関わることになります。私たちが若く健康なときに考える椅子とは異なることに注意する必要があります。

シーティングは、一人ひとりの身体に合わせた椅子を提供し、坐位姿勢を整えることで、身体を最適な状態に保つ技術です。

本文の中でも紹介しましたが、私たちの病院では、地域活動の一環として多職種混合による「認知症ケアチーム」をつくり、さまざまな施設を訪問しています。

ここからいろいろなものが見えてきます。地域の中で、認知症などコミュニケーションが難しいお年寄りのＡＤＬは、介護職の経験、力量によって大きく差がつきます。

周知のように、「認知症になると、何もわからない、何もできなくなる」は大きな間違いですが、シーティングを行うことで、想像以上にさまざまな現象が好転することがあります。食事の自立など自発性の改善はご本人の生きる意欲につながりますし、介護職にとっては介護量が減少し、よりコミュニケーションや心のケアに力を注ぐことができます。

坐位姿勢を整えることで、身体状況が改善するだけではなく、ＩＣＦ（国際生活機能分類）でいう活動・参加レベルが向上し、対象者の医療・介護保険の利用料もダイレクトに抑制できることがあります。よい車椅子やクッションは高いけれど、それに見合う以上の効果があるのです。

シーティングの可能性は広がる

私は作業療法士ですが、作業療法の定義は広範で、作業療法士協会では、「人々の健康と幸福を促進するために、医療、保健、福祉、教育、職業などの領域で行われる、作業に焦点を当てた治療、指導、援助である。作業とは、対象となる人々にとって目的や価値を持つ生活行為を指す」とうたっています。

簡単にいうと、脳卒中などで身体機能の一部を失った人に、生活を再建するための手段を提供することです。たとえば手の障害で料理ができなくなった人が、うまく包丁を握って野菜や肉を切ることができるようにします。

ですから私のように、「姿勢」に特化して身体機能の改善をめざすことが果たして作業療法といえるのかと悩むこともありました。実際、作業療法士の養成プログラムには「シーティング」はなく、保険点数もつきません。

しかし、シーティングを行っていくうえで、シーティングは単なる姿勢をよくする技術ではなく、先述のようにさまざまな好転現象を生むことが確認できました。

シーティングはもちろん万能ではありませんが、シーティングによって「あれもよくなった、これもよくなった」という実例をもとに、「シーティング臨床マトリクス」をつくってみました。認知症の人への新たなアプローチとしての可能性も見えてきました。これをもとにさらに役立つものに改善していきたいと思います。

回復力を解放する

これまでに私の前に現れた不良姿勢の方々は、私にとってかけがえのない「先生」です。私自身がシーティングによって起こる変化を「奇跡的！」と驚くことがあります。しかし、いいかえると、奇跡でも何でもなく、もともとご本人がもっていた力が解放されたのです。それは環境によってしばられていた力ともいえます。

シーティングの臥位評価を行いながら、ほとんど寝たきりだった人の潜在能力を感じることがあります。この力を引き出せないかと考えることがシーティングの第一歩であるると思います。読者が「シーティングの3ステップ」を実践すれば、実感できることであると信じます。

シーティングはロジカル（論理的）なものです。筋肉とは何かを知り、「この人の力は今ここで滞留しているのだ」ということがわかれば、その人の回復力が勝手に作動してくれます。私たちは、鳥かごにとらわれていた鳥に出口を教えるだけです。

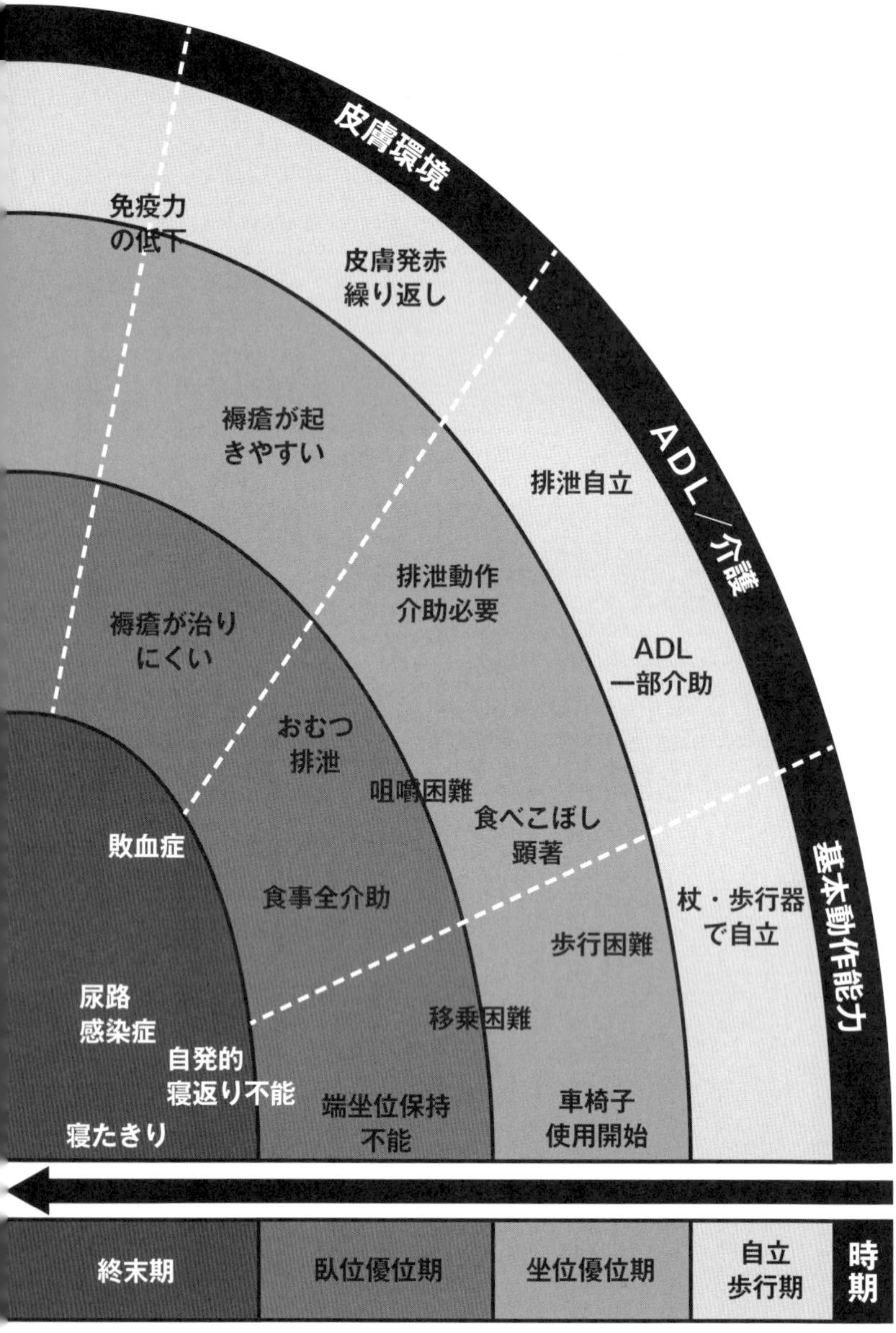
皮膚環境
ADL／介護
基本動作能力
免疫力の低下
皮膚発赤繰り返し
褥瘡が起きやすい
排泄自立
排泄動作介助必要
褥瘡が治りにくい
ADL一部介助
おむつ排泄
咀嚼困難
食べこぼし顕著
敗血症
食事全介助
杖・歩行器で自立
歩行困難
尿路感染症
移乗困難
自発的寝返り不能
端坐位保持不能
車椅子使用開始
寝たきり
終末期
臥位優位期
坐位優位期
自立歩行期
時期

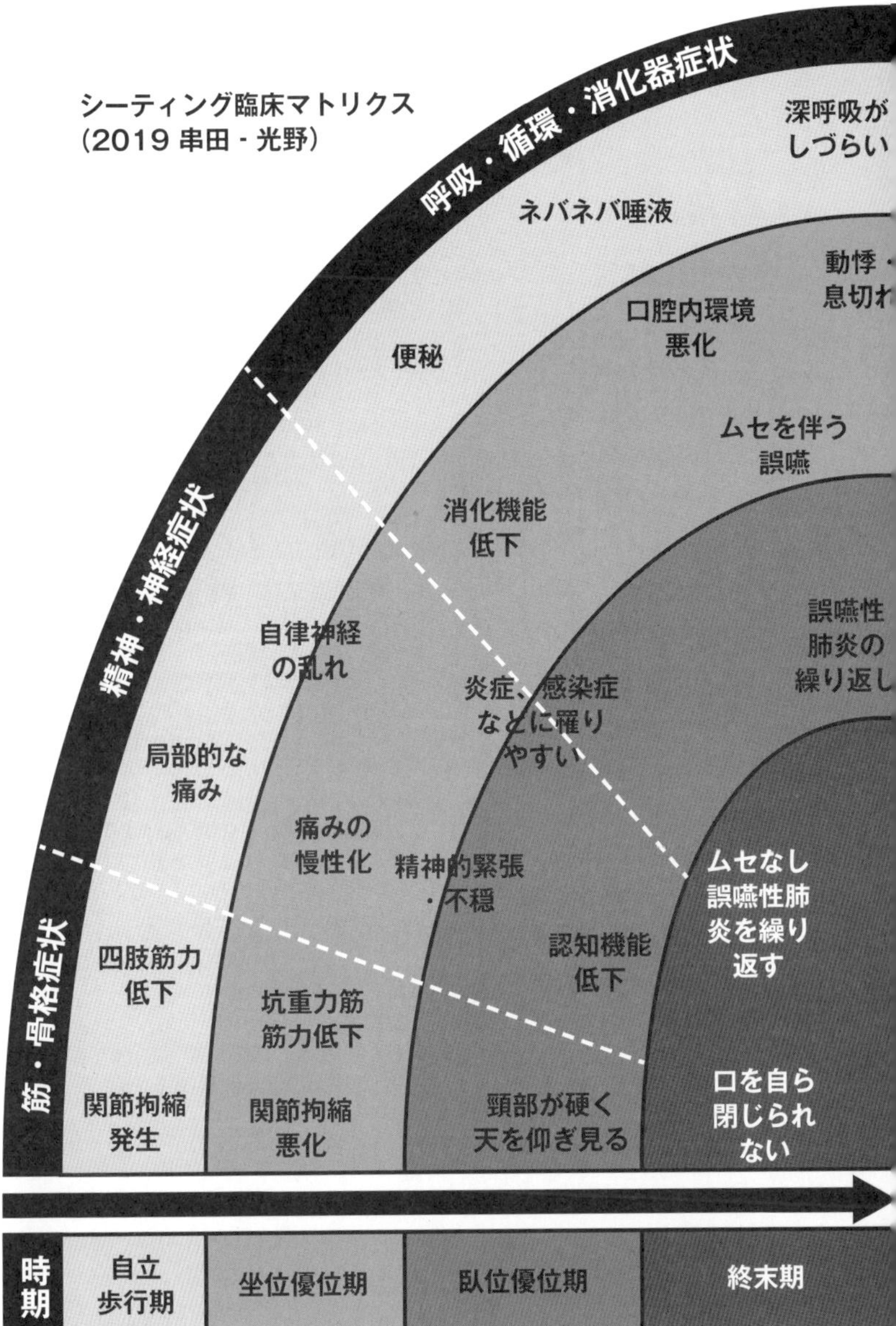

シーティング臨床マトリクス
(2019 串田 - 光野)

著者略歴等

光野有次（みつの　ゆうじ）

1949年、佐世保市生まれ。金沢美術工芸大学卒業後、日立製作所（デザイン研究所）に勤務。74年に障害のある人の生活用具づくりのために「でく工房」設立（東京、現会長）。重症心身障害児施設での勤務を経て、88年「無限工房」設立、2003年「パンテーラ・ジャパン」設立。著書に『生きるための道具づくり』（晶文社）、『バリアフリーをつくる』（岩波書店）、『生活づくりのシーティング』（共著、雲母書房）、『寝かせきりにしない！「坐り」ケアの実践』（共著、ヒポ・サイエンス出版）など。ブログ「光野有次の気分はバリアフリー」。

串田英之（くしだ　ひでゆき）

1974年、埼玉県生まれ、静岡育ち。96年、北海道東海大学生物工学科卒業後、昭和大学医療短期大学作業療法学科卒業。一宮温泉病院（山梨県）リハビリ科に入職し、主に重度の脳血管疾患患者のリハビリを担当。07、湖山リハビリテーション病院入職し、医療療養病棟に配属。08年から光野有次氏の協力をあおぎ、臨床でのシーティング技術の向上・普及のため、「富士・富士宮シーティング勉強会」を湖山リハビリ病院で隔月開催。シーティングエンジニア（2014年取得）、介護支援専門員（2016年取得）、認知症ケア専門士（2019年取得）。共著書に『寝かせきりにしない！「坐り」ケアの実践』（ヒポ・サイエンス出版）。

でく工房

1974年設立の有限会社。障害のある人の生活の道具づくりを中心に活動してきた。現会長の光野有次の専門は、坐るのが困難な方の、車椅子づくりで、最近は高齢者のものも多く手がける。

これならわかるシーティング

「快適坐位」こそ介護の決め手

2019 年 3 月20日　第 1 版第 1 刷　発行

著　者　光野有次　串田英之
発行者　小平慎一
発行所　ヒポ・サイエンス出版株式会社
〒116-0011　東京都荒川区西尾久 2-23-1
電話 03-5855-8505　ファックス 045-401-4366
http://hippo-science.com
ブックデザイン、医学イラスト　徳升澄夫 (有)ホワイトポイント
カットイラスト　小平慎一
印刷・製本　アイユー印刷株式会社

ISBN978-4-904912-10-2
価格はカバーに表示してあります。落丁本、乱丁本はお取り替えいたします。

ヒポ・サイエンス出版の設立趣旨とお願い

●次のようなカンパニーをつくることを目的とします。

〈実証的〉「ヒポ」は、前4、5世紀の医聖ヒポクラテスのヒポで、意味は、馬、カバです。ヒポクラテスが求めたように何事にも実証的な姿勢でのぞみたいと思います。

〈弁証法的〉 他者の批判を率直に受け入れ、感情的・感傷的な言葉を排して、建設的な批判を行いながら、「楽しく」対話の果実を摘み取る共同体をめざしたいと思います。

〈精神の食卓〉「カンパニー」は、本来、「パンを分け合う仲間」を意味します。出版を通して、豊かでオープンな人間関係と人間性を養う共同体でありたいと思います。

〈食卓の精神〉 医療・福祉、健康、地理・歴史、地誌、教育の分野で、面白く、かつ哲学のあるものには、〈どん欲なカバ〉であろうと思います。

●皆様の厳正なご意見ご批判をお待ち申しております。

ヒポ・サイエンス出版仲間一同